河南省癌症中心、河南省肿瘤医院
河南省肿瘤防治研究办公室

2014
河南省肿瘤登记年报

主编　王成增　孙喜斌

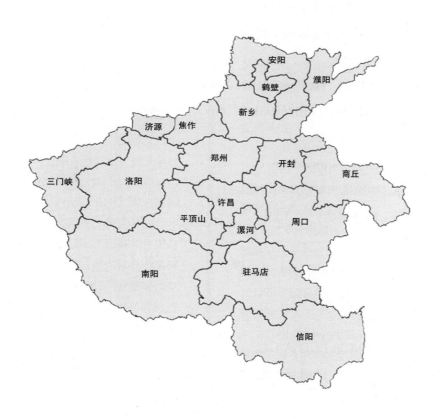

军事医学科学出版社
·北京·

图书在版编目(CIP)数据

2014 河南省肿瘤登记年报/王成增,孙喜斌主编.
--北京:军事医学科学出版社,2014.11
ISBN 978-7-5163-0535-5

Ⅰ.①2…　Ⅱ.①王…②孙…　Ⅲ.①肿瘤-卫生统计-
河南省-2014-年报　Ⅳ.①R73-54

中国版本图书馆 CIP 数据核字(2014)第 251391 号

策划编辑:孙　宇　　　　　责任编辑:吕连婷

出　　版:军事医学科学出版社
地　　址:北京市海淀区太平路 27 号
邮　　编:100850
联系电话:发行部:(010)66931051,66931049
　　　　　　编辑部:(010)66931127,66931039,66931038
传　　真:(010)63801284
网　　址:http://www.mmsp.cn
印　　装:中煤涿州制图印刷厂北京分厂
发　　行:新华书店

开　　本:889mm×1194mm　1/16
印　　张:14.25
字　　数:322 千字
版　　次:2014 年 12 月第 1 版
印　　次:2014 年 12 月第 1 次
定　　价:85.00 元

《2014 河南省肿瘤登记年报》编委会

主　编　王成增　孙喜斌

副主编　刘曙正　张伟平　刁琳琪　全培良　周　刚　陆建邦

编　委（按姓氏汉语拼音排序）

曹贺梅	曹世明	陈　静	陈　琼	陈雅雅	陈玉亮	程　果
程兰萍	崔一齐	代　莹	杜爱兰	段凤玲	冯金洪	冯石献
付　敬	顾雅靖	郭兰伟	郭德银	郭启民	郭振平	韩迎霞
何桂婷	侯　凯	户朝纲	胡晓岚	黄艳芳	姬建国	江　莉
蒋启战	康文昊	梁　静	李　玮	李爱红	李变云	李　冬
李江涛	李晓航	李晓蕊	李亚波	李增燕	刘存棣	吕　娟
马　平	毛小辉	宁佑仁	倪　燕	牛艳丽	庞　静	祁田慧
秦艳锦	邱晓东	任　冰	任东洋	邵天堂	孙花荣	田大广
汪　真	王化贤	王凯民	王立昕	王　丽	王士刚	王中梅
王晓权	未建荣	温　丹	吴彦领	武恕星	夏耀华	邢建乐
杨安锋	杨红宇	杨晓东	杨宗慧	闫云燕	姚晓云	于美玲
于晓东	张　建	张　骏	张　萌	张　祥	张凤嫣	张丽萨
张喜玲	张韶凯	张永庆	赵　美	赵春玲	赵江珍	赵小聪
郑莹如	周艳艳	朱艾红	朱庆华			

序

　　肿瘤随访登记是一项收集、分析、评价肿瘤发病、死亡和生存资料的统计制度。通过肿瘤随访登记可以全面、准确和及时地掌握居民恶性肿瘤发生与死亡等相关信息，它是恶性肿瘤预防和控制的基础，并为制定卫生事业发展规划、肿瘤防治及其防治效果评价提供科学依据。

　　在国家卫生和计划生育委员会和河南省卫生和计划生育委员会全力支持下，河南省癌症中心、河南省肿瘤防治研究办公室自1988年在林州市（原林县）建立了全人群肿瘤登记系统以来，陆续在河南省15个市县建立了肿瘤登记处，相继开展以人群为基础的肿瘤登记工作。河南省各市县肿瘤登记处按照国家肿瘤随访登记的技术方案要求，制定各项工作制度，建立资料收集登记流程和系统的质量控制体系，初步形成了反映河南省城乡居民恶性肿瘤发病与死亡基本信息的肿瘤随访登记系统。

　　《2014河南省肿瘤登记年报》较为全面、系统地报告了2011年河南省肿瘤登记地区人群恶性肿瘤发病与死亡的流行情况，为恶性肿瘤的控制与研究提供基础数据。

河南省卫生和计划生育委员会疾病预防控制处

2014年10月

前　言

肿瘤随访登记报告是恶性肿瘤预防控制工作的基础工程,通过登记报告可以系统收集居民恶性肿瘤发病、死亡和生存信息,及时分析流行规律和发展趋势,探索病因,为政府制定预防控制战略和评价防治效果提供科学依据。

自 2009 年国家卫生和计划生育委员会(原卫生部)在全国范围内启动了肿瘤随访登记项目工作以来,河南省在原有居民病伤死亡登记点的基础上逐步开展肿瘤随访登记。2014 年河南省 16 个登记处上报了 2011 年的肿瘤随访登记资料,其中 15 个登记处的资料由市县疾病预防控制中心上报,1 个登记处的资料由肿瘤防治专业机构上报。登记处分布在 13 个市,其中地级以上城市 3 个,县及县级市 13 个,覆盖人口 13 898 858 人,约占河南省 2011 年年末人口总数的 14.80%。

为了全面了解河南省肿瘤登记地区恶性肿瘤在人群中的危害程度,2014 年年报在部分章节中描述了 2011 年登记地区人群主要死因的死亡水平及分布情况,包括前五位主要死因的死亡率、构成比等指标,用以反映人群主要死因的顺位及恶性肿瘤在全死因中的构成比。

《2014 河南省肿瘤登记年报》共分六个部分:

第一章为概述,简要介绍了河南省肿瘤登记系统及居民全死因登记系统的发展情况;第二章介绍了资料的来源及收集方法;第三章介绍了数据质量控制指标及评价方法和常用统计学指标的计算方法;第四章描述了河南省主要肿瘤的发病和死亡水平;第五章对各部位肿瘤的发病和死亡情况进行描述;第六章为年报附录,包含河南省各个登记处发病和死亡的主要统计结果。

《2014 河南省肿瘤登记年报》的顺利出版,凝聚着全省各登记处工作人员的辛勤劳动,在此谨表示衷心的感谢!

王成增

2014 年 10 月

鸣　谢

　　河南省肿瘤登记年报编委会对各肿瘤登记处的相关工作人员在本次年报出版过程中给予的大力协助，尤其是在整理、补充、审核登记资料，以及建档、建库等方面所做出的贡献表示感谢！衷心感谢编写组成员在本次年报撰写工作中付出的辛苦努力！

肿瘤登记处名单

地区	肿瘤登记处	登记处所在单位	成　员						
洛阳市	洛阳市	洛阳市 CDC	李爱红	闫云燕	杜爱兰	倪　燕	温　丹	韩迎霞	何桂婷
			邢建乐						
	偃师市	偃师市 CDC	段凤玲	秦艳锦	周艳艳				
济源市	济源市	济源市 CDC	郭焦枝	郑莹如	黄艳芳				
驻马店市	西平县	西平县 CDC	邵天堂	赵春玲	毛小辉	王中梅	夏耀华	康文昊	
新乡市	辉县市	辉县市 CDC	江　莉	孙花荣	李江涛	赵小聪			
三门峡市	三门峡市	三门峡市 CDC	刘存棣	陈玉亮	吴彦领	武恕星	郭振平	蒋启战	姚晓云
漯河市	漯河市	漯河市 CDC	朱艾红	代　莹	邱晓东	祁田慧			
	源汇区	源汇区 CDC	王凯民	张　祥	李　冬	牛艳丽	李　玮	赵　美	
	召陵区	召陵区 CDC	户朝纲	任东洋	张凤嫣	杨红宇	崔一齐	程　果	
	郾城区	郾城区 CDC	曹贺梅	姬建国	王晓权	宁佑仁	汪　真	庞　静	梁　静
周口市	郸城县	郸城县 CDC	郭德银	陈　静	张　建	顾雅靖			
	沈丘县	沈丘县 CDC	李　华	薛玉堂	胡晓岚	马　平	陈红坤		
安阳市	林州市	林州市肿瘤医院	程兰萍	李变云	未建荣	于晓东	侯　凯	王　丽	
信阳市	罗山县	罗山县 CDC	曹世明	李晓航					
许昌市	禹州市	禹州市 CDC	杨安锋	赵江珍	杨宗慧	李晓蕊			
南阳市	内乡县	内乡县 CDC	李亚波	张永庆	张　骏				
商丘市	虞城县	虞城县 CDC	王化贤	冯金洪	朱庆华	王立昕	李增燕	王士刚	杨晓东
平顶山市	鲁山县	鲁山县 CDC	郭启民	陈雅雅	付　敬	田大广	张丽萨	任　冰	

目　录

1

第一章 概　述

一、河南省肿瘤登记系统介绍

肿瘤登记报告是按一定组织系统,在人群中开展经常性的搜集、储存、整理、统计分析和评价肿瘤发病、死亡及生存资料的统计制度。肿瘤登记是国际公认的关于人群肿瘤发病信息收集的标准方法,在慢性非传染病中,只有肿瘤疾病采用该方法。肿瘤登记报告的目的是了解人群中恶性肿瘤的发病、死亡和生存状况,为肿瘤病因研究提供依据,为制定卫生工作规划和肿瘤防治计划、评价和考核肿瘤防治效果提供服务。

1959 年,在河南省委和省政府的领导下,由河南医学院、河南中医学院、河南省人民医院等单位的科研人员组成的河南省食管癌防治研究协作组,参加了由中国医学科学院组织的华北四省市食管癌普查大协作,深入林州市山区,开展了食管癌流行病学的调查和防治研究工作。组织实施了林州市食管癌单病种发病及死亡登记工作。

1959—1962 年的林州市人群食管癌发病、死亡病例的收集主要依靠回顾性调查。随着县、乡、村三级肿瘤防治网的建立,1963—1966 年食管癌发病、死亡登记报告工作基本稳定。1967—1969 年由于"文化大革命"的干扰和破坏,使登记工作受到了严重影响,发病、死亡登记资料漏报严重,经后期回顾调查补报得以完善。

1977 年根据全国的统一部署,河南省卫生厅组织了河南省 6000 多万人口进行 1974—1976 年三年全死因回顾调查。

1983 年河南省在三年全死因回顾性调查的基础上,抽样选择了林州市、济源市、禹州市、洛阳市、偃师市、罗山县、鲁山县、内乡县等十五个县市,约占河南省人口 1/10 的地区开展了居民全死因登记工作,目的是了解、掌握人群死亡原因及恶性肿瘤死亡的基础数据。经过几十年不断努力,全省初步建立起了以肿瘤为主的全死因登记报告系统。

1988 年,林州市在全死因登记系统的基础上,参照国际癌症中心(IARC)/国际癌症登记协会(IACR)推荐的肿瘤随访登记方法与原则,建立起了以人群为基础的肿瘤发病登记报告系统,按照国际疾病分类方法对恶性肿瘤及中枢神经系统良性肿瘤进行登记报告和编码。2004 年 4 月 1 日,河南省癌症及生命统计中心成立,并在 15 个市县建立了登记处。2004 年 10 月 7 日,河南省卫生厅印发《河南省癌症及生命统计登记工作规范》的通知,下发市、县卫生局及各登记处。

2008 年,在偃师市、禹州、内乡、开封、鲁山县开展肿瘤登记报告工作。2009 年国家卫生部在全国范围内启动了中央财政转移支付地方的肿瘤随访登记项目工作,中央财政对登记市县给予经费支持。河南省林州、洛阳、偃师、禹州、西平和沈丘(淮河流域项目)纳入国家肿瘤随访登记项目市县。在

2009 年的基础上,2010 年将济源市、鲁山县、漯河市、内乡县、郸城县、罗山县、三门峡市、虞城县列入河南省肿瘤发病登记系统。

从早期林州市食管\贲门癌单癌病种的登记系统,发展到目前的全人群系统的肿瘤随访登记系统,是为了满足肿瘤预防控制工作与研究的实际需求并在各级政府大力支持下逐步健全、完善的。肿瘤随访登记工作以政府为主导,河南省卫生计生委作为项目主管单位全面负责肿瘤登记报告工作,制定相关政策和规划,组织开展考核和评估。

河南省肿瘤防治研究办公室作为技术指导单位,负责全省市、县(区)肿瘤登记系统的建立和工作的实施;制定及修订肿瘤登记报告实施方案和年度工作计划;负责开展全省肿瘤登记工作业务培训、技术指导等工作。

市、县(区)卫生局负责辖区内肿瘤登记报告系统的建立,项目工作的管理和实施;对肿瘤登记报告工作进行督导检查和考核评估;协调相关机构和部门,为肿瘤登记报告工作的正常运行提供政策保证。

市、县(区)肿瘤登记处负责制定本辖区肿瘤登记报告工作计划和实施方案;指导辖区内各级医疗机构开展肿瘤登记报告工作;确定辖区内肿瘤登记报告单位、报告人、联系方式,并登记建档;负责肿瘤登记的业务管理和技术指导等工作。

各级医疗机构为登记病例的上报单位,在肿瘤登记处的指导下开展机构内的肿瘤登记报告工作,及时、准确、完整填写病例报告卡并上报登记处。建立、健全机构内的登记报告管理组织、制度和技术规范,将资料登记及死亡报告工作纳入本单位内部考核管理内容,并制定相关的奖励管理措施。

二、河南省居民死因登记系统简介

居民病伤死因登记是系统性、经常性收集居民病伤死亡信息的统计制度,目的是为了了解我省城乡居民各种疾病的死亡原因、分布状况和流行动态。完整、准确的人群死亡信息对于制定人口和卫生政策、合理配置卫生资源具有非常重要的意义。

我省在 1975—1977 年第一次死因回顾调查的基础上,于 1983 年在 15 个县市建立了居民病伤死亡登记报告制度,在当地政府和卫生行政部门配合下,经过三十年不断的努力已经形成了县、乡、村三级死因登记上报体系,建立、完善了各项登记报告制度。死因统计资料基本可以反映河南省人群各种死亡原因的死亡水平。

肿瘤随访登记是在具备有完善、规范的居民全死因登记的基础上建立的,肿瘤随访登记中肿瘤死亡数据来源于人群全死因登记系统,死因登记系统也是肿瘤随访登记补充、完善发病资料的途径之一,健全、完整的死因登记系统是全面评价肿瘤随访登记资料质量的主要基础数据系统。

本次年报数据来源的市县有洛阳市、偃师县、济源市、林州市、鲁山县、禹州市、西平县、沈丘县、漯河市、三门峡市、罗山县、内乡县、郸城县、辉县市、虞城县 15 个市县。其中漯河市的登记数据将郾城区划为农村登记地区,源汇区和召陵区划为城市登记地区。

2011 年河南省肿瘤登记地区覆盖人口 13 898 858 人(其中,男性 7 163 901 人,女性 6 734 957 人)

约占河南省 2011 年底总人口的 14.80%。

　　人群死亡事件记录主要为发生于 2011 年 1 月 1 日至 2011 年 12 月 31 日期间登记地区户籍人口中的所有死亡个案。

　　死因统计按照国际疾病分类(international classification of diseases,ICD-10)方法进行分类编码,将死因分为十八大类,101 种疾病进行统计。

第二章　肿瘤登记的方法和统计学指标

肿瘤登记是系统性、经常性收集有关肿瘤及肿瘤患者信息的统计制度。目的是为了了解我省城乡居民癌症发病、死亡情况和生存状态,掌握癌症的疾病负担与变化趋势,以及在不同地区和人群中的分布特征,为政府和卫生行政部门制定癌症防治策略、规划与计划,为癌症基础研究及临床研究提供基本信息,为监测和评价癌症控制措施的效果提供基本依据。

一、建立肿瘤登记处

肿瘤登记处是连续性搜集、贮存、整理、统计分析、评价、阐述及报告肿瘤发病、死亡和生存信息资料的部门。

肿瘤登记地区应具备完善的县、乡、村三级死因登记系统,同时能够获取准确的人口学资料。城市肿瘤登记地区覆盖市区全部户籍人口;农村肿瘤登记地区覆盖全行政区域内的户籍人口。

当地政府或卫生行政部门应制定和颁布实行肿瘤登记报告制度的法律法规或规范性文件,设立肿瘤登记处,并配备相应的工作人员、经费及设备,同时制订肿瘤登记报告实施细则。

二、登记资料收集方法

河南省肿瘤登记地区资料收集采用被动和主动收集相结合的方法。由各医疗机构定期报送肿瘤发病登记卡片到肿瘤登记处,以及登记员主动到各医疗单位查阅肿瘤新发病例的诊疗病史,摘录肿瘤发病信息。

（一）建立信息收集渠道

肿瘤登记处从相关部门收集辖区内肿瘤新发病例、死亡病例、生存信息和相关人口资料。病例资料的收集渠道包括登记地区各级医疗机构、医疗保险数据库、死因监测数据库、新型农村合作医疗数据库等。人口资料的来源包括人口普查资料和公安、统计部门的有关资料等。

（二）开展病例核实工作

肿瘤登记处负责肿瘤病例的建卡和分类编码,并以身份证号作为标识。通过核对死因监测数据库核实数据,对遗漏病例进行补充建卡,对重复病例进行剔除。

（三）开展随访工作

通过定期访视、电话、书信、电子邮件等方式,通过社区居委会、基层医疗卫生机构开展随访工作,获取病例的生存情况。

肿瘤登记工作流程见图2-1。

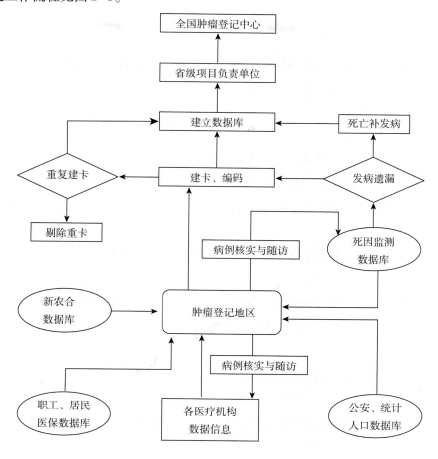

图 2-1　肿瘤登记工作流程

三、登记资料收集内容

肿瘤登记主要收集的是登记覆盖范围内全部人口肿瘤（ICD-10：C00-C97）病例的发病、死亡和生存状态，以及登记覆盖人群的相关人口资料。

（一）新发病例资料

个人信息包括姓名、性别、出生日期、年龄、身份证号码、住址、出生地、民族、婚姻状况、职业等；肿瘤信息包括发病日期、解剖学部位（亚部位）、组织学类型、诊断依据、临床分期等；报告单位信息包括报告日期、诊断单位、报告单位、报告医生等；随访信息包括随访患者的死亡日期及生命状态等。

（二）死亡资料

肿瘤死亡资料来源于全人口死因登记报告，包括根本死因为非肿瘤原因的肿瘤病例的死亡资料。除发病信息外，还应包括死亡日期、实足年龄、死亡原因、主要诊断、诊断级别和依据、死亡地点等。

（三）人口资料

指辖区覆盖的户籍人口。资料来源于我国人口普查资料和公安、统计部门逐年提供的人口资料。人口资料应包括居民人口总数及其性别、年龄构成。年龄组按0～、1～4、5～9、10～14、……、75～79、

80~84、85+分组。

四、登记数据的质量控制

质量控制贯穿肿瘤登记工作的全过程。肿瘤登记地区应在各个环节制定工作规范和质量控制程序，并严格执行。质量控制主要包括四个方面：可比性、有效性、完整性和时效性。

（一）登记资料的质量控制

1. 可比性

数据结果真实可比的基本先决条件是采用通用的标准或定义，通常而言，可比性是指发病率间的不同不是因各登记地区之间的数据质量和标准不同而产生。可比性涉及以下几个指标：对"发病"的定义，对原发、复发和转移的诊断标准、分类与编码，死亡证明等。

2. 完整性

完整性是指在登记地区资料库的目标人群中发现所有发病病例的程度。常用的评价指标有死亡/发病比（M/I）、只有死亡证明比例（DCO%）、组织学诊断确认比例（MV%）、病例的来源数与报告单数、不同时间发病率的稳定性、不同人群发病率的比较、年龄别发病率曲线、儿童癌症评价等。俘获/再俘获方法也可用来评价登记报告资料的完整性。

3. 有效性

有效性是指登记病例中具有真实属性（部位、年龄等）特征的比例。再摘录与再编码方法是评价有效性的最客观方法，一般由另一个观察者完成对登记地区记录与相关病例文件间的仔细比较。常用的评价指标有组织学诊断确认比例（HV%）、只有死亡证明比例（DCO%）、部位不明的百分比（UB%）、年龄不明的百分比等。癌症登记地区至少进行诸如年龄/出生日期、性别/部位、部位/组织学以及部位/组织学/年龄、基本变量无遗漏信息的基本核对。

4. 时效性

时效性一般指发病日期（诊断日期）到数据被利用时（年报、研究报告、论文）的间隔。登记地区应及时报告和获取癌症信息。目前对时效性无统一的国际标准。为平衡与完整性和准确性的关系，全国肿瘤登记中心要求各登记地区于诊断年份后的 30 个月内提交数据。

（二）登记资料的审核流程

河南省肿瘤登记中心收到各登记地区上报资料后，首先检查资料的完整性。在确认资料完整后，使用 IARC/IACR 工具软件中的 Check 程序逐一检查所有记录的变量是否完整和有效，同时对不同变量之间是否合乎逻辑的一致性进行检查。然后使用数据分析软件及数据库软件生成统一表格，对登记数据的完整性和可靠性做出评估。各登记地区根据评估结果，对登记资料进行核实、补充与修改，将修改后的资料再次上报省级肿瘤登记中心，河南省肿瘤登记中心将全省各登记地区数据进行汇总分析，并撰写年度报告（图 2-2）。

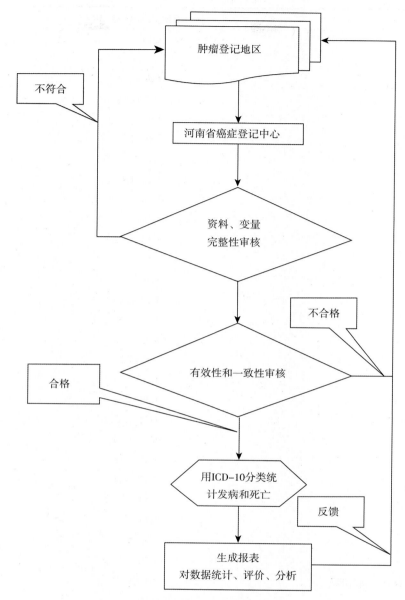

图 2-2　登记资料的审核流程

（三）统计分类

1. 肿瘤分类

参照国际上常用的肿瘤 ICD-10 分类统计表，根据 ICD-10 前三位"C"类编码，将男、女性肿瘤细分为 59 部位，及 25 类，其中脑和神经系统包括良性及良、恶性未定肿瘤。详见表 2-1、表 2-2。

表 2-1　常用癌症分类统计表(细分类)

部位	编码范围 ICD-10
唇	C00
舌	C01-C02
口	C03-C06
唾液腺	C07-C08
扁桃体	C09
其他的口咽	C10
鼻咽	C11
喉咽	C12-C13
咽,部位不明	C14
食管	C15
胃	C16
小肠	C17
结肠	C18
直肠	C19-C20
肛门	C21
肝脏	C22
胆囊及其他	C23-C24
胰腺	C25
鼻、鼻窦及其他	C30-C31
喉	C32,C10.1
气管、支气管、肺	C33-C34
其他的胸腔器官	C37-C38
骨	C40-C41
皮肤的黑色素瘤	C43
其他的皮肤	C44
间皮瘤	C45
卡波西肉瘤	C46
周围神经、其他结缔组织、软组织	C47;C49
乳房	C50
外阴	C51
阴道	C52
子宫颈	C53
子宫体	C54
子宫,部位不明	C55
卵巢	C56
其他的女性生殖器	C57
胎盘	C58
阴茎	C60
前列腺	C61

部位	编码范围 ICD-10
睾丸	C62
其他的男性生殖器	C63
肾	C64
肾盂	C65
输尿管	C66
膀胱	C67
其他的泌尿器官	C68
眼	C69
脑、神经系统	C70-C72
甲状腺	C73
肾上腺	C74
其他的内分泌腺	C75
霍奇金病	C81
非霍奇金淋巴瘤	C82-C85;C96
免疫增生性疾病	C88
多发性骨髓瘤	C90
淋巴样白血病	C91
髓样白血病	C92-C94
白血病,未特指	C95
其他的或未指明部位的	O&U
合计	ALL

表 2-2　常用癌症分类统计表（大类）

部位	编码范围 ICD-10
口腔和咽（除外鼻咽癌和喉）	C00-10,C12-14(除 C10.1)
鼻咽癌	C11
食管	C15
胃	C16
结直肠肛门	C18-21
肝脏	C22
胆囊及其他	C23-C24
胰腺	C25
喉	C32,C10.1
气管、支气管、肺	C33-C34
其他的胸腔器官	C37-C38
骨	C40-C41
皮肤的黑色素瘤	C43
乳房	C50

部位	编码范围 ICD-10
子宫颈	C53
子宫体及子宫部位不明	C54-55
卵巢	C56
前列腺	C61
睾丸	C62
肾及泌尿系统不明	C64-66,68
膀胱	C67
脑,神经系统	C70-C72
甲状腺	C73
淋巴瘤	C81-85,88,90,96
白血病	C91-C95
其他	Other(除以上外)
所有部位合计	ALL

2. 登记地区分类

城市与农村的分类标准:根据国家标准 GB2260-2009,将地级以上城市归于城市地区,县及县级市归于农村地区。按照此项标准我们把洛阳市、三门峡市、漯河市的召陵区和源汇区归类为城市地区;林州市、开封县、内乡县等其他 12 个市县归类为农村地区。

(四)常用统计指标

1. 年均人口数

年均人口数是计算发病(死亡)率的分母,精确算法是一年内每一天暴露于发病(死亡)危险的生存人数之和除以年内天数,但实际上很难掌握每一天的生存人数,因而常用年初和年末人口数的算术平均数作为年平均人口数的近似值。

$$年均人口数 = \frac{年初(上年末)人口数 + 年末人口数}{2}$$

年中人口数指 7 月 1 日零时人口数,如果人口数变化均匀,年中人口数等于年平均人口数,可以用年中人口数代替年平均人口数。

2. 性别、年龄别人口数

性别年龄别人口数是指按男、女性别和不同年龄分组的人口数, 建议用“内插法”推算。性别年龄的分组,规定以 5 岁年龄别:不满 1 岁、1~4 岁、5~9 岁、10~14 岁、……、75~79 岁、80~84 岁、85 岁及以上。

3. 发病(死亡)率

发病(死亡)率又称为粗发病(死亡)率,是反映人口发病(死亡)情况最基本的指标,是指某年该地登记的每 10 万人口癌症新发病例(死亡)数,反映人口发病(死亡)水平。

$$发病（死亡）率 = \frac{某年某地恶性肿瘤新病例（死亡）人数}{某年某地年平均人口数} \times 100\,000（1/10\,万）$$

4. 性别年龄别发病(死亡)率

人口的性别年龄结构是影响癌症发病(死亡)水平的重要因素,性别年龄别发病(死亡)率是统计研究的重要指标。

$$某年龄组发病（死亡）率 = \frac{某年龄组发病（死亡）人数}{同年龄组人口数} \times 100\,000（1/10\,万）$$

5. 年龄调整率(标准化率)

由于粗发病(死亡)率受人口年龄构成的影响较大,因此在比较不同地区的发病(死亡)率或同一地区人群不同时期的发病(死亡)水平时,为消除人口年龄结构对发病(死亡)水平的影响,需要计算按年龄标准化发病(死亡)率,即指按照某一标准人口的年龄结构所计算的发病(死亡)率。本年报使用的中国标准人口是2000年全国第五次人口普查的人口构成,世界标准人口采用Segi's标准人口构成。表2-3为中国人口和世界人口年龄构成,可供计算年龄标化率时选用。

表2-3 标准人口构成

年龄组(岁)	中国人口构成(2000年)	世界人口构成(Segi's)
0-	13 793 799	2400
1-	55 184 575	9600
5-	90 152 587	10 000
10-	125 396 633	9000
15-	103 031 165	9000
20-	94 573 174	8000
25-	117 602 265	8000
30-	127 314 298	6000
35-	109 147 295	6000
40-	81 242 945	6000
45-	85 521 045	6000
50-	63 304 200	5000
55-	46 370 375	4000
60-	41 703 848	4000
65-	34 780 460	3000
70-	25 574 149	2000
75-	15 928 330	1000
80-	7 989 158	500
85+	4 001 925	500
合计	1 242 612 226	100 000

年龄标化发病(死亡)率的计算(直接法):

(1)计算年龄组发病(死亡)率。

(2)以各年龄组发病(死亡)率乘相应的标准人口年龄构成百分比,得到相应的理论发病(死亡)率。

(3)将各年龄组的理论发病(死亡)率相加之和,即是年龄标化发病(死亡)率。

$$标准化发病(死亡)率 = \frac{\sum 标准人口年龄构成 \times 年龄别发病(死亡)率}{\sum 标准人口年龄构成}$$

6. 分类构成

各类癌症发病(死亡)构成百分比可以反映各类癌症对居民健康危害的情况。癌症发病(死亡)分类构成百分比的计算公式如下:

$$某癌症构成 = \frac{某癌症发病(死亡)人数}{总发病(死亡)人数} \times 100\%$$

7. 累积发病(死亡)率

累计发病(死亡)率是指某病在某一年龄阶段内的按年龄(岁)的发病(死亡)率进行累积的总指标。累计发病(死亡)率消除了年龄构成不同的影响,故不需要标准化便可以在不同地区间直接进行比较。癌症一般是计算 0 ~ 74 岁的累积发病(死亡)率。

$$累积发病(死亡)率 = [\sum (年龄组发病(死亡)率 \times 年龄组距)] \times 100\%$$

8. 截缩发病(死亡)率

通常对癌症是截取 35 ~ 64 岁这一易发年龄段计算,其标准人口构成是世界人口。

$$截缩发病(死亡)率 = \frac{\sum 截缩段各年龄组发病(死亡)率 \times 各段标准年龄构成}{\sum 各段标准年龄构成} \times 100\%$$

由于癌症在 35 岁以前少发,而在 65 岁以后其他发病较多,影响较大,因此采用 35 ~ 64 岁年龄段的截缩发病(死亡)率比较稳定,便于比较。

第三章 数据质量评价

一、数据来源

2014年河南省有16个市县登记处上报了2011年肿瘤登记资料,分别是洛阳市、偃师县、济源市、林州市、鲁山县、禹州市、西平县、沈丘县、漯河市、漯河市(郾城区)、三门峡市、罗山县、内乡县、郸城县、辉县市、虞城县(表3-1)。

表3-1 2011年河南省提交肿瘤登记资料的地区

地区	登记地区	登记机构名单
洛阳市	洛阳市	洛阳市疾控中心
洛阳市	偃师市	偃师市疾控中心
济源市	济源市	济源市疾控中心
驻马店市	西平县	西平县疾控中心
新乡市	辉县市	辉县市疾控中心
三门峡市	三门峡市	三门峡市疾控中心
漯河市	漯河市	漯河市疾控中心
漯河市	郾城区	郾城区疾控中心
周口市	郸城县	郸城县疾控中心
周口市	沈丘县	沈丘县疾控中心
安阳市	林州市	林州市肿瘤医院
信阳市	罗山县	罗山县疾控中心
许昌市	禹州市	禹州市疾控中心
南阳市	内乡县	内乡县疾控中心
商丘市	虞城县	虞城县疾控中心
平顶山市	鲁山县	鲁山县疾控中心

二、《年报》数据质量分级

全国肿瘤登记中心肿瘤登记专家组和《中国肿瘤登记年报》编委会,根据《卫生部肿瘤随访登记技术方案》中要求(卫生部疾病预防控制局2009),参照《中国肿瘤登记工作指导手册》,以及国际癌症研究中心(IARC)/国际癌症登记协会(IACR)的《五大洲发病率》数据入选标准,结合我国肿瘤登记实际情况,修改了新的《年报》数据入选标准,并根据标准对登记地区进行质量分级标注,详见表3-2。

表 3-2 《年报》数据质量分级

A 级	B 级	D 级
覆盖全部人口	覆盖全部人口或特定人口	覆盖人口不明确
有可靠的人口数据来源,已建立完善规范的全死因监测系统	死因监测系统不够完善,数据质量较差	无死因监测系统
诊断依据不明比例<10%	诊断依据不明比例<20%	诊断依据不明比例≥20%
0%<DCO<10%	DCO<20%	DCO≥20%
部位不明比例<10%	部位不明比例<20%	部位不明比例≥20%
0.60<M/I<0.80,主要癌症 M/I 合理	0.55<M/I<0.85,主要癌症 M/I 比较合理	M/I≤0.55,M/I≥0.85,主要癌症 M/I 不合理
66%<MV%<85%	55%<MV%<95%	MV%≤55%;MV%≥95%
癌症变化趋势稳定,水平合理	癌症变化趋势相对稳定,水平比较合理	癌症变化趋势不稳定,水平不合理
死亡率不低于120/10 万	死亡率不低于100/10 万	

三、2011 年肿瘤登记资料评价

(一)覆盖人口、发病数和死亡数

2011 年河南省肿瘤登记地区覆盖人口 13 898 858 人,其中城市地区为 2 198 856 人,占登记人口的 15.82%,农村地区为 11 700 002 人,占登记人口的 84.18%。

2011 年报告癌症新发病例数合计 34 208 例,其中城市地区数 5218 例,占 15.25%,农村报告癌症新发病 28 990 例,农村地区占 84.75%。上报癌症死亡病例合计 22 185 例,城市地区占 14.21%,农村地区占 85.79%。详见表 3-3。

表 3-3 2011 年各肿瘤登记地区覆盖人口、发病数和死亡数

序号	市县	肿瘤登记机构	人口数	发病数	死亡数
1	洛阳市	洛阳市疾控中心	1 090 694	2535	1549
2	偃师县	偃师市疾控中心	612 290	1377	874
3	鲁山县	鲁山县疾控中心	881 350	2176	1428
4	林州市	林州市肿瘤医院	1 062 743	3068	1965
5	辉县市	辉县市疾控中心	834 935	2108	1260
6	济源市	济源市疾控中心	685 975	1654	1003
7	禹州市	禹州市疾控中心	1 262 245	3040	2297
8	漯河市	漯河市疾控中心	797 620	1914	1141
9	郾城县	郾城区疾控中心	472 566	1055	701
10	三门峡市	三门峡市疾控中心	310 542	769	462

序号	市县	肿瘤登记机构	人口数	发病数	死亡数
11	虞城县	虞城县疾控中心	1 072 802	2620	1675
12	郸城县	郸城县疾控中心	1 374 146	3327	2251
13	沈丘县	沈丘县疾控中心	1 152 175	3209	2129
14	西平县	西平县疾控中心	862 511	1875	1220
15	内乡县	内乡县疾控中心	696 203	1651	1083
16	罗山县	罗山县疾控中心	730 061	1830	1147

（二）各登记地区数据质量评价

病理诊断比例（MV%）：指病理组织学诊断的病例占全部病例的百分比，是评价登记资料完整性和有效性的重要指标，全国肿瘤登记中心主要质控指标的要求是在66%～85%之间。

只有死亡医学证明书比例（DCO%）：指仅有死亡医学证明书的发病病例数占全部新发病例的比例，也是评价登记资料完整性和有效性的重要指标。此项指标要求大于0且小于10%。

死亡/发病比（M/I）：指同期登记的恶性肿瘤死亡数与新病例数之比，死亡发病比既是评价完整性的指标，也是评价可靠性的重要指标。一般此项指标在0.60～0.80之间。

在有完善、规范的死因监测系统条件下，河南省肿瘤登记中心要求M/I在0.60～0.80之间；MV%66%～85%之间，DCO%大于0且小于10%为A级；病理诊断比例（MV%）在0.55%～0.95%之间，DCO%小于20%，M/I在0.55～0.85之间为B级，数据可以接受入《年报》登记质量要求。无死因资料或死因资料不完整，MV%≤0.55%或≥0.95%，DCO%≤20%，M/I≤0.55或≥0.85为D级，数据不被接受（表3-4）。

表3-4　2011年肿瘤登记地区资料主要质控指标

序号	市县	肿瘤登记机构	人口数	MV%	DCO%	M/I	级别
1	洛阳市	洛阳市疾控中心	1 090 694	70.02	0.59	0.61	A
2	偃师县	偃师市疾控中心	612 290	66.74	2.47	0.63	A
3	鲁山县	鲁山县疾控中心	881 350	73.81	0.00	0.66	B
4	林州市	林州市肿瘤医院	1 062 743	79.50	2.35	0.64	A
5	辉县市	辉县市疾控中心	834 935	65.51	3.42	0.60	B
6	济源市	济源市疾控中心	685 975	64.45	8.04	0.61	B
7	禹州市	禹州市疾控中心	1 262 245	65.99	1.12	0.76	B
8	漯河市	漯河市疾控中心	797 620	71.37	1.10	0.60	B
9	郾城县	郾城区疾控中心	472 566	65.59	0.00	0.66	B
10	三门峡市	三门峡市疾控中心	310 542	62.81	4.16	0.60	B
11	虞城县	虞城县疾控中心	1 072 802	62.63	0.88	0.64	B
12	郸城县	郸城县疾控中心	1 374 146	68.41	2.83	0.68	A
13	沈丘县	沈丘县疾控中心	1 152 175	66.66	4.61	0.66	A

序号	市县	肿瘤登记机构	人口数	MV%	DCO%	M/I	级别
14	西平县	西平县疾控中心	862 511	66.61	1.71	0.65	A
15	内乡县	内乡县疾控中心	696 203	71.41	0.48	0.66	A
16	罗山县	罗山县疾控中心	730 061	66.94	2.57	0.63	B

（三）肿瘤登记地区 2009—2011 年癌症发病率逐年比较

2009 年卫生部在全国范围内启动了中央财政转移支付地方的肿瘤随访登记项目,我省的洛阳市、偃师市、禹州市、济源市、鲁山县、内乡县等地区先后被纳入国家肿瘤随访登记项目点。

2009 年登记地区覆盖人口只有 600 万,占全省人口的 6% 左右。由于覆盖人口较少,各项统计指标不能全面反映我省各种肿瘤的发病率、死亡率和生存状态。2010 年新增加 10 个登记点,上报点数为 16 个,登记地区覆盖人口达到 1300 多万,占全省人口总数的 15% 左右。

2011 年没有新增登记点,肿瘤登记工作重点是加强肿瘤登记基础工作建设,包括制度建设与落实、机构建设、人员培训、岗位职责、人员配备及稳定性等。目的是建立起完善的、及时的、系统的肿瘤登记报告系统,能准确反映我省城乡居民肿瘤发病、死亡与生存水平,为我省肿瘤预防控制工作提供基础信息。

2009—2011 年河南省肿瘤发病率分别是 199.47/10 万、239.00/10 万、246.12/10 万;死亡率分别是 132.64/10 万、153.65/10 万、159.62/10 万。各个登记处随着登记系统、登记制度的不断完善,登记质量明显提高,漏报减少。表 3-5、表 3-6、图 3-1 ~ 图 3-16 显示各个登记点开展肿瘤随访登记工作以来每年肿瘤发病率及死亡率的变动情况。从上报数据分析出各个登记处发病率及死亡率没有明显的波动,发病率与死亡率基本稳定,表明各个地方的登记质量在不断提高,登记资料的可比性、有效性及完整性符合登记规范的要求。

表 3-5　登记地区的 2003—2011 年恶性肿瘤发病率（1/10 万）

序号	登记地区	2011 年	2010 年	2009 年	2008 年	2007 年
1	林州市	288.69	264.66	248.18	236.86	211.40
2	洛阳市	232.42	243.84	240.93		
3	偃师县	224.89	219.24	185.47		
4	禹州市	240.84	229.94	166.36		
5	沈丘县	278.52	246.77	162.00		
6	西平县	217.39	220.38	189.39		
7	鲁山县	246.89	248.64			
8	辉县市	252.47	247.23			
9	济源市	241.12	236.75			
10	漯河市	239.96	225.90			
11	郾城县	223.25	225.82			
12	三门峡市	247.63	232.36			

序号	登记地区	2011 年	2010 年	2009 年	2008 年	2007 年
13	虞城县	244.22	239.48			
14	郸城县	242.11	243.15			
15	内乡县	237.14	226.45			
16	罗山县	250.66	233.64			
	河南省	246.12	239.00	199.47		

表 3-6　登记地区的 2003—2011 年恶性肿瘤死亡率(1/10 万)

序号	登记地区	2011 年	2010 年	2009 年	2008 年	2007 年
1	林州市	184.90	179.14	165.10	153.34	152.02
2	洛阳市	142.02	151.33	96.94		
3	偃师县	142.74	141.19	122.87		
4	禹州市	181.98	152.16	86.08		
5	沈丘县	184.78	149.44	148.39		
6	西平县	141.45	113.40	157.11		
7	鲁山县	162.02	164.03			
8	辉县市	150.91	153.26			
9	济源市	146.22	146.06			
10	漯河市	143.05	143.55			
11	郾城县	148.34	145.17			
12	三门峡市	148.77	151.77			
13	虞城县	156.13	158.62			
14	郸城县	163.81	157.70			
15	内乡县	155.56	157.30			
16	罗山县	157.11	152.92			
	河南省	159.62	153.65	132.64		

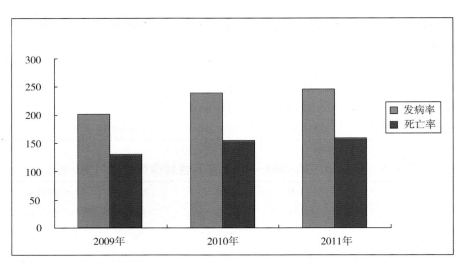

图 3-1　河南省 2009—2011 年恶性肿瘤发病(死亡)率(1/10^5)

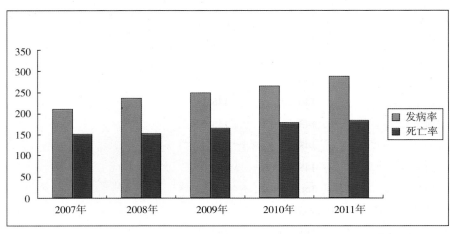

图 3-2　林州市 2007—2011 年恶性肿瘤发病(死亡)率(1/10^5)

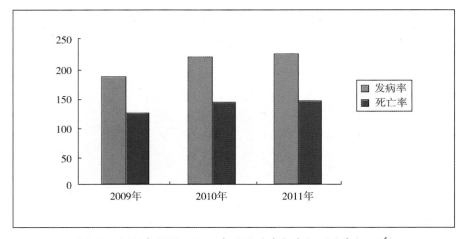

图 3-3　偃师市 2009—2011 年恶性肿瘤发病(死亡)率(1/10^5)

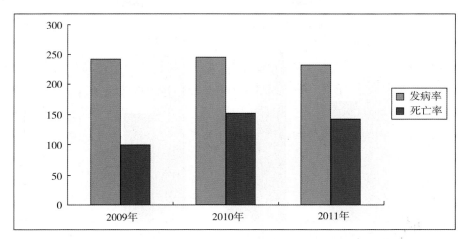

图 3-4　洛阳市 2009—2011 年恶性肿瘤发病(死亡)率($1/10^5$)

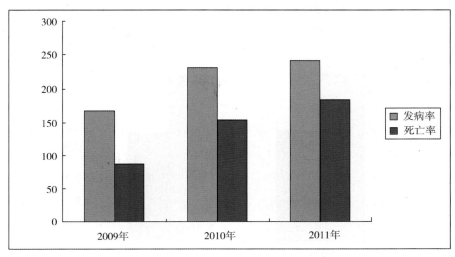

图 3-5　禹州市 2009—2011 年恶性肿瘤发病(死亡)率($1/10^5$)

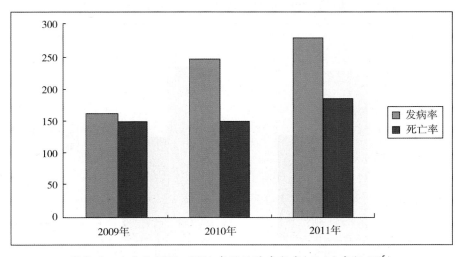

图 3-6　沈丘县 2009—2011 年恶性肿瘤发病(死亡)率($1/10^5$)

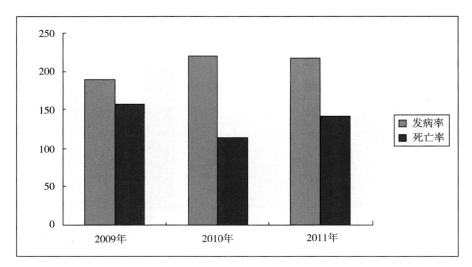

图 3-7　西平县 2009—2011 年恶性肿瘤发病(死亡)率(1/10⁵)

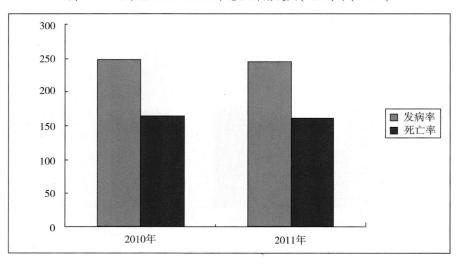

图 3-8　鲁山县 2010—2011 年恶性肿瘤发病(死亡)率(1/10⁵)

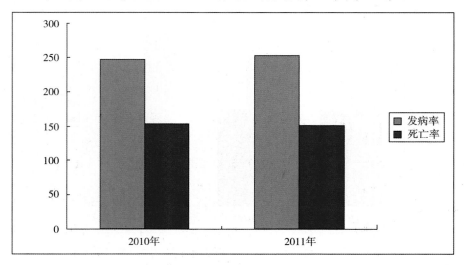

图 3-9　辉县市 2010—2011 年恶性肿瘤发病(死亡)率(1/10⁵)

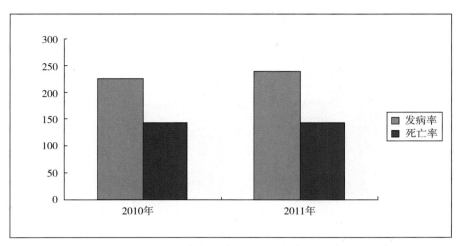

图 3-10　漯河市 2010—2011 年恶性肿瘤发病(死亡)率(1/10^5)

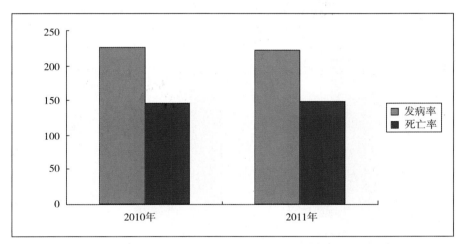

图 3-11　郾城县 2010—2011 年恶性肿瘤发病(死亡)率(1/10^5)

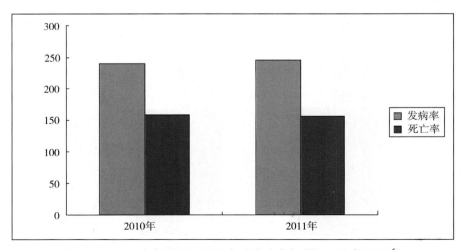

图 3-12　三门峡市 2010—2011 年恶性肿瘤发病(死亡)率(1/10^5)

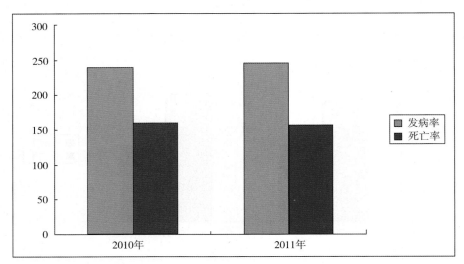

图 3-13　虞城县 2010—2011 年恶性肿瘤发病(死亡)率(1/10^5)

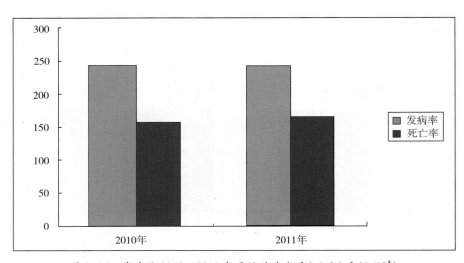

图 3-14　郸城县 2010—2011 年恶性肿瘤发病(死亡)率(1/10^5)

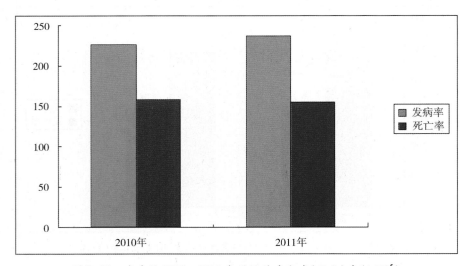

图 3-15　内乡县 2010—2011 年恶性肿瘤发病(死亡)率(1/10^5)

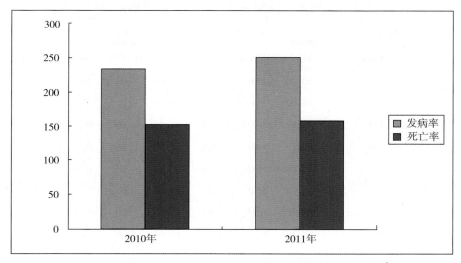

图 3-16　罗山县 2010—2011 年恶性肿瘤发病(死亡)率($1/10^5$)

(四)《年报》收录登记地区的选取与数据质量评价

1.《年报》收录登记地区的选取

河南省肿瘤登记中心有 16 个登记处提交了 2011 年登记资料。参照全国登记资料《年报》数据入选标准,根据数据的病理学诊断比例(MV%)、只有死亡医学证明书比例(DCO%)、死亡/发病比(M/I)、发病率和死亡率水平、逐年变化趋势以及平时对各个登记点制度建设与落实、经费保障、机构建设、岗位职责、人员配备及稳定性等指标进行综合评价。洛阳市、偃师县、鲁山县、林州市、漯河市、郸城县、沈丘县、西平县、内乡县和罗山县被评为 A 级,辉县市、济源市、禹州市、鄢城县、三门峡市和虞城县被评为 B 级。

按照全国登记资料《年报》的选取标准,河南省 16 个登记处上报资料符合年报报告要求,本年报选取 16 个登记处的资料作为河南省肿瘤登记样本数据,分析河南省恶性肿瘤的发病与死亡水平。

2. 河南省登记地区数据质量评价

河南省肿瘤登记地区合计病理诊断比例为 68.53%,只有死亡证明书比例为 2.24%,死亡/发病比为 0.65。河南省城市登记地区合计病理诊断比例为 69.45%,只有死亡证明书比例为 1.30%。死亡/发病比为 0.60;农村登记地区合计病理诊断比例为 68.36%,只有死亡证明书比例为 2.40%。死亡/发病比为 0.66(表 3-7)。

表 3-7　　河南省肿瘤登记地区合计数据质量评价

部位	ICD-10 编码范围	全省合计			城市			农村		
		MV%	DCO%	M/I	MV%	DCO%	M/I	MV%	DCO%	M/I
唇	C00	50.00	0.00	2.17	100.00	0.00	1.00	40.00	0.00	2.40
舌	C01-C02	69.09	0.00	0.56	86.36	0.00	0.36	57.58	0.00	0.70
口	C03-C06	78.67	0.00	0.49	75.76	0.00	0.45	80.95	0.00	0.52
唾液腺	C07-C08	62.50	0.00	0.28	90.00	0.00	0.50	58.06	0.00	0.24
扁桃体	C09	54.55	0.00	0.36	83.33	0.00	0.33	20.00	0.00	0.40
其他的口咽	C10	78.38	2.70	0.51	84.62	0.00	0.46	75.00	4.17	0.54
鼻咽	C11	69.82	0.90	0.45	63.89	0.00	0.47	70.97	1.08	0.44
喉咽	C12-C13	68.42	0.00	0.37	66.67	0.00	0.22	68.97	0.00	0.41
咽,部位不明	C14	35.00	2.50	0.78	85.71	0.00	0.71	24.24	3.03	0.79
食管	C15	85.70	1.86	0.70	81.73	0.72	0.72	86.03	1.95	0.70
胃	C16	85.89	2.04	0.73	79.76	0.80	0.63	86.52	2.17	0.74
小肠	C17	68.85	0.82	0.39	76.19	0.00	0.24	67.33	0.99	0.43
结肠	C18	80.58	1.81	0.53	80.59	0.00	0.57	80.58	2.28	0.53
直肠	C19-C20	82.08	1.09	0.58	84.24	0.00	0.63	81.74	1.26	0.58
肛门	C21	81.58	0.00	0.37	85.71	0.00	0.86	80.65	0.00	0.26
肝脏	C22	38.53	4.47	0.86	28.62	2.72	0.74	40.24	4.77	0.88
胆囊及其他	C23-C24	45.02	2.13	0.65	52.04	6.12	0.70	42.90	0.93	0.64
胰腺	C25	37.25	3.24	0.78	40.00	4.00	0.78	36.55	3.05	0.78
鼻、鼻窦及其他	C30-C31	55.56	2.22	0.44	87.50	0.00	0.38	48.65	2.70	0.46
喉	C32	62.50	5.98	0.64	73.33	0.00	0.47	60.39	7.14	0.67
气管、支气管、肺	C33-C34	49.62	2.58	0.79	57.89	1.71	0.80	47.76	2.77	0.79
其他的胸腔器官	C37-C38	37.18	0.00	0.40	30.00	0.00	0.40	38.24	0.00	0.40
骨	C40-C41	32.45	2.32	0.57	52.94	0.00	0.35	29.85	2.61	0.60
皮肤的黑色素瘤	C43	96.15	0.00	0.62	83.33	0.00	1.17	100.00	0.00	0.45
其他的皮肤	C44	77.71	1.71	0.37	90.32	3.23	0.23	75.00	1.39	0.40
间皮瘤	C45	100.00	0.00	1.00	100.00	0.00	1.00	100.00	0.00	1.00
卡波西肉瘤	C46	50.00	0.00		0.00	0.00		40.00	0.00	
周围神经其他结缔组织软组织	C47;C49	42.00	0.00	0.30	44.44	0.00	0.22	41.46	0.00	0.32
乳房	C50	90.95	1.06	0.33	87.09	1.73	0.30	91.89	0.89	0.34
外阴	C51	57.14	0.00	0.05	80.00	0.00	0.00	50.00	0.00	0.06
阴道	C52	42.86	0.00	0.14	100.00	0.00	0.00	33.33	0.00	0.17
子宫颈	C53	88.37	0.74	0.34	97.38	0.52	0.35	86.43	0.78	0.34
子宫体	C54	87.11	1.33	0.38	95.59	0.74	0.35	83.44	1.59	0.39

部位	ICD-10 编码范围	全省合计			城市			农村		
		MV%	DCO%	M/I	MV%	DCO%	M/I	MV%	DCO%	M/I
子宫,部位不明	C55	69.61	1.96	0.52	66.67	16.67	0.33	69.79	1.04	0.53
卵巢	C56	76.44	1.00	0.41	82.89	0.00	0.43	74.92	1.24	0.40
其他的女性生殖器	C57	54.55	4.55	0.00	57.14	14.29	0.00	53.33	0.00	0.00
胎盘	C58	50.00	0.00	0.00	0.00	0.00		50.00	0.00	0.00
阴茎	C60	87.10	0.00	0.13	100.00	0.00	0.17	84.00	0.00	0.12
前列腺	C61	61.98	3.13	0.54	75.41	1.64	0.46	55.73	3.82	0.58
睾丸	C62	56.52	0.00	0.17	83.33	0.00	0.17	47.06	0.00	0.18
其他的男性生殖器	C63	0.00	0.00	0.33	0.00	0.00	0.00	0.00	0.00	1.00
肾	C64	56.37	0.39	0.34	71.91	0.00	0.28	48.24	0.59	0.38
肾盂	C65	59.09	4.55	0.41	85.71	0.00	0.43	46.67	6.67	0.40
输尿管	C66	38.89	0.00	0.17	71.43	0.00	0.29	18.18	0.00	0.09
膀胱	C67	61.18	1.29	0.56	81.44	0.00	0.65	54.45	1.71	0.53
其他的泌尿器官	C68	28.57	0.00	0.14	100.00	0.00	0.00	0.00	0.00	0.20
眼	C69	24.24	6.06	0.18	42.86	0.00	0.14	19.23	7.69	0.19
脑、神经系统	C70-C72	25.70	3.39	0.49	46.07	0.00	0.38	23.34	3.78	0.50
甲状腺	C73	62.58	0.61	0.20	83.78	0.00	0.16	56.35	0.79	0.21
肾上腺	C74	44.44	22.22	0.56	60.00	20.00	0.60	25.00	25.00	0.50
其他的内分泌腺	C75	58.06	0.00	0.29	62.50	0.00	0.13	56.52	0.00	0.35
霍奇金病	C81	100.00	0.00	0.47	100.00	0.00	0.05	100.00	0.00	0.59
非霍奇金淋巴瘤	C82-C85;C96	97.81	0.00	0.60	98.36	0.00	0.70	97.60	0.00	0.56
免疫增生性疾病	C88	0.00	0.00		0.00	0.00		0.00	0.00	
多发性骨髓瘤	C90	93.33	0.00	0.80	75.00	0.00	2.00	100.00	0.00	0.36
淋巴样白血病	C91	100.00	0.00	0.49	100.00	0.00	0.45	100.00	0.00	0.52
髓样白血病	C92-C94	100.00	0.00	0.64	100.00	0.00	0.63	100.00	0.00	0.64
白血病,未特指	C95	96.98	0.93	0.57	96.77	0.00	1.10	96.99	1.00	0.53
其他的或未指明部位	O&U	27.81	8.39	0.57	48.35	0.00	0.89	22.65	10.50	0.48
合计	ALL	68.53	2.24	0.65	69.45	1.30	0.60	68.36	2.40	0.66
所有部位除外 C44	ALLbutC44	68.48	2.24	0.65	69.33	1.29	0.61	68.33	2.41	0.66

第四章 河南省登记地区
恶性肿瘤发病与死亡

2011 年河南省共有 16 个市县肿瘤登记处提交了肿瘤发病和死亡数据,各登记处数据质量控制指标均符合国家肿瘤登记年报的要求。全省登记处数据合并得到的河南省肿瘤发病与死亡的统计指标能基本反映我省人群恶性肿瘤的流行情况。

一、河南省肿瘤登记地区覆盖人口

河南省肿瘤登记地区覆盖人口 13 898 858 人(男性 7 163 901 人,女性 6 734 957 人),占河南省 2011 年年末人口数的 14.80%。其中城市人口 2 198 856 人(男性 1 127 296 人,女性 1 071 560 人),占河南省登记地区人口数的 15.82%;农村人口 11 700 002 人(男性 6 036 605 人,女性 5 663 397 人),占登记地区人口数的 84.18%(表 4-1,图 4-1a~图 4-1c)。

表 4-1 河南省肿瘤登记地区覆盖人口(2011 年)

年龄组	全省			城市			农村		
	合计	男性	女性	合计	男性	女性	合计	男性	女性
合计	13 898 858	7 163 901	6 734 957	2 198 856	1 127 296	1 071 560	11 700 002	6 036 605	5 663 397
0-	175 811	95 235	80 576	24 776	13 197	11 579	151 035	82 038	68 997
1-	732 638	404 834	327 804	118 509	63 493	55 016	614 129	341 341	272 788
5-	983 990	530 723	453 267	144 548	77 451	67 097	839 442	453 272	386 170
10-	1 060 291	565 860	494 431	144 532	78 933	65 599	915 759	486 927	428 832
15-	1 021 592	540 423	481 169	169 577	89 812	79 765	852 015	450 611	401 404
20-	1 169 647	595 771	573 876	198 079	99 942	98 137	971 568	495 829	475 739
25-	1 063 133	544 028	519 105	149 666	75 160	74 506	913 467	468 868	444 599
30-	113 0781	577 358	553 423	155 320	78 025	77 295	975 461	499 333	476 128
35-	1 201 695	614 649	587 046	195 408	99 995	95 413	1 006 287	514 654	491 633
40-	1 053 103	541 446	511 657	191 021	97 958	93 063	862 082	443 488	418 594
45-	1 067 869	543 196	524 673	170 848	87 402	83 446	897 021	455 794	441 227
50-	787 461	403 816	383 645	131 168	67 042	64 126	656 293	336 774	319 519
55-	685 939	354 197	331-742	126 125	63 948	62 177	559 814	290 249	269 565
60-	522 314	268 286	254 028	88 457	44 657	43 800	433 857	223 629	210 228
65-	434 025	217 389	216 636	64 260	32 140	32 120	369 765	185 249	184 516
70-	343 963	169 912	174 051	54 299	26 671	27 628	289 664	143 241	146 423
75-	249 616	115 267	134 349	40 556	18 615	21 941	209 060	96 652	112 408
80-	138 180	57 203	80 977	21 294	9 316	11 978	116 886	47 887	68 999
85+	76 810	24 308	52 502	10 413	3 539	6874	66 397	20 769	45 628

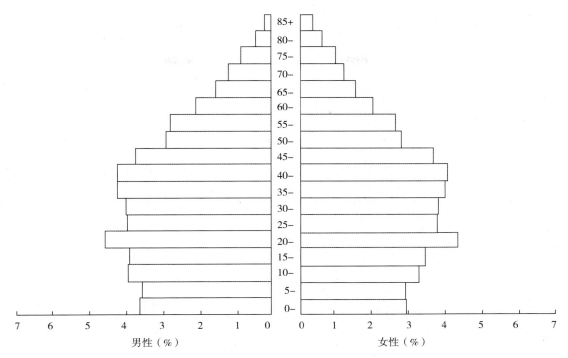

图 4-1a　河南省肿瘤登记地区人口金字塔

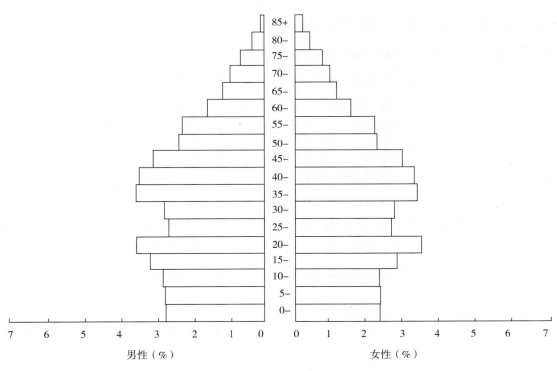

图 4-1b　河南省城市肿瘤登记地区人口金字塔

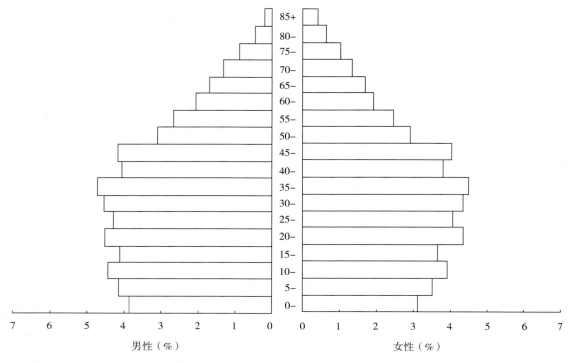

图 4-1c　河南省农村肿瘤登记地区人口金字塔

二、恶性肿瘤发病（ICD-10：C00-C96）

（一）全部恶性肿瘤（ICD-10：C00-C96）发病情况

河南省肿瘤登记地区 2011 年新发病例数 34 208 例（男性 18 776 例，女性 15 432 例），其中城市地区 5218 例，占新发病数的 15.25%，农村地区 28 990 例，占新发病数的 84.75%。

河南省肿瘤登记地区恶性肿瘤发病率为 246.12/10 万（男性 262.09/10 万，女性 229.13/10 万），中标率 206.82/10 万，世标率 205.51/10 万，累计率（0～74 岁）为 24.15%。

城市地区发病率为 237.31/10 万（男性 246.87/10 万，女性 227.24/10 万），中标率 193.03/10 万，世标率 188.28/10 万，累计率（0～74 岁）为 22.81%。

农村地区发病率为 247.78/10 万（男性 264.93/10 万，女性 229.49/10 万），中标率 209.90/10 万，世标率 209.31/10 万，累计率（0～74 岁）为 24.71%。

城市与农村相比，城市男女合计发病率、中标率、世标率和累计率均低于农村登记地区（表 4-2）。

表4-2　河南省肿瘤登记地区全部恶性肿瘤(ICD-10:C00-C96)发病主要指标

地区	性别	发病数	发病率 (1/10⁵)	中标率 (1/10⁵)	世标率 (1/10⁵)	累计率(0~74岁) (%)
全省	合计	34208	246.12	206.82	205.51	24.15
	男性	18776	262.09	228.25	229.50	27.35
	女性	15432	229.13	188.40	184.69	20.96
城市	合计	5218	237.31	193.03	188.28	21.53
	男性	2783	246.87	208.58	206.70	23.57
	女性	2435	227.24	182.10	174.71	19.57
农村	合计	28990	247.78	209.90	209.31	24.71
	男性	15993	264.93	232.36	234.27	28.12
	女性	12997	229.49	190.05	187.07	21.28

(二)全部恶性肿瘤(ICD-10:C00-C96)年龄别发病率

河南省肿瘤登记地区恶性肿瘤年龄别发病率在0~34岁年龄段时为40/10万以下,35岁以上年龄组发病率快速升高,在75岁年龄组时达到最高峰,为1350.07/10万,80岁年龄组后显现下降趋势。城市农村合计的男、女性年龄别发病率的年龄变化趋势基本相同,均在35岁年龄组时呈现快速上升,但男性发病率高峰在80岁年龄组,而女性发病率高峰在75岁年龄组。河南省城市肿瘤登记地区年龄别发病率在35岁以下较低,35岁以后明显升高,男女性均在80岁年龄组时达到最高,发病率分别为2790.90/10万和1068.63/10万,85岁年龄组发病率有所下降。河南省农村肿瘤登记地区年龄别发病率变化趋势与城市地区大体一致,但发病高峰年龄有所提前,男女合计发病率高峰在75岁年龄组,发病率为1328.81/10万,而农村男女性的年龄别发病率高峰分别发生在85岁年龄组和75岁年龄组,发病率分别为1738.17/10万和996.37/10万。

性别间的年龄别发病率比较显示,50岁及以下各年龄组中,女性的发病率往往高于男性;50岁以上则发生逆转,男性的发病率明显高于女性。城市和农村登记地区男女性的年龄别发病率的分布特征基本一致。

城乡间的年龄别发病率比较显示,70岁及以下各年龄组农村地区的发病率高于城市地区,75岁及以上各年龄组城市地区的发病率高于农村地区;女性除20~55岁年龄组发病率农村高于城市外,其他年龄组城市的发病率均高于农村(表4-3,图4-2a~图4-2d)。

表 4-3　河南省肿瘤登记地区恶性肿瘤年龄别发病率(1/10 万)

年龄组	全省			城市			农村		
	合计	男性	女性	合计	男性	女性	合计	男性	女性
合计	246.12	262.09	229.13	237.31	246.87	227.24	247.78	264.93	229.49
0-	1.71	1.05	2.48	0.00	0.00	0.00	1.99	1.22	2.90
1-	8.33	6.92	10.07	3.38	3.15	3.64	9.28	7.62	11.36
5-	7.42	6.03	9.05	9.69	7.75	11.92	7.03	5.74	8.55
10-	7.83	11.13	4.05	4.15	6.33	1.52	8.41	11.91	4.43
15-	8.12	9.62	6.44	4.72	4.45	5.01	8.80	10.65	6.73
20-	19.07	15.44	22.83	15.65	8.00	23.44	19.76	16.94	22.70
25-	24.46	20.22	28.90	28.06	23.95	32.21	23.87	19.62	28.34
30-	38.29	28.92	48.06	38.63	20.51	56.92	38.24	30.24	46.63
35-	81.55	54.34	110.04	80.34	43.00	119.48	81.79	56.54	108.21
40-	179.37	135.56	225.74	163.33	108.21	221.36	182.93	141.60	226.71
45-	273.63	223.12	325.92	293.83	199.08	393.07	269.78	227.73	313.22
50-	377.80	375.17	380.56	362.89	359.48	366.47	380.78	378.30	383.39
55-	691.90	761.44	617.65	488.40	539.50	435.85	737.75	810.34	659.58
60-	1006.67	1166.67	837.70	720.12	810.62	627.85	1065.10	1237.76	881.42
65-	974.83	1197.85	751.03	901.03	1095.21	706.72	987.65	1215.66	758.74
70-	1132.97	1458.99	814.70	1191.55	1484.76	908.50	1121.99	1454.19	797.01
75-	1350.07	1750.72	1006.33	1459.71	1933.92	1057.38	1328.81	1715.43	996.37
80-	1329.43	1856.55	957.06	1822.11	2790.90	1068.63	1239.67	1674.78	937.69
85+	1150.89	1834.79	834.25	1411.70	2401.81	901.95	1109.99	1738.17	824.06

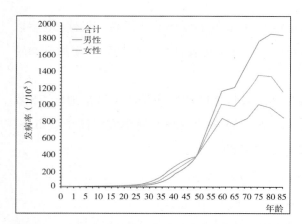

图 4-2a　河南省肿瘤登记地区恶性肿瘤年龄别发病率

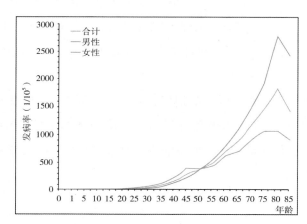

图 4-2b　城市肿瘤登记地区恶性肿瘤年龄别发病率

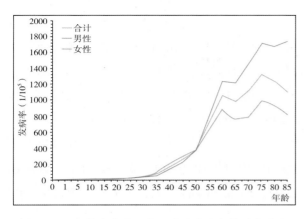
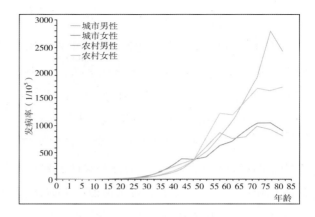

图4-2c 农村肿瘤登记地区恶性肿瘤年龄别发病率　　图4-2d 城市和农村肿瘤登记地区恶性肿瘤年龄别发病率

三、2011年肿瘤登记地区居民生命统计结果

（一）居民死亡率水平

2011年河南省肿瘤登记地区死亡总人数为83 477人（男性48 981例,女性34 496例）,其中城市地区10 770例,占登记地区死亡总数的12.90%,农村地区72 707例,占登记地区死亡总数的87.10%。

河南省肿瘤登记地区居民死亡率为600.60/10万（男性683.72/10万,女性512.19/10万）,中标率468.52/10万,世标率569.61/10万,累计率（0~74岁）为44.70%。

城市登记地区人群总死亡率为489.80/10万（男性583.52/10万,女性391.21/10万）,中标率382.16/10万,世标率467.55/10万,累计率（0~74岁）为34.72%。

农村地区死亡率为621.43/10万（男性702.43/10万,女性535.09/10万）,中标率485.42/10万,世标率589.47/10万,累计率（0~74岁）为46.67%。

城市与农村相比,城市地区的总死亡率和男、女性的死亡率、中标率、世标率和累计率均低于农村地区（表4-4）。

表4-4 河南省肿瘤登记地区居民死亡统计指标

地区	性别	死亡数	死亡率 ($1/10^5$)	中标率 ($1/10^5$)	世标率 ($1/10^5$)	累计率（0~74岁） （%）
全省	合计	83 477	600.60	468.52	569.61	44.70
	男性	48 981	683.72	595.88	724.91	56.40
	女性	34 496	512.19	354.14	437.01	32.83
城市	合计	10 770	489.80	382.16	467.55	34.72
	男性	6578	583.52	502.48	618.89	43.95
	女性	4192	391.21	276.30	340.88	25.46
农村	合计	72 707	621.43	485.42	589.47	46.67
	男性	42 403	702.43	614.17	745.69	58.81
	女性	30 304	535.09	369.29	455.50	34.32

(二) 年龄别死亡率

2011 年河南省肿瘤登记地区居民年龄别死亡率在地区、性别上呈现相同的变化趋势,即在幼婴儿时期出现一个死亡小高峰之后快速下降,10~14 岁年龄组降到最低,此后死亡率开始随着年龄的增长而升高,40 岁开始有较大幅度升高。河南省合计出男女性别的死亡率均在 85 岁年龄组达到最高,其中合计的死亡率为 14 884.00/10 万,男女死亡率分别为 19 178.00/10 万和 12 896.00/10 万。

总体上,城市地区的男性死亡率在各年龄组中均大于女性,且年龄组越大,男性与女性的死亡率差距越明显,85 岁年龄组中,男性和女性的死亡率分别为 19 016.00/10 万和 11 070.00/10 万。农村地区男性和女性死亡率的情况与城市地区类似,85 岁年龄组中,男性和女性的死亡率分别为 19 206.00/10 万和 13 171.00/10 万。

城市地区与农村地区相比,城市男性各年龄组死亡率除 30~34 岁年龄组外,其余各年龄组死亡率均低于农村;城市女性各年龄组死亡率均低于农村(表 4-5,图 4-3a~图 4-3d)。

表 4-5　河南省肿瘤登记地区居民全死因年龄别死亡率(1/10 万)

年龄组	全省			城市			农村		
	合计	男性	女性	合计	男性	女性	合计	男性	女性
合计	600.60	683.72	512.19	489.80	583.52	391.21	621.43	702.43	535.09
0–	520.45	537.62	500.15	347.11	454.65	224.54	548.88	550.96	546.40
1–	56.10	60.52	50.64	39.66	42.52	36.35	59.27	63.87	53.52
5–	17.78	24.49	9.93	10.38	16.78	2.98	19.06	25.81	11.13
10–	17.26	22.80	10.92	10.38	12.67	7.620	18.35	24.44	11.43
15–	26.33	34.79	16.83	12.97	13.36	12.54	28.99	39.06	17.69
20–	52.49	75.03	29.10	31.81	42.02	21.40	56.71	81.68	30.69
25–	53.71	71.87	34.68	50.78	67.86	33.55	54.19	72.52	34.86
30–	71.37	96.30	45.35	75.33	108.94	41.40	70.74	94.33	46.00
35–	118.17	149.68	85.17	100.30	136.01	62.88	121.64	152.34	89.50
40–	237.01	296.98	173.55	177.99	223.57	130.02	250.09	313.20	183.23
45–	317.92	392.68	240.53	304.95	363.84	243.27	320.39	398.21	240.01
50–	432.66	533.66	326.34	397.96	532.50	257.31	439.59	533.89	340.20
55–	922.39	1137.20	693.01	555.00	733.41	371.52	1005.00	1226.10	767.16
60–	1487.90	1841.60	1114.40	916.83	1148.70	680.37	1604.40	1980.00	1204.80
65–	1955.10	2478.00	1430.50	1419.20	1823.20	1014.90	2048.30	2591.60	1502.80
70–	3084.60	3973.80	2216.50	2786.40	3453.10	2142.70	3140.50	4070.70	2230.50
75–	4958.80	6354.80	3761.10	4401.30	5962.90	3076.40	5066.90	6430.20	3894.70
80–	8545.30	11 314.00	6589.5.0	7490.30	10 476.00	5167.80	8737.50	11 477.00	6836.30
85+	14 884.00	19 178.00	12 896.00	13 771.00	19 016.00	11 070.00	15 059.00	19 206.00	13 171.00

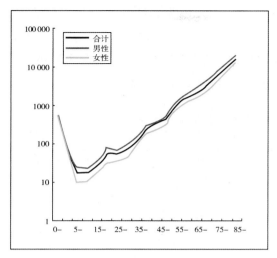

图 4-3a 河南省肿瘤地区登记地区居民
全死因年龄别死亡率(1/10 万)

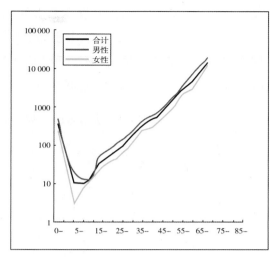

图 4-3b 城市肿瘤地区登记地区居民
全死因年龄别死亡率(1/10 万)

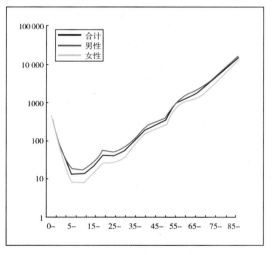

图 4-3c 农村肿瘤地区登记地区居民
全死因年龄别死亡率(1/10 万)

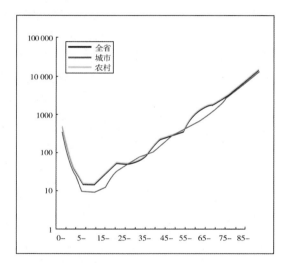

图 4-3d 农村和城市肿瘤地区登记地区
居民全死因年龄别死亡率(1/10 万)

（三）肿瘤登记地区居民主要死亡原因

1. 河南省肿瘤登记地区居民主要死亡原因

2011 年河南省肿瘤登记地区位居居民死亡第 1 位的死因是恶性肿瘤,死亡率为 159.62/10 万,占全死因的 26.58%,第 2 位到第 5 位死因分别为脑血管病(死亡率为 149.10/10 万,占 24.82%)、心脏病(死亡率 103.42/10 万,占 17.22%)、呼吸系统疾病(72.53/10 万,占 12.08%)和损伤中毒(47.82/10 万,占 7.96%),前五位死因占全死因的 88.66%。男性死亡原因中位居第 1 位的是恶性肿瘤,死亡率为 188.93/10 万,占男性全死因的 27.63%,第 2 到第 5 位的死因分别为脑血管病(162.19/10 万,占 23.72%)、心脏病(111.22/10 万,占 16.26%)、呼吸系统疾病(84.02/10 万,占 12.29%)和损伤中毒

(64.76/10 万,占 9.47%),男性前 5 位死因占全死因的 89.37%。女性死因中位居第 1 位的是脑血管病,死亡率为 135.18/10 万,占女性全死因的 26.39%,第 2 位的死因为恶性肿瘤(128.43/10 万,占 25.08%),第 3 位到第 5 位的死因分别为心脏病(95.11/10 万,占 18.57%)、呼吸系统疾病(死亡率 60.31/10 万,占 11.78%)和损伤中毒(29.81/10 万,占 5.82%),女性前 5 位死因占全死因的 87.64%。河南省肿瘤登记地区居民前 10 位死因的死亡主要指标见表 4-6 和图 4-4a ~ 图 4-4f。

表 4-6　河南省肿瘤登记地区前 10 位死因的死亡主要指标

顺位	合计				男性				女性			
	部位	死亡率 $(1/10^5)$	构成 (%)	中标率 $(1/10^5)$	部位	死亡率 $(1/10^5)$	构成 (%)	中标率 $(1/10^5)$	部位	死亡率 $(1/10^5)$	构成 (%)	中标率 $(1/10^5)$
1	恶性肿瘤	159.62	26.58	129.76	恶性肿瘤	188.93	27.63	163.5	脑血管病	135.18	26.39	90.20
2	脑血管病	149.10	24.82	113.10	脑血管病	162.19	23.72	139.49	恶性肿瘤	128.43	25.08	98.91
3	心脏病	103.42	17.22	76.49	心脏病	111.22	16.26	96.42	心脏病	95.11	18.57	59.07
4	呼吸系统疾病	72.53	12.08	52.46	呼吸系统疾病	84.02	12.29	72.24	呼吸系统疾病	60.31	11.78	36.34
5	损伤中毒	47.82	7.96	42.96	损伤中毒	64.76	9.47	60.81	损伤中毒	29.81	5.82	24.64
6	消化系统疾病	15.09	2.51	12.23	消化系统疾病	19.21	2.81	16.78	消化系统疾病	10.72	2.09	7.93
7	其他疾病	9.31	1.55	6.67	其他疾病	8.81	1.29	7.86	其他疾病	9.84	1.92	5.55
8	内分泌营养和代谢	6.92	1.15	5.48	传染病和寄生虫病	7.11	1.04	6.26	内分泌营养和代谢	7.44	1.45	5.48
9	泌尿生殖系统疾病	6.45	1.07	5.42	内分泌营养和代谢	6.44	0.94	5.59	泌尿生殖系统疾病	7.07	1.38	5.84
10	诊断不明	6.40	1.07	4.37	泌尿生殖系统疾病	5.88	0.86	5.18	诊断不明	7.02	1.37	3.74
	前 10 位	576.66	96.01	448.94	前 10 位	658.57	96.31	574.13	前 10 位	490.93	95.85	337.70

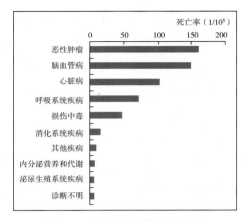

图4-4a 河南省肿瘤登记地区
前10位死因死亡率

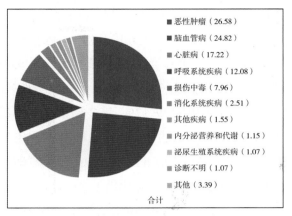

- 恶性肿瘤（26.58）
- 脑血管病（24.82）
- 心脏病（17.22）
- 呼吸系统疾病（12.08）
- 损伤中毒（7.96）
- 消化系统疾病（2.51）
- 其他疾病（1.55）
- 内分泌营养和代谢（1.15）
- 泌尿生殖系统疾病（1.07）
- 诊断不明（1.07）
- 其他（3.39）

合计

图4-4b 河南省肿瘤登记地区
居民死因构成（%）

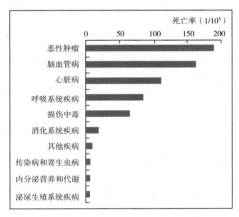

图4-4c 河南省肿瘤登记地区
男性前10位死因死亡率

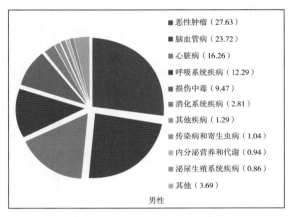

- 恶性肿瘤（27.63）
- 脑血管病（23.72）
- 心脏病（16.26）
- 呼吸系统疾病（12.29）
- 损伤中毒（9.47）
- 消化系统疾病（2.81）
- 其他疾病（1.29）
- 传染病和寄生虫病（1.04）
- 内分泌营养和代谢（0.94）
- 泌尿生殖系统疾病（0.86）
- 其他（3.69）

男性

图4-4d 河南省肿瘤登记地区
男性死因构成（%）

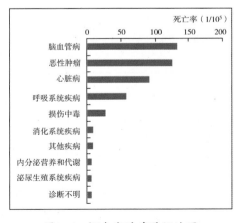

图4-4e 河南省肿瘤登记地区
女性前10位死因死亡率

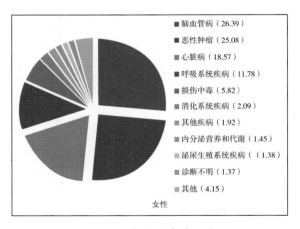

- 脑血管病（26.39）
- 恶性肿瘤（25.08）
- 心脏病（18.57）
- 呼吸系统疾病（11.78）
- 损伤中毒（5.82）
- 消化系统疾病（2.09）
- 其他疾病（1.92）
- 内分泌营养和代谢（1.45）
- 泌尿生殖系统疾病（（1.38）
- 诊断不明（1.37）
- 其他（4.15）

女性

图4-4f 河南省肿瘤登记地区
女性死因构成（%）

2. 河南省城市肿瘤登记地区居民主要死亡原因

2011 年城市肿瘤登记地区居民死因位居第 1 位的是恶性肿瘤,死亡率为 143.35/10 万,占全死因的 29.27%,第 2 到第 5 位的死因分别为心脏病(死亡率为 106.37,占 21.71%)、脑血管病(死亡率为 92.91/10 万,占 18.97%)、呼吸系统疾病(55.85/10 万,占 11.40%)和损伤中毒(26.38/10 万,占 5.39%),前 5 位死因占全死因的 86.74%。男性死因中位居第 1 位的是恶性肿瘤,死亡率为 170.23/10 万,占男性全死因的 29.17%,第 2 到第 5 位的死因分别为心脏病(123.66/10 万,占 21.19%)、脑血管病(102.90/10 万,占 17.63%)、呼吸系统疾病(74.25/10 万,占 12.73%)和损伤中毒(36.90/10 万,占 6.32%),男性前五位死因占全死因的 87.04%。女性死因中位居第 1 位的是恶性肿瘤,死亡率为 115.07/10 万,占女性全死因的 29.41%,第 2 到第 5 位的死因分别为心脏病(88.18/10 万,占 22.53%)、脑血管病(82.40/10 万,占 21.06%)、呼吸系统疾病(36.49/10 万,占 9.33%)和损伤中毒(15.30/10 万,占 3.91%),女性前 5 位死因占全死因的 86.24%。河南省城市肿瘤登记地区居民前 10 位死因的死亡主要指标见表 4-7 和图 4-5a ~ 图 4-5f。

表 4-7　河南省城市肿瘤登记地区前 10 位死因的死亡主要指标

顺位	合计				男性				女性			
	部位	死亡率 (1/10^5)	构成 (%)	中标率 (1/10^5)	部位	死亡率 (1/10^5)	构成 (%)	中标率 (1/10^5)	部位	死亡率 (1/10^5)	构成 (%)	中标率 (1/10^5)
1	恶性肿瘤	143.35	29.27	113.76	恶性肿瘤	170.23	29.17	144.10	恶性肿瘤	115.07	29.41	87.29
2	心脏病	106.37	21.71	80.80	心脏病	123.66	21.19	106.53	心脏病	88.18	22.53	57.93
3	脑血管病	92.91	18.97	71.39	脑血管病	102.90	17.63	88.15	脑血管病	82.40	21.06	56.36
4	呼吸系统疾病	55.85	11.40	41.00	呼吸系统疾病	74.25	12.73	63.51	呼吸系统疾病	36.49	9.33	22.96
5	损伤中毒	26.38	5.39	23.79	损伤中毒	36.90	6.32	34.59	损伤中毒	15.30	3.91	12.93
6	消化系统疾病	15.01	3.06	11.79	消化系统疾病	19.25	3.30	16.44	消化系统疾病	10.55	2.70	7.55
7	内分泌营养和代谢	9.78	2.00	7.61	内分泌营养和代谢	10.11	1.73	8.89	内分泌营养和代谢	9.43	2.41	6.82
8	其他疾病	7.41	1.51	5.73	其他疾病	9.31	1.60	8.24	其他疾病	5.41	1.38	3.56
9	传染病和寄生虫病	5.50	1.12	4.53	传染病和寄生虫病	6.48	1.11	5.55	传染病和寄生虫病	4.48	1.15	3.55
10	泌尿生殖系统疾病	3.64	0.74	2.82	神经系统疾病	4.44	0.76	4.01	泌尿生殖系统疾病	3.92	1.00	2.85
	前 10 位	466.20	95.17	363.22	前 10 位	557.53	95.54	480.01	前 10 位	371.23	94.88	261.80

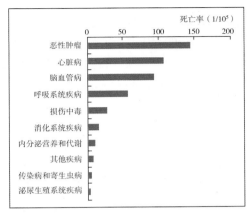

图4-5a 河南省城市肿瘤登记地区
前10位死因死亡率

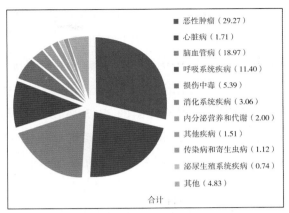

图4-5b 河南省城市肿瘤登记地区
居民死因构成（%）

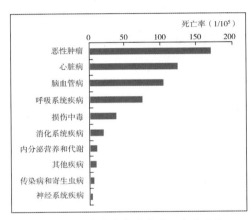

图4-5c 河南省城市肿瘤登记地区男性
前10位死因死亡率

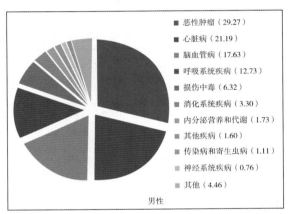

图4-5d 河南省城市肿瘤登记地区
男性死因构成（%）

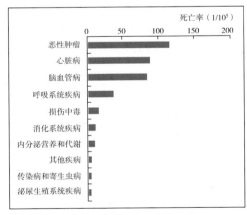

图4-5e 河南省城市肿瘤登记地区女性
前10位死因死亡率

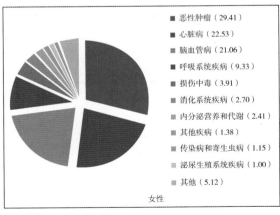

图4-5f 河南省城市肿瘤登记地区
女性死因构成（%）

3. 河南省农村肿瘤登记地区居民主要死亡原因

2011 年河南省农村肿瘤登记地区居民死因位居第 1 位的是恶性肿瘤,死亡率为 162.68/10 万,占全死因的 26.18%,其次的死因顺位分别为脑血管病(死亡率为 159.66/10 万,占 25.69%)、心脏病(死亡率为 102.87/10 万,占 16.56%)、呼吸系统疾病(75.67/10 万,占 12.17%)和损伤中毒(51.85/10 万,占 8.34%),前五位死因占全死因的 88.94%。男性死因中位居第 1 位的是恶性肿瘤,死亡率为 192.43/10 万,占男性全死因的 27.39%,其次分别为脑血管病(173.26/10 万,占 24.67%)、心脏病(108.91/10 万,占 15.50%)、呼吸系统疾病(85.85/10 万,占 12.22%)和损伤中毒(69.96/10 万,占 9.96%),男性前五位死因占全死因的 89.74%;女性死因中位居第 1 位的是脑血管病,死亡率为 145.16/10 万,占女性全死因的 27.13%,其次为恶性肿瘤(130.96/10 万,占 24.48%)、心脏病(96.44/10 万,占 18.02%)、呼吸系统疾病(64.82/10 万,占 12.12%)和损伤中毒(死亡率 32.56/10 万,占 6.09%),女性前 5 位死因占全死因的 87.84%。河南省农村肿瘤登记地区居民前 10 位死因的死亡主要指标见表 4-8 和图 4-6a~图 4-6f。

表 4-8 河南省农村肿瘤登记地区前 10 位死因的死亡主要指标

顺位	合计				男性				女性			
	部位	死亡率 (1/10⁵)	构成 (%)	中标率 (1/10⁵)	部位	死亡率 (1/10⁵)	构成 (%)	中标率 (1/10⁵)	部位	死亡率 (1/10⁵)	构成 (%)	中标率 (1/10⁵)
1	恶性肿瘤	162.68	26.18	133.03	恶性肿瘤	192.43	27.39	167.40	脑血管病	145.16	27.13	96.75
2	脑血管病	159.66	25.69	121.12	脑血管病	173.26	24.67	149.36	恶性肿瘤	130.96	24.48	101.30
3	心脏病	102.87	16.56	75.73	心脏病	108.91	15.50	94.56	心脏病	96.44	18.02	59.34
4	呼吸系统疾病	75.67	12.17	54.60	呼吸系统疾病	85.85	12.22	73.90	呼吸系统疾病	64.82	12.12	38.78
5	损伤中毒	51.85	8.34	46.70	损伤中毒	69.96	9.96	65.87	损伤中毒	32.56	6.09	26.94
6	消化系统疾病	15.11	2.43	12.35	消化系统疾病	19.20	2.73	16.87	消化系统疾病	10.75	2.01	8.04
7	其他疾病	9.67	1.56	6.81	其他疾病	8.71	1.24	7.77	其他疾病	10.68	2.00	5.88
8	诊断不明	7.07	1.14	4.76	传染病和寄生虫病	7.22	1.03	6.40	诊断不明	7.91	1.48	4.11
9	泌尿生殖系统疾病	6.98	1.12	5.94	泌尿生殖系统疾病	6.34	0.90	5.64	泌尿生殖系统疾病	7.66	1.43	6.46
10	内分泌营养和代谢	6.38	1.03	5.11	诊断不明	6.28	0.89	5.52	内分泌营养和代谢	7.06	1.32	5.26
	前 10 位	597.94	96.22	466.15	前 10 位	678.16	96.53	593.29	前 10 位	514.00	96.08	352.86

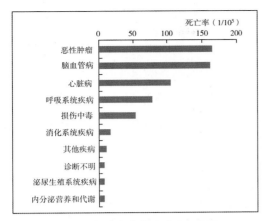

图4-6a 河南省农村肿瘤登记地区
前10位死因死亡率

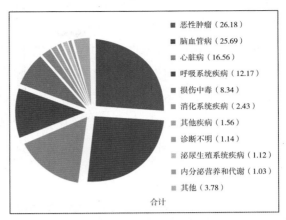

- 恶性肿瘤（26.18）
- 脑血管病（25.69）
- 心脏病（16.56）
- 呼吸系统疾病（12.17）
- 损伤中毒（8.34）
- 消化系统疾病（2.43）
- 其他疾病（1.56）
- 诊断不明（1.14）
- 泌尿生殖系统疾病（1.12）
- 内分泌营养和代谢（1.03）
- 其他（3.78）

合计

图4-6b 河南省农村肿瘤登记地区
居民死因构成（%）

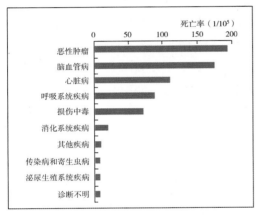

图4-6c 河南省农村肿瘤登记地区
男性前10位死因死亡率

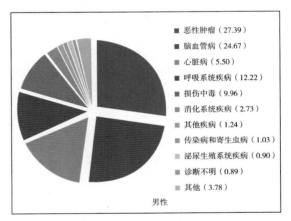

- 恶性肿瘤（27.39）
- 脑血管病（24.67）
- 心脏病（5.50）
- 呼吸系统疾病（12.22）
- 损伤中毒（9.96）
- 消化系统疾病（2.73）
- 其他疾病（1.24）
- 传染病和寄生虫病（1.03）
- 泌尿生殖系统疾病（0.90）
- 诊断不明（0.89）
- 其他（3.78）

男性

图4-6d 河南省农村肿瘤登记地区
男性死因构成（%）

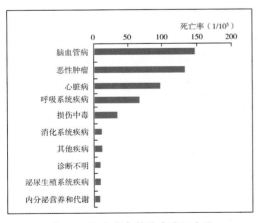

图4-6e 河南省农村肿瘤登记地区
女性前10位死因死亡率

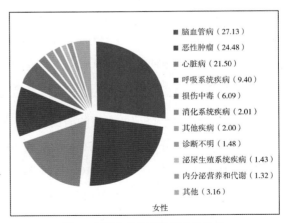

- 脑血管病（27.13）
- 恶性肿瘤（24.48）
- 心脏病（21.50）
- 呼吸系统疾病（9.40）
- 损伤中毒（6.09）
- 消化系统疾病（2.01）
- 其他疾病（2.00）
- 诊断不明（1.48）
- 泌尿生殖系统疾病（1.43）
- 内分泌营养和代谢（1.32）
- 其他（3.16）

女性

图4-6f 河南省农村肿瘤登记地区
女性死因构成（%）

第四章　河南省登记地区恶性肿瘤发病与死亡

4. 河南省各登记地区的主要死亡原因

2011 年河南省共有 16 个登记点上报了居民全死因资料。其中有 10 个登记处死亡率超过 600/10 万,死亡率最高的是沈丘县,死亡率、中标率分别为 686.531/10 万、500.11/10 万;死亡率最低的是洛阳市,死亡率、中标率分别为 485.93/10 万、392.82/10 万。男性死亡率最高的是沈丘县,死亡率、中标率分别为 774.63/10 万、621.15/10 万,死亡率最低的是郸城县,死亡率、中标率分别为 542.20/10 万、488.48/10 万。女性死亡率最高的是沈丘县,死亡率、中标率分别为 595.85/10 万、384.30/10 万;死亡率最低的是三门峡市,死亡率、中标率分别为 349.63/10 万、275.65/10 万。表 4-9 为各个登记地区 2011 年的死亡率情况。

表 4-9　2011 年各登记地区居民全死因死亡率

地区	合计			男性			女性		
	死亡率 $(1/10^5)$	中标率 $(1/10^5)$	世标率 $(1/10^5)$	死亡率 $(1/10^5)$	中标率 $(1/10^5)$	世标率 $(1/10^5)$	死亡率 $(1/10^5)$	中标率 $(1/10^5)$	世标率 $(1/10^5)$
洛阳市	485.93	392.82	476.51	597.60	532.72	655.9	369.71	273.42	331.48
偃师县	632.22	433.58	534.20	689.76	558.62	684.66	573.50	329.19	415.34
鲁山县	607.02	461.15	549.20	706.20	570.06	677.52	497.53	349.54	423.11
林州市	618.21	615.74	767.99	678.90	804.00	1001.94	553.61	471.62	600.19
辉县市	598.73	456.83	550.32	684.64	567.53	681.24	514.38	356.60	436.46
济源市	547.69	416.69	505.69	630.36	526.52	632.46	461.98	310.83	388.15
禹州市	651.70	521.20	637.58	773.04	728.72	898.56	518.94	354.3	440.42
漯河市	492.97	368.01	457.36	544.31	459.07	571.01	437.68	287.90	362.51
郸城县	506.17	378.54	537.22	542.20	488.48	593.23	463.18	284.80	350.80
三门峡市	495.26	404.45	405.02	636.72	537.38	650.34	349.63	275.65	336.77
虞城县	629.19	564.29	459.85	677.32	693.82	825.63	577.38	464.76	527.67
郸城县	603.28	475.05	490.22	676.50	564.96	658.81	525.45	384.13	458.22
沈丘县	686.53	500.11	651.54	774.63	621.15	751.26	595.85	384.30	479.09
西平县	662.14	473.27	557.95	736.43	644.34	856.41	581.14	342.18	459.39
内乡县	609.45	464.53	609.69	712.30	581.37	675.39	501.54	347.32	430.37
罗山县	635.29	705.36	622.34	737.83	926.75	1234.45	522.38	525.03	701.55

2011 年河南省 16 个登记处上报的居民全死因资料中,8 个登记处的资料显示男女合计死因中,恶性肿瘤死亡位居第一位,分别为洛阳市(死亡率为 142.02/10 万,占全死因的 29.23%)、林州市(184.90/10 万,占 29.91%)、漯河市(143.05/10 万,占 29.02%)、郸城县(148.34/10 万,占 29.31%)、三门峡市(148.77/10 万,占 30.04%)、虞城县(156.13/10 万,占 24.81%)、郸城县(163.81/10 万,占 27.15%)和沈丘县(184.78/10 万,占 26.92%)。

16 个登记处中,男性恶性肿瘤死因占据总死因第一位的有 11 个,分别为洛阳市(死亡率为 177.45/10 万,占男性全死因 29.69%)、鲁山县(190.5/10 万,占 26.97%)、林州市(218.09/10 万,占 32.12%)、辉县市(183.97/10万,占26.87%)、漯河市(157.9/10万,占29.01%)、郾城县(159.86/10万,占29.48%)、三门峡市(177.11/10万,占27.82%)、虞城县(180.34/10万,占26.63%)、郸城县(178.8/10万,占26.43%)、沈丘县(231.52/10万,占29.89%)和内乡县(201.15/10万,占28.24%)

16个登记处中,女性恶性肿瘤死因占据总死因第一位的有6个,分别为洛阳市(死亡率为105.15/10万,占女性全死因的28.44%)、漯河市(127.06/10万,占29.03%)、郾城县(134.59/10万,占29.06%)、三门峡市(119.59/10万,占34.21%)、郸城县(147.88/10万,占28.14%)、罗山县(132.68/10万,占25.40%)。2011年各登记地区居民前五位死因死亡率和构成见表4-10~表4-25。

表4-10 2011年洛阳市居民前五位死因死亡率

顺位	合计				男性				女性			
	部位	死亡率(1/10⁵)	构成(%)	中标率(1/10⁵)	部位	死亡率(1/10⁵)	构成(%)	中标率(1/10⁵)	部位	死亡率(1/10⁵)	构成(%)	中标率(1/10⁵)
1	恶性肿瘤	142.02	29.23	115.68	恶性肿瘤	177.45	29.69	154.84	恶性肿瘤	105.15	28.44	82.02
2	心脏病	116.44	23.96	92.85	心脏病	142.03	23.76	127.48	心脏病	89.81	24.3	62.78
3	脑血管病	80.32	16.53	65.3	呼吸系统疾病	93.31	15.61	84.64	脑血管病	67.92	18.37	50.2
4	呼吸系统疾病	66.93	13.77	51.95	脑血管病	92.23	15.43	81.95	呼吸系统疾病	39.48	10.68	26.41
5	消化系统疾病	18.15	3.74	14.65	消化系统疾病	22.29	3.73	19.69	消化系统疾病	13.85	3.74	10.58

表4-11 2011年偃师市居民前五位死因死亡率

顺位	合计				男性				女性			
	部位	死亡率(1/10⁵)	构成(%)	中标率(1/10⁵)	部位	死亡率(1/10⁵)	构成(%)	中标率(1/10⁵)	部位	死亡率(1/10⁵)	构成(%)	中标率(1/10⁵)
1	心脏病	189.61	30.00	120.79	心脏病	196.29	28.46	155.51	心脏病	182.81	31.87	92.96
2	脑血管病	152.87	24.18	101.42	脑血管病	168.16	24.38	135.15	脑血管病	137.27	23.94	74.33
3	恶性肿瘤	142.74	22.58	105.12	恶性肿瘤	153.28	22.22	122.79	恶性肿瘤	131.99	23.01	90.76
4	损伤和中毒	44.59	7.05	39.19	损伤和中毒	68.56	9.94	62.96	呼吸系统疾病	29.04	5.07	15.39
5	呼吸系统疾病	35.77	5.65	23.45	呼吸系统疾病	42.36	6.14	34.00	损伤和中毒	20.13	3.51	16.36

表4-12 2011年鲁山县居民前五位死因死亡率

顺位	合计				男性				女性			
	部位	死亡率(1/10⁵)	构成(%)	中标率(1/10⁵)	部位	死亡率(1/10⁵)	构成(%)	中标率(1/10⁵)	部位	死亡率(1/10⁵)	构成(%)	中标率(1/10⁵)
1	脑血管病	167.02	27.51	122.22	恶性肿瘤	190.50	26.97	153.15	脑血管病	151.84	30.52	104.08
2	恶性肿瘤	162.02	26.69	128.56	脑血管病	180.77	25.60	140.61	恶性肿瘤	130.59	26.25	102.98
3	心脏病	112.89	18.59	81.12	心脏病	128.01	18.13	101.57	心脏病	96.21	19.33	60.54
4	呼吸系统疾病	72.27	11.91	48.70	呼吸系统疾病	86.49	12.24	65.17	呼吸系统疾病	56.58	11.37	32.43
5	损伤和中毒	57.19	9.42	52.34	损伤和中毒	80.00	11.33	76.08	损伤和中毒	31.99	6.43	26.98

表4-13　2011年林州市居民前五位死因死亡率

顺位	合计				男性				女性			
	部位	死亡率 (1/10^5)	构成 (%)	中标率 (1/10^5)	部位	死亡率 (1/10^5)	构成 (%)	中标率 (1/10^5)	部位	死亡率 (1/10^5)	构成 (%)	中标率 (1/10^5)
1	恶性肿瘤	184.90	29.91	173.70	恶性肿瘤	218.09	32.12	237.78	脑血管病	169.39	30.60	143.32
2	脑血管病	168.24	27.21	169.01	脑血管病	167.17	24.62	205.06	恶性肿瘤	149.57	27.02	123.55
3	心脏病	92.12	14.89	96.45	心脏病	100.01	14.73	130.32	心脏病	83.72	15.12	72.29
4	损伤和中毒	62.95	10.18	62.40	损伤和中毒	85.41	12.58	89.50	呼吸系统疾病	60.22	10.88	52.88
5	呼吸系统疾病	56.64	9.16	63.94	呼吸系统疾病	53.30	7.85	83.30	损伤和中毒	39.04	7.05	35.54

表4-14　2011年辉县市居民前五位死因死亡率

顺位	合计				男性				女性			
	部位	死亡率 (1/10^5)	构成 (%)	中标率 (1/10^5)	部位	死亡率 (1/10^5)	构成 (%)	中标率 (1/10^5)	部位	死亡率 (1/10^5)	构成 (%)	中标率 (1/10^5)
1	脑血管病	171.51	28.65	122.12	恶性肿瘤	183.97	26.87	154.73	脑血管病	160.46	31.2	103.87
2	恶性肿瘤	150.91	25.21	123.44	脑血管病	182.76	26.69	143.08	恶性肿瘤	118.45	23.03	94.74
3	心脏病	100.13	16.72	71.64	心脏病	105.88	15.47	85.23	心脏病	94.47	18.36	59.46
4	损伤和中毒	69.59	11.62	61.92	损伤和中毒	93.07	13.59	88.37	损伤和中毒	46.52	9.04	36.59
5	呼吸系统疾病	32.46	5.42	21.12	呼吸系统疾病	39.16	5.72	29.50	呼吸系统疾病	25.88	5.03	14.78

表4-15　2011年济源市居民前五位死因死亡率

顺位	合计				男性				女性			
	部位	死亡率 (1/10^5)	构成 (%)	中标率 (1/10^5)	部位	死亡率 (1/10^5)	构成 (%)	中标率 (1/10^5)	部位	死亡率 (1/10^5)	构成 (%)	中标率 (1/10^5)
1	脑血管病	177.85	32.47	123.92	脑血管病	187.30	29.71	146.49	脑血管病	168.05	36.38	103.53
2	恶性肿瘤	146.22	26.7	117.35	恶性肿瘤	177.57	28.17	149.82	恶性肿瘤	113.71	24.61	84.95
3	心脏病	106.71	19.48	76.31	心脏病	118.28	18.78	97.20	心脏病	94.71	20.50	55.31
4	损伤和中毒	53.50	9.77	51.30	损伤和中毒	70.74	11.22	70.06	损伤和中毒	35.63	7.71	31.97
5	呼吸系统疾病	26.39	4.82	16.94	呼吸系统疾病	33.22	5.27	24.78	呼吸系统疾病	19.30	4.18	10.85

表4-16　2011年禹州市居民前五位死因死亡率

顺位	合计				男性				女性			
	部位	死亡率 (1/10^5)	构成 (%)	中标率 (1/10^5)	部位	死亡率 (1/10^5)	构成 (%)	中标率 (1/10^5)	部位	死亡率 (1/10^5)	构成 (%)	中标率 (1/10^5)
1	脑血管病	228.56	35.07	175.99	脑血管病	254.60	32.93	238.48	脑血管病	200.08	38.55	128.14
2	恶性肿瘤	181.98	27.92	151.86	恶性肿瘤	226.09	29.25	209.10	恶性肿瘤	133.72	25.77	104.00
3	呼吸系统疾病	99.98	15.34	73.87	呼吸系统疾病	118.73	15.36	111.63	呼吸系统疾病	79.46	15.31	46.64
4	心脏病	63.85	9.80	48.07	损伤和中毒	78.40	10.14	78.93	心脏病	56.90	10.97	34.79
5	损伤和中毒	54.35	8.34	52.54	心脏病	70.21	9.09	66.67	损伤和中毒	28.04	5.40	25.57

表 4-17　2011 年漯河市居民前五位死因死亡率

顺位	合计				男性				女性			
	部位	死亡率 (1/10⁵)	构成 (%)	中标率 (1/10⁵)	部位	死亡率 (1/10⁵)	构成 (%)	中标率 (1/10⁵)	部位	死亡率 (1/10⁵)	构成 (%)	中标率 (1/10⁵)
1	恶性肿瘤	143.05	29.02	114.66	恶性肿瘤	157.90	29.01	134.07	恶性肿瘤	127.06	29.03	97.49
2	脑血管病	121.11	24.57	86.20	脑血管病	127.19	23.37	105.12	脑血管病	114.56	26.17	70.22
3	心脏病	95.03	19.28	66.63	心脏病	95.27	17.50	78.85	心脏病	94.77	21.65	55.51
4	呼吸系统疾病	44.39	9.00	29.53	呼吸系统疾病	52.72	9.68	42.92	呼吸系统疾病	35.41	8.09	19.28
5	损伤和中毒	33.35	6.77	29.02	损伤和中毒	47.64	8.75	43.41	损伤和中毒	17.97	4.10	14.53

表 4-18　2011 年郾城县居民前五位死因死亡率

顺位	合计				男性				女性			
	部位	死亡率 (1/10⁵)	构成 (%)	中标率 (1/10⁵)	部位	死亡率 (1/10⁵)	构成 (%)	中标率 (1/10⁵)	部位	死亡率 (1/10⁵)	构成 (%)	中标率 (1/10⁵)
1	恶性肿瘤	148.34	29.31	118.60	恶性肿瘤	159.86	29.48	147.13	恶性肿瘤	134.59	29.06	96.11
2	脑血管病	114.69	22.66	82.27	脑血管病	116.69	21.52	104.56	脑血管病	112.31	24.25	63.88
3	心脏病	109.62	21.66	76.13	心脏病	109.29	20.16	96.28	心脏病	109.99	23.76	59.57
4	损伤和中毒	40.84	8.07	35.54	损伤和中毒	52.90	9.76	49.07	呼吸系统疾病	32.49	7.02	15.17
5	呼吸系统疾病	39.15	7.74	25.85	呼吸系统疾病	44.73	8.25	39.61	损伤和中毒	26.45	5.71	20.65

表 4-19　2011 年三门峡市居民前五位死因死亡率

顺位	合计				男性				女性			
	部位	死亡率 (1/10⁵)	构成 (%)	中标率 (1/10⁵)	部位	死亡率 (1/10⁵)	构成 (%)	中标率 (1/10⁵)	部位	死亡率 (1/10⁵)	构成 (%)	中标率 (1/10⁵)
1	恶性肿瘤	148.77	30.04	116.59	恶性肿瘤	177.11	27.82	144.18	恶性肿瘤	119.59	34.21	90.37
2	心脏病	100.14	20.22	80.31	心脏病	133.31	20.94	111.72	心脏病	66.01	18.88	50.44
3	脑血管病	64.73	13.07	52.50	损伤和中毒	81.89	12.86	74.44	脑血管病	52.28	14.95	40.65
4	损伤和中毒	52.81	10.66	47.61	脑血管病	76.81	12.06	64.86	呼吸系统疾病	28.76	8.23	22.55
5	呼吸系统疾病	46.37	9.36	37.11	呼吸系统疾病	63.49	9.97	52.66	损伤和中毒	22.87	6.54	20.63

表 4-20　2011 年虞城县居民前五位死因死亡率

顺位	合计				男性				女性			
	部位	死亡率 (1/10⁵)	构成 (%)	中标率 (1/10⁵)	部位	死亡率 (1/10⁵)	构成 (%)	中标率 (1/10⁵)	部位	死亡率 (1/10⁵)	构成 (%)	中标率 (1/10⁵)
1	恶性肿瘤	156.13	24.81	143.34	恶性肿瘤	180.34	26.63	184.26	脑血管病	136.65	23.67	114.89
2	脑血管病	144.76	23.01	131.60	脑血管病	152.29	22.48	154.55	恶性肿瘤	130.07	22.53	108.41
3	呼吸系统疾病	105.24	16.73	91.58	呼吸系统疾病	128.74	19.01	133.98	呼吸系统疾病	79.94	13.85	56.94
4	消化系统疾病	74.29	11.81	68.09	消化系统疾病	94.22	13.91	94.43	心脏病	73.35	12.69	47.29
5	心脏病	63.20	10.05	49.37	心脏病	53.76	7.94	57.04	消化系统疾病	52.84	9.15	43.71

表4-21 2011年郸城县居民前五位死因死亡率

顺位	合计 部位	死亡率 (1/10⁵)	构成 (%)	中标率 (1/10⁵)	男性 部位	死亡率 (1/10⁵)	构成 (%)	中标率 (1/10⁵)	女性 部位	死亡率 (1/10⁵)	构成 (%)	中标率 (1/10⁵)
1	恶性肿瘤	163.81	27.15	143.92	恶性肿瘤	178.80	26.43	155.83	恶性肿瘤	147.88	28.14	131.55
2	呼吸系统疾病	92.13	15.27	62.47	心脏病	99.71	14.73	78.38	呼吸系统疾病	89.93	17.12	52.70
3	心脏病	89.22	14.79	63.88	呼吸系统疾病	94.21	13.93	72.00	心脏病	78.07	14.85	49.61
4	脑血管病	63.89	10.59	47.65	损伤和中毒	84.74	12.53	84.51	脑血管病	51.94	9.89	36.13
5	损伤和中毒	62.15	10.30	60.91	脑血管病	75.14	11.11	59.47	诊断不明	41.29	7.86	18.37

表4-22 2011年沈丘县居民前五位死因死亡率

顺位	合计 部位	死亡率 (1/10⁵)	构成 (%)	中标率 (1/10⁵)	男性 部位	死亡率 (1/10⁵)	构成 (%)	中标率 (1/10⁵)	女性 部位	死亡率 (1/10⁵)	构成 (%)	中标率 (1/10⁵)
1	恶性肿瘤	184.78	26.92	147.48	恶性肿瘤	231.52	29.89	191.81	心脏病	153.59	25.78	90.57
2	心脏病	166.21	24.22	114.99	心脏病	178.47	23.04	140.94	脑血管病	148.12	24.86	93.61
3	脑血管病	161.43	23.51	115.35	脑血管病	174.36	22.51	137.47	恶性肿瘤	136.68	22.94	104.38
4	呼吸系统疾病	96.16	14.01	63.39	呼吸系统疾病	105.41	13.61	78.46	呼吸系统疾病	86.65	14.55	50.21
5	其他疾病	27.25	3.97	16.64	其他疾病	24.13	3.11	18.96	其他疾病	30.47	5.11	14.51

表4-23 2011年西平县居民前五位死因死亡率

顺位	合计 部位	死亡率 (1/10⁵)	构成 (%)	中标率 (1/10⁵)	男性 部位	死亡率 (1/10⁵)	构成 (%)	中标率 (1/10⁵)	女性 部位	死亡率 (1/10⁵)	构成 (%)	中标率 (1/10⁵)
1	脑血管病	195.48	29.52	132.32	脑血管病	212.95	28.92	182.47	脑血管病	176.43	30.36	95.78
2	恶性肿瘤	141.45	21.36	109.73	恶性肿瘤	168.49	22.88	144.33	心脏病	117.06	20.14	57.90
3	心脏病	120.11	18.15	79.24	心脏病	122.92	16.68	108.11	恶性肿瘤	111.96	19.27	82.54
4	呼吸系统疾病	73.51	11.10	45.84	呼吸系统疾病	80.47	10.93	69.37	呼吸系统疾病	65.92	11.34	31.73
5	损伤和中毒	60.87	9.19	51.17	损伤和中毒	79.36	10.78	73.62	损伤和中毒	40.71	7.01	28.02

表4-24 2011年内乡县居民前五位死因死亡率

顺位	合计 部位	死亡率 (1/10⁵)	构成 (%)	中标率 (1/10⁵)	男性 部位	死亡率 (1/10⁵)	构成 (%)	中标率 (1/10⁵)	女性 部位	死亡率 (1/10⁵)	构成 (%)	中标率 (1/10⁵)
1	脑血管病	174.66	28.66	130.06	恶性肿瘤	201.15	28.24	162.47	脑血管病	157.17	31.34	107.32
2	恶性肿瘤	155.56	25.52	120.91	脑血管病	191.33	26.86	154.00	恶性肿瘤	107.73	21.48	79.48
3	心脏病	84.03	13.78	60.08	呼吸系统疾病	94.26	13.23	74.99	心脏病	81.24	16.2	51.74
4	呼吸系统疾病	83.74	13.74	59.27	损伤和中毒	92.58	13.00	83.68	呼吸系统疾病	72.70	14.50	43.85
5	损伤和中毒	64.49	10.58	57.25	心脏病	86.68	12.17	68.07	损伤和中毒	35.03	6.98	29.83

表4-25 2011年罗山县居民前五位死因死亡率

顺位	合计				男性				女性			
	部位	死亡率 (1/10⁵)	构成 (%)	中标率 (1/10⁵)	部位	死亡率 (1/10⁵)	构成 (%)	中标率 (1/10⁵)	部位	死亡率 (1/10⁵)	构成 (%)	中标率 (1/10⁵)
1	脑血管病	166.01	26.13	185.16	脑血管病	198.64	26.92	250.69	恶性肿瘤	132.68	25.40	123.48
2	恶性肿瘤	157.11	24.73	155.40	恶性肿瘤	179.29	24.30	190.74	脑血管病	130.09	24.90	131.32
3	呼吸系统疾病	106.29	16.73	133.95	呼吸系统疾病	127.02	17.22	197.67	呼吸系统疾病	83.47	15.98	89.66
4	心脏病	77.81	12.25	93.30	损伤和中毒	91.48	12.4	93.97	心脏病	70.79	13.56	74.23
5	损伤和中毒	69.04	10.87	69.18	心脏病	84.16	11.41	117.89	损伤和中毒	44.32	8.48	43.22

四、恶性肿瘤死亡(ICD-10:C00-C96)

2011年河南省肿瘤登记地区报告肿瘤死亡病例22 185例(男性13 535例,女性8650例),其中城市地区3152例,占登记地区全部肿瘤死亡的14.21%,农村地区19 033例,占登记地区全部肿瘤死亡的81.79%。

2011年河南省肿瘤登记地区恶性肿瘤死亡率为159.62/10万(男性188.93/10万,女性128.43/10万),中标率129.76/10万,世标率129.95/10万,累计率(0~74岁)为15.34%。

城市地区恶性肿瘤死亡率为143.35/10万(男性170.23/10万,女性115.07/10万),中标率113.76/10万,世标率111.25/10万,累计率(0~74岁)为12.43%。

农村地区恶性肿瘤死亡率为162.68/10万(男性192.43/10万,女性130.96/10万),中标率133.03/10万,世标率133.76/10万,累计率(0~74岁)为15.92%。

城市与农村相比,城市地区的恶性肿瘤死亡率、男女性别的死亡率、中标率、世标率和累计率均低于农村地区(表4-26)。

表4-26 河南省肿瘤登记地区恶性肿瘤(ICD-10:C00-C96)死亡主要指标

地区	性别	死亡数	死亡率 (1/10⁵)	中标率 (1/10⁵)	世标率 (1/10⁵)	累计率(0~74岁) (%)
全省	合计	22 185	159.62	129.76	129.95	15.34
	男性	13 535	188.93	163.50	164.10	19.17
	女性	8650	128.43	98.91	98.96	11.48
城市	合计	3152	143.35	113.76	111.25	12.43
	男性	1919	170.23	144.10	141.37	15.28
	女性	1233	115.07	87.29	85.29	9.61
农村	合计	19 033	162.68	133.03	133.76	15.92
	男性	11 616	192.43	167.40	168.65	19.93
	女性	7417	130.96	101.30	101.79	11.86

五、全部恶性肿瘤(ICD-10:C00-C96)年龄别死亡率

河南省肿瘤登记地区恶性肿瘤男女年龄别死亡率在50岁以下处于较低水平,50岁开始随着年龄的增长有较大幅度的升高,全省合计和农村地区年龄别死亡率均在80岁年龄组达到高峰,城市地区年龄别死亡率在85岁年龄组达到高峰。

恶性肿瘤年龄别死亡率男、女性城乡比较,35岁以前死亡率均处于较低水平,城乡相差较小,城市男性年龄别死亡率在35~75岁年龄段低于农村男性,而在75岁以后高于农村男性;城市女性年龄别死亡率在35~60岁年龄段高于农村女性,而在60岁以后死亡率总体上低于农村女性(70岁和85岁年龄段除外)(表4-27,图4-7a~图4-7d)。

表4-27　河南省肿瘤登记地区恶性肿瘤年龄别死亡率(1/10万)

年龄组	全省			城市			农村		
	合计	男性	女性	合计	男性	女性	合计	男性	女性
合计	159.62	188.93	128.43	143.35	170.23	115.07	162.68	192.43	130.96
0-	0.57	0.00	1.24	0.00	0.00	0.00	0.66	0.00	1.45
1-	1.91	2.22	1.53	0.84	1.57	0.00	2.12	2.34	1.83
5-	2.24	2.45	1.99	0.69	1.29	0.00	2.50	2.65	2.33
10-	3.30	3.89	2.63	1.38	1.27	1.52	3.60	4.31	2.80
15-	3.33	4.07	2.49	3.54	2.23	5.01	3.29	4.44	1.99
20-	5.73	5.54	5.92	6.06	7.00	5.09	5.66	5.24	6.10
25-	7.15	8.09	6.16	8.02	7.98	8.05	7.01	8.10	5.85
30-	12.03	13.34	10.66	19.96	29.48	10.35	10.76	10.81	10.71
35-	26.05	26.52	25.55	27.12	25.00	29.35	25.84	26.81	24.82
40-	75.02	75.35	74.66	63.87	51.04	77.37	77.49	80.72	74.06
45-	108.91	118.01	99.49	125.26	107.55	143.81	105.79	120.01	91.11
50-	161.79	187.21	135.02	164.67	184.96	143.47	161.21	187.66	133.33
55-	367.38	438.74	291.19	243.41	308.06	176.91	395.31	467.53	317.55
60-	618.40	747.71	481.84	382.11	463.53	299.09	666.58	804.46	519.91
65-	718.62	925.99	510.53	490.20	653.39	326.90	758.32	973.28	542.50
70-	957.08	1275.95	645.79	948.45	1211.05	694.95	958.70	1288.04	636.51
75-	1216.67	1661.36	835.14	1272.31	1821.11	806.71	1205.87	1630.59	840.69
80-	1436.53	2020.87	1023.75	1507.47	2329.33	868.26	1423.61	1960.87	1050.74
85+	1402.16	2200.92	1032.34	1632.57	2599.60	1134.71	1366.03	2132.99	1016.92

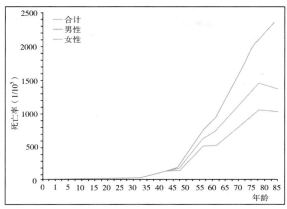

图 4-7a　河南省肿瘤地区登记地区
恶性肿瘤年龄别死亡率

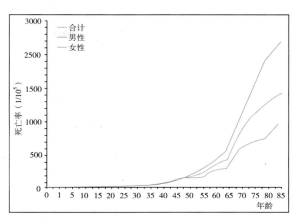

图 4-7b　城市肿瘤地区登记地区
恶性肿瘤年龄别死亡率

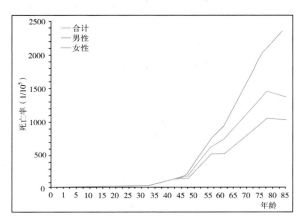

图 4-7c　农村肿瘤地区登记地区
恶性肿瘤年龄别死亡率

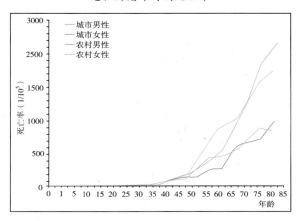

图 4-7d　河南省农村和城市肿瘤地区
登记地区恶性肿瘤年龄别死亡率

六、河南省肿瘤登记地区前 10 位恶性肿瘤

（一）前 10 位恶性肿瘤发病情况

2011 年河南省肿瘤登记地区恶性肿瘤发病第 1 位的是肺癌,其次为食管癌、乳腺癌、胃癌和肝癌,前 10 位恶性肿瘤占全部恶性肿瘤的 83.88%。男性发病第 1 位的恶性肿瘤为肺癌,其次为胃癌、食管癌、肝癌、结直肠肛门癌,男性前 10 位恶性肿瘤占全部恶性肿瘤的 88.43%;女性发病第 1 位恶性肿瘤为乳腺癌,其次为食管癌、肺癌、胃癌、肝癌,女性前 10 位恶性肿瘤占全部恶性肿瘤的 84.75%(表 4-28,图 4-8a ~ 图 4-8d)。

表 4-28　河南省肿瘤登记地区前 10 位恶性肿瘤发病主要指标

顺位	合计				男性				女性			
	部位	发病率 (1/10^5)	构成 (%)	中标率 (1/10^5)	部位	发病率 (1/10^5)	构成 (%)	中标率 (1/10^5)	部位	发病率 (1/10^5)	构成 (%)	中标率 (1/10^5)
1	气管、支气管、肺 (C33-C34)	46.05	18.71	37.76	气管、支气管、肺 (C33-C34)	59.72	22.78	51.62	乳房(C50)	39.38	17.19	34.32
2	食管(C15)	39.91	16.22	32.71	胃(C16)	50.92	19.43	43.98	食管(C15)	31.61	13.80	24.64
3	乳房(C50)	39.38	7.75	34.32	食管(C15)	47.71	18.20	41.06	气管、支气管、肺 (C33-C34)	31.52	13.76	24.73
4	胃(C16)	38.13	15.49	31.42	肝脏(C22)	36.07	13.76	31.45	胃(C16)	24.53	10.71	19.15
5	肝脏(C22)	27.04	10.99	22.63	结直肠肛门 (C18-C21)	17.10	6.52	14.88	肝脏(C22)	17.43	7.61	13.90
6	结直肠肛门 (C18-C21)	16.15	6.56	13.50	脑及中枢神经系统 (C70-C72)	6.48	2.47	5.90	子宫颈(C53)	16.08	7.02	14.19
7	子宫颈(C53)	16.08	3.17	14.19	膀胱(C67)	4.23	1.61	3.66	结直肠肛门 (C18-C21)	15.14	6.61	12.22
8	子宫体(C54)	6.68	1.32	5.79	胰腺(C25)	3.96	1.51	3.45	子宫体(C54)	6.68	2.92	5.79
9	脑及中枢神经系统(C70-C72)	6.16	2.50	5.46	口腔和咽(除外鼻咽) (C00-C10;C12-C14)	2.85	1.09	2.50	卵巢(C56)	5.92	2.59	5.15
10	卵巢(C56)	5.92	1.17	5.15	胆囊及其他 (C23-C24)	2.78	1.06	2.43	脑及中枢神经系统(C70-C72)	5.82	2.54	5.04
	前 10 位	206.42	83.88	172.67	前 10 位	231.82	88.43	200.93	前 10 位	194.11	84.75	159.13

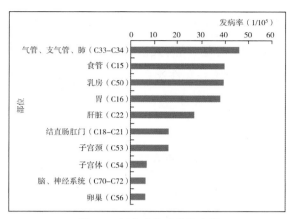

图4-8a 河南省肿瘤登记地区
前10位恶性肿瘤发病率

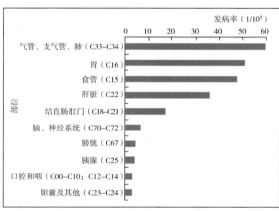

图4-8b 河南省肿瘤登记地区男性
前10位恶性肿瘤发病率

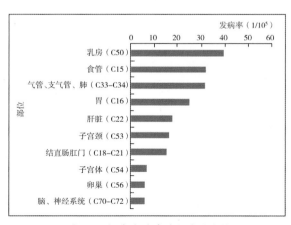

图4-8c 河南省肿瘤登记地区女性
前10位恶性肿瘤发病率

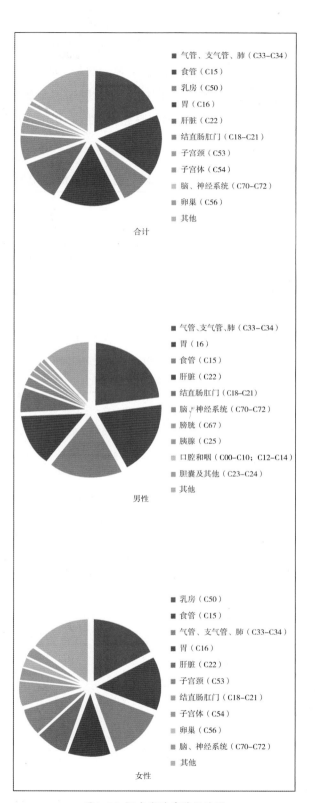

图4-8d 河南省肿瘤登记地区
恶性肿瘤发病构成（%）

第四章　河南省登记地区恶性肿瘤发病与死亡

（二）前 10 位恶性肿瘤死亡情况

2011 年河南省肿瘤登记地区恶性肿瘤死亡第 1 位的是肺癌,其次为食管癌、胃癌、肝癌和乳腺癌,前 10 位恶性肿瘤占全部恶性肿瘤的 87.04%。男性死亡第 1 位的是肺癌,其次为胃癌、食管癌、肝癌和结直肠肛门癌,男性前 10 位恶性肿瘤占全部恶性肿瘤的 91.65%。女性死亡第 1 位的是肺癌,其次为食管癌、胃癌、肝癌和乳腺癌,女性前 10 位恶性肿瘤占全部恶性肿瘤的 87.32%（表 4-29,图 4-9a ~ 图 4-9d）。

表 4-29 河南省肿瘤登记地区前 10 位恶性肿瘤死亡主要指标

顺位	合计				男性				女性			
	部位	死亡率 (1/10⁵)	构成 (%)	中标率 (1/10⁵)	部位	死亡率 (1/10⁵)	构成 (%)	中标率 (1/10⁵)	部位	死亡率 (1/10⁵)	构成 (%)	中标率 (1/10⁵)
1	气管、支气管、肺 (C33-C34)	36.59	22.92	29.40	气管、支气管、肺 (C33-C34)	48.48	25.66	41.76	气管、支气管、肺 (C33-C34)	23.93	18.64	18.07
2	食管(C15)	27.85	17.45	22.20	胃(C16)	36.84	19.50	31.75	食管(C15)	21.53	16.76	15.87
3	胃(C16)	27.71	17.36	22.27	食管(C15)	33.79	17.89	29.00	胃(C16)	18.01	14.02	13.33
4	肝脏(C22)	23.22	14.55	19.15	肝脏(C22)	31.76	16.81	27.63	肝脏(C22)	14.14	11.01	10.80
5	乳房(C50)	13.17	4.00	10.98	结直肠肛门 (C18-C21)	9.77	5.17	8.46	乳房(C50)	13.17	10.25	10.98
6	结直肠肛门 (C18-C21)	9.07	5.68	7.28	脑及中枢神经系统 (C70-C72)	3.48	1.84	3.14	结直肠肛门 (C18-C21)	8.33	6.49	6.21
7	子宫颈(C53)	5.52	1.68	4.64	胰腺(C25)	3.18	1.68	2.76	子宫颈(C53)	5.52	4.30	4.64
8	脑及中枢神经系统(C70-C72)	3.03	1.90	2.58	膀胱(C67)	2.43	1.29	2.07	脑及中枢神经系统(C70-C72)	2.55	1.99	2.04
9	子宫体(C54)	2.54	0.77	2.20	胆囊及其他 (C23-C24)	1.94	1.03	1.66	子宫体(C54)	2.54	1.98	2.20
10	卵巢(C56)	2.42	0.73	2.03	口腔和咽(除外鼻咽) (C00-C10;C12-C14)	1.48	0.78	1.27	卵巢(C56)	2.42	1.88	2.03
	前 10 位	138.93	87.04	112.70	前 10 位	173.15	91.65	149.50	前 10 位	112.14	87.32	86.17

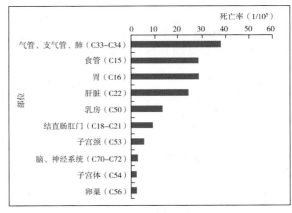

图4-9a 河南省肿瘤登记地区
前10位恶性肿瘤死亡率

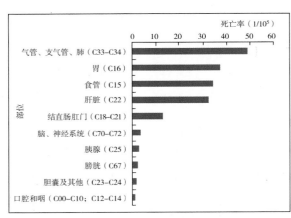

图4-9b 河南省肿瘤登记地区男性
前10位恶性肿瘤死亡率

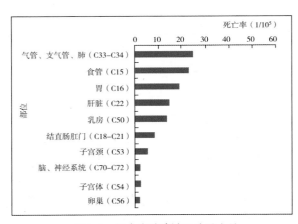

图4-9c 河南省肿瘤登记地区女性
前10位恶性肿瘤死亡率

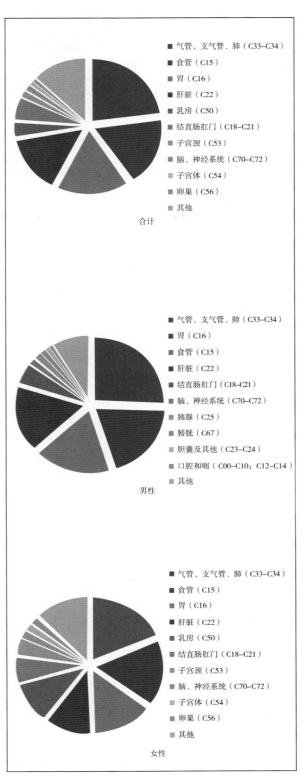

图4-9d 河南省肿瘤登记地区
恶性肿瘤死亡构成（%）

（三）城市地区前 10 位恶性肿瘤发病情况

2011 年河南省城市地区恶性肿瘤发病第 1 位的是肺癌,其次为乳腺癌、肝癌、胃癌和食管癌,前 10 位恶性肿瘤占全部恶性肿瘤的 76.36%。男性恶性肿瘤发病第 1 位的是肺癌,其次为肝癌、胃癌、食管癌和结直肠肛门癌,男性前 10 位恶性肿瘤占全部恶性肿瘤的 83.40%。女性恶性肿瘤发病第 1 位的是乳腺癌,其次为肺癌、子宫颈癌、肝癌和食管癌,女性前 10 位恶性肿瘤占全部恶性肿瘤的 81.10%(表 4-30,图 4-10a～图 4-10d)。

表 4-30　河南省城市肿瘤登记地区前 10 位恶性肿瘤发病主要指标

顺位	合计				男性				女性			
	部位	发病率 (1/10^5)	构成 (%)	中标率 (1/10^5)	部位	发病率 (1/10^5)	构成 (%)	中标率 (1/10^5)	部位	发病率 (1/10^5)	构成 (%)	中标率 (1/10^5)
1	气管、支气管、肺 (C33-C34)	53.35	22.48	42.18	气管、支气管、肺 (C33-C34)	72.65	29.43	60.89	乳房(C50)	48.43	21.31	39.76
2	乳房(C50)	48.43	9.95	39.76	肝脏(C22)	32.82	13.30	27.48	气管、支气管、肺 (C33-C34)	33.04	14.54	24.96
3	肝脏(C22)	25.10	10.58	20.39	胃(C16)	31.40	12.72	26.60	子宫颈(C53)	17.82	7.84	15.31
4	胃(C16)	22.69	9.56	18.10	食管(C15)	22.53	9.13	18.90	肝脏(C22)	16.98	7.47	13.40
5	食管(C15)	18.92	7.97	15.03	结直肠肛门 (C18-C21)	18.27	7.40	15.35	食管(C15)	15.12	6.65	11.41
6	子宫颈(C53)	17.82	3.66	15.31	膀胱(C67)	6.65	2.69	5.60	结直肠肛门 (C18-C21)	14.46	6.37	11.34
7	结直肠肛门 (C18-C21)	16.42	6.92	13.19	肾及泌尿系统不明 (C64-C66,C68)	5.77	2.34	4.75	胃(C16)	13.53	5.95	10.34
8	子宫体(C54)	12.69	2.61	10.68	口腔和咽(除外鼻咽) (C00-C10;C12-C14)	5.59	2.26	4.64	子宫体(C54)	12.69	5.59	10.68
9	卵巢(C56)	7.09	1.46	5.99	前列腺(C61)	5.41	2.19	4.54	卵巢(C56)	7.09	3.12	5.99
10	前列腺(C61)	5.41	1.17	4.54	胰腺(C25)	4.79	1.94	4.05	甲状腺(C73)	5.13	2.26	4.61
	前 10 位	181.19	76.36	146.51	前 10 位	205.88	83.40	172.80	前 10 位	184.29	81.10	147.80

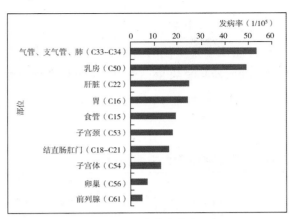

图4-10a 河南省城市肿瘤登记地区
前10位恶性肿瘤发病率

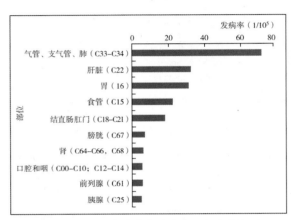

图4-10b 河南省城市肿瘤登记地区男性
前10位恶性肿瘤发病率

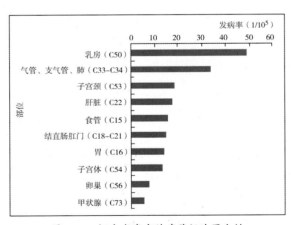

图4-10c 河南省城市肿瘤登记地区女性
前10位恶性肿瘤发病率

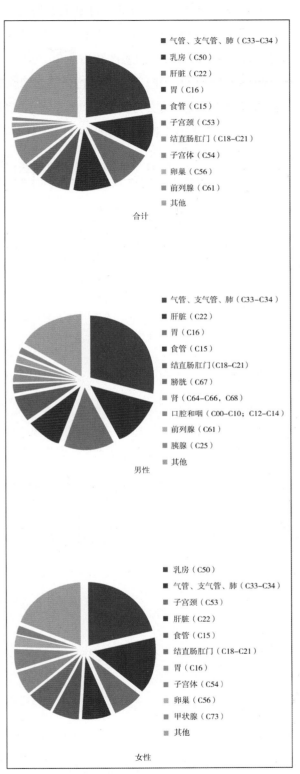

图4-10d 河南省城市肿瘤登记地区
恶性肿瘤发病构成（%）

第四章　河南省登记地区恶性肿瘤发病与死亡

（四）城市地区前 10 位恶性肿瘤死亡情况

河南省城市肿瘤登记地区男女合计死亡第 1 位的为肺癌,其次为肝癌、乳腺癌、胃癌和食管癌,前 10 位恶性肿瘤死亡占全部恶性肿瘤的 79.74%。男性恶性肿瘤死亡第 1 位的为肺癌,其次为肝癌、胃癌、食管癌和结直肠肛门癌,男性前 10 位恶性肿瘤死亡占全部恶性肿瘤的 86.15%。女性恶性肿瘤死亡第 1 位的为肺癌,其次为乳腺癌、食管癌、肝癌和结直肠肛门癌,女性前 10 位恶性肿瘤死亡占全部恶性肿瘤的 82.22%（表 4-31,图 4-11a～图 4-11d）。

表 4-31　河南省城市肿瘤登记地区前 10 位恶性肿瘤死亡主要指标

顺位	合计				男性				女性			
	部位	死亡率 (1/10⁵)	构成 (%)	中标率 (1/10⁵)	部位	死亡率 (1/10⁵)	构成 (%)	中标率 (1/10⁵)	部位	死亡率 (1/10⁵)	构成 (%)	中标率 (1/10⁵)
1	气管、支气管、肺 (C33-C34)	42.66	29.76	33.74	气管、支气管、肺 (C33-C34)	58.19	34.18	49.28	气管、支气管、肺 (C33-C34)	26.32	22.87	19.64
2	肝脏(C22)	18.60	12.98	14.81	肝脏(C22)	26.35	15.48	22.13	乳房(C50)	14.65	12.73	11.54
3	乳房(C50)	14.65	4.98	11.54	胃(C16)	20.23	11.88	17.05	食管(C15)	11.85	10.30	8.47
4	胃(C16)	14.23	9.93	10.98	食管(C15)	15.44	9.07	13.16	肝脏(C22)	10.45	9.08	7.71
5	食管(C15)	13.69	9.55	10.68	结直肠肛门 (C18-C21)	11.18	6.57	9.55	结直肠肛门 (C18-C21)	8.68	7.54	6.52
6	结直肠肛门 (C18-C21)	9.96	6.95	7.97	膀胱(C67)	4.44	2.61	3.78	胃(C16)	7.93	6.89	5.65
7	子宫颈(C53)	6.25	2.13	5.10	胰腺(C25)	3.64	2.14	3.07	子宫颈(C53)	6.25	5.43	5.10
8	子宫体(C54)	4.48	1.52	3.84	前列腺(C61)	2.48	1.46	2.19	子宫体(C54)	4.48	3.89	3.84
9	卵巢(C56)	3.08	1.05	2.46	口腔和咽(除外鼻咽) (C00-C10;C12-C14)	2.40	1.41	1.99	卵巢(C56)	3.08	2.68	2.46
10	前列腺(C61)	2.48	0.89	2.19	肾及泌尿系统不明 (C64-C66,C68)	2.31	1.35	1.86	甲状腺 (C73)	0.93	0.81	0.76
	前 10 位	114.28	79.74	90.54	前 10 位	146.66	86.15	124.06	前 10 位	94.62	82.22	71.69

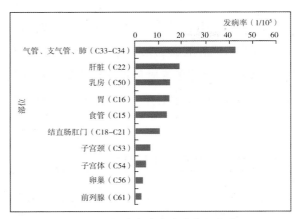

图4-11a 河南省城市肿瘤登记地区
前10位恶性肿瘤死亡率

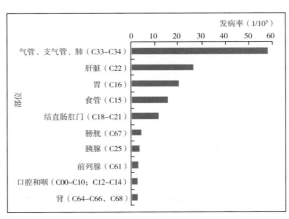

图4-11b 河南省城市肿瘤登记地区男性
前10位恶性肿瘤死亡率

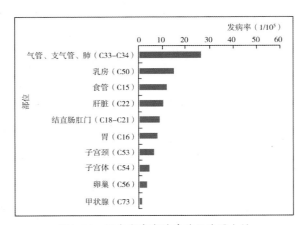

图4-11c 河南省城市肿瘤登记地区女性
前10位恶性肿瘤死亡率

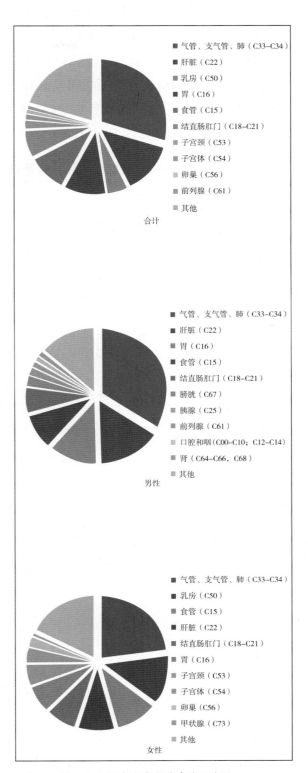

图4-11d 河南省城市肿瘤登记地区
恶性肿瘤死亡构成（%）

（五）农村地区前 10 位恶性肿瘤发病情况

河南省农村肿瘤登记地区合计发病第 1 位的恶性肿瘤为肺癌,其次为食管癌、胃癌、乳腺癌和肝癌,前 10 位恶性肿瘤发病率占全部恶性肿瘤的 85.13%。男性恶性肿瘤发病第 1 位的是肺癌,其次为胃癌、食管癌、肝癌和结直肠肛门癌,男性前 10 位恶性肿瘤发病占全部恶性肿瘤的 89.70%。女性发病第 1 位的是乳腺癌,其次为食管癌、肺癌、胃癌和肝癌,女性前 10 位恶性肿瘤占全部恶性肿瘤的 85.53%(表 4-32,图 4-12a ~ 图 4-12d)。

表 4-32   河南省农村肿瘤登记地区前 10 位恶性肿瘤发病主要指标

顺位	合计				男性				女性			
	部位	发病率 $(1/10^5)$	构成 (%)	中标率 $(1/10^5)$	部位	发病率 $(1/10^5)$	构成 (%)	中标率 $(1/10^5)$	部位	发病率 $(1/10^5)$	构成 (%)	中标率 $(1/10^5)$
1	气管、支气管、肺 (C33-C34)	44.68	18.03	36.96	气管、支气管、肺 (C33-C34)	57.30	21.63	49.89	乳房(C50)	37.66	16.41	33.32
2	食管(C15)	43.85	17.70	36.23	胃(C16)	54.57	20.60	47.43	食管(C15)	34.73	15.13	27.31
3	胃(C16)	41.03	16.56	34.08	食管(C15)	52.41	19.78	45.40	气管、支气管、肺 (C33-C34)	31.24	13.61	24.71
4	乳房(C50)	37.66	7.36	33.32	肝脏(C22)	36.68	13.84	32.23	胃(C16)	26.61	11.59	20.89
5	肝脏(C22)	27.40	11.06	23.09	结直肠肛门 (C18-C21)	16.88	6.37	14.81	肝脏(C22)	17.52	7.63	14.03
6	结直肠肛门 (C18-C21)	16.10	6.50	13.61	脑及中枢神经系统 (C70-C72)	6.83	2.58	6.27	子宫颈(C53)	15.75	6.86	14.00
7	子宫颈(C53)	15.75	3.08	14.00	胰腺(C25)	3.81	1.44	3.35	结直肠肛门 (C18-C21)	15.27	6.66	12.43
8	脑及中枢神经系统 (C70-C72)	6.56	2.65	5.87	膀胱(C67)	3.78	1.43	3.29	脑及中枢神经系统 (C70-C72)	6.27	2.73	5.49
9	卵巢(C56)	5.70	1.11	4.99	骨(C40-C41)	2.83	1.07	2.62	卵巢(C56)	5.70	2.49	4.99
10	子宫体(C54)	5.54	1.08	4.83	胆囊及其他 (C23-C24)	2.55	0.96	2.24	子宫体(C54)	5.54	2.42	4.83
	前 10 位	210.91	85.13	177.84	前 10 位	237.64	89.70	207.53	前 10 位	196.29	85.53	162.00

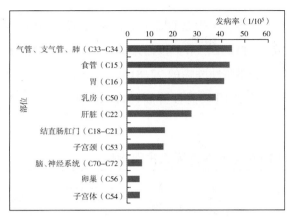

图4-12a 河南省农村肿瘤登记地区
前10位恶性肿瘤发病率

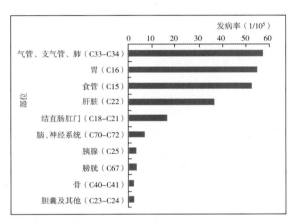

图4-12b 河南省农村肿瘤登记地区男性
前10位恶性肿瘤发病率

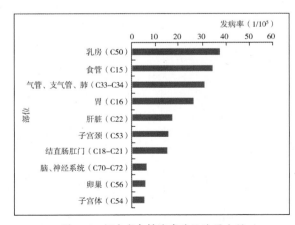

图4-12c 河南省农村肿瘤登记地区女性
前10位恶性肿瘤发病率

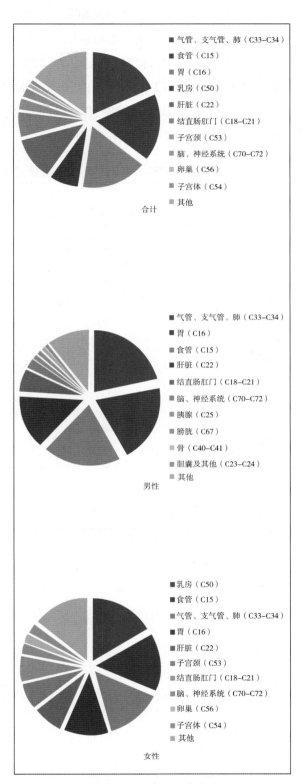

图4-12d 河南省农村肿瘤登记地区
恶性肿瘤发病构成（%）

（六）农村地区前10位恶性肿瘤死亡情况

河南省农村肿瘤登记地区恶性肿瘤死亡第1位的是肺癌,其次为食管癌、胃癌、肝癌和乳腺癌,死亡前10位恶性肿瘤占全部恶性肿瘤的88.22%。男性恶性肿瘤死亡第1位的是肺癌,其次为胃癌、食管癌、肝癌和结直肠肛门癌,男性前10位恶性肿瘤死亡占全部恶性肿瘤的92.81%。女性恶性肿瘤死亡第1位的是肺癌,其次为食管癌、胃癌、肝癌和乳腺癌,女性前10位恶性肿瘤死亡占全部恶性肿瘤的88.08%(表4-33,图4-13a ~ 图4-13d)。

表4-33　河南省农村肿瘤登记地区前10位恶性肿瘤死亡主要指标

顺位	合计				男性				女性			
	部位	死亡率 (1/10⁵)	构成 (%)	中标率 (1/10⁵)	部位	死亡率 (1/10⁵)	构成 (%)	中标率 (1/10⁵)	部位	死亡率 (1/10⁵)	构成 (%)	中标率 (1/10⁵)
1	气管、支气管、肺 (C33-C34)	35.44	21.79	28.58	气管、支气管、肺 (C33-C34)	46.67	24.25	40.34	气管、支气管、肺 (C33-C34)	23.48	17.93	17.74
2	食管(C15)	30.51	18.76	24.45	胃(C16)	39.94	20.76	34.62	食管(C15)	23.36	17.84	17.32
3	胃(C16)	30.25	18.59	24.48	食管(C15)	37.22	19.34	32.08	胃(C16)	19.92	15.21	14.83
4	肝脏(C22)	24.09	14.81	20.01	肝脏(C22)	32.77	17.03	28.71	肝脏(C22)	14.83	11.33	11.43
5	乳房(C50)	12.89	3.84	10.92	结直肠肛门 (C18-C21)	9.51	4.94	8.26	乳房(C50)	12.89	9.84	10.92
6	结直肠肛门 (C18-C21)	8.91	5.47	7.18	脑及中枢神经系统(C70-C72)	3.83	1.99	3.48	结直肠肛门 (C18-C21)	8.26	6.31	6.19
7	子宫颈(C53)	5.39	1.60	4.54	胰腺(C25)	3.10	1.61	2.72	子宫颈(C53)	5.39	4.11	4.54
8	脑及中枢神经系统(C70-C72)	3.31	2.03	2.84	膀胱(C67)	2.05	1.07	1.75	脑及中枢神经系统(C70-C72)	2.75	2.10	2.21
9	卵巢(C56)	2.30	0.68	1.95	胆囊及其他 (C23-C24)	1.79	0.93	1.55	卵巢(C56)	2.30	1.75	1.95
10	子宫体(C54)	2.17	0.65	1.86	骨(C40-C41)	1.71	0.89	1.51	子宫体(C54)	2.17	1.66	1.86
	前10位	143.52	88.22	117.05	前10位	178.59	92.81	155.02	前10位	115.35	88.08	88.99

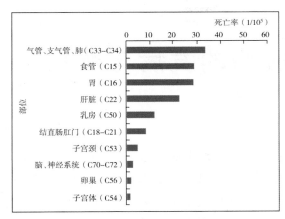

图4-13a 河南省农村肿瘤登记地区
前10位恶性肿瘤死亡率

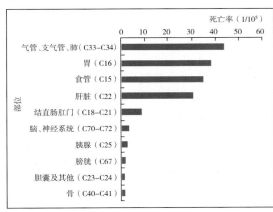

图4-13b 河南省农村肿瘤登记地区男性
前10位恶性肿瘤死亡率

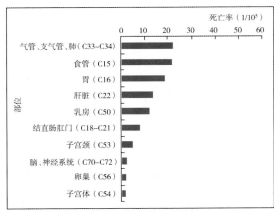

图4-13c 河南省农村肿瘤登记地区女性
前10位恶性肿瘤死亡率

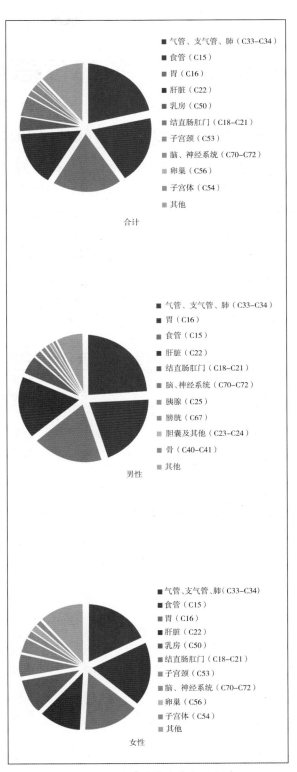

图4-13d 河南省农村肿瘤登记地区
恶性肿瘤死亡构成（%）

第五章 各部位恶性肿瘤的发病与死亡

一、口腔和咽（除外鼻咽）（C00-C10；C12-C14）

2011 年,河南省肿瘤登记地区口腔和咽（除外鼻咽）恶性肿瘤的发病率为 2.38/10 万,中标率为 2.03/10 万,世标率为 2.02/10 万,占全部恶性肿瘤发病的 0.97%。其中男性发病率为 2.85/10 万,中标率为 2.50/10 万,世标率为 2.47/10 万;女性发病率为 1.89/10 万,中标率为 1.56/10 万,世标率为 1.56/10 万。男性中标率为女性的 1.6 倍,城市为农村的 2.14 倍。同期口腔和咽（除外鼻咽）恶性肿瘤的死亡率为 1.21/10 万,中标率为 0.98/10 万,世标率为 0.99/10 万。其中男性死亡率为 1.48/10 万,中标率为 1.27/10 万,世标率为 1.27/10 万;女性死亡率为 0.92/10 万,中标率为 0.72/10 万,世标率为 0.73/10 万。口腔和咽（除外鼻咽）恶性肿瘤发病和死亡的 0~74 岁累计率分别为 0.24% 和 0.12%（表 5-1）。

表 5-1   河南省肿瘤登记地区口腔和咽（除外鼻咽）恶性肿瘤发病与死亡

地区	性别	病例数	粗率 (1/10⁵)	构成 (%)	中标率 (1/10⁵)	世标率 (1/10⁵)	累计率 0~74(%)
发病							
河南省	合计	331	2.38	0.97	2.03	2.02	0.24
	男性	204	2.85	1.09	2.50	2.47	0.30
	女性	127	1.89	0.82	1.56	1.56	0.18
城市	合计	100	4.55	1.92	3.66	3.64	0.44
	男性	63	5.59	2.26	4.64	4.61	0.55
	女性	37	3.45	1.52	2.70	2.65	0.33
农村	合计	231	1.97	0.80	1.71	1.70	0.20
	男性	141	2.34	0.88	2.08	2.05	0.25
	女性	90	1.59	0.69	1.34	1.34	0.16
死亡							
河南省	合计	168	1.21	0.76	0.98	0.99	0.12
	男性	106	1.48	0.78	1.27	1.27	0.14
	女性	62	0.92	0.72	0.72	0.73	0.09
城市	合计	43	1.96	1.36	1.53	1.56	0.17
	男性	27	2.40	1.41	1.99	2.05	0.22
	女性	16	1.49	1.30	1.14	1.17	0.13
农村	合计	125	1.07	0.66	0.88	0.88	0.11
	男性	79	1.31	0.68	1.13	1.12	0.13
	女性	46	0.81	0.62	0.63	0.64	0.08

口腔和咽（除外鼻咽）恶性肿瘤年龄别发病率和死亡率在 0～44 岁年龄段处于较低水平,45 岁以上快速上升,在 80 岁年龄组达到高峰,男性高于女性。城市地区年龄别发病率和死亡率均在 75 岁组达到高峰;农村地区年龄别发病率和死亡率均在 80 岁组达到高峰(图 5-1a ～图 5-1f)。

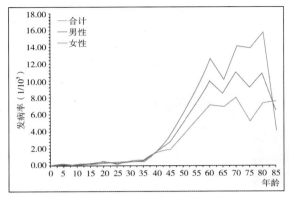

图5-1a 河南省肿瘤登记地区口腔和
咽恶性肿瘤年龄别发病率,2011

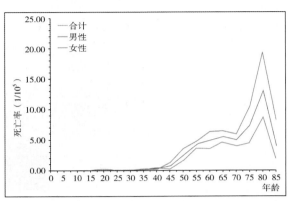

图5-1d 河南省肿瘤登记地区口腔和
咽恶性肿瘤年龄别死亡率,2011

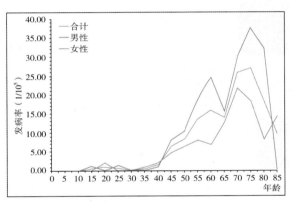

图5-1b 城市肿瘤登记地区口腔和
咽恶性肿瘤年龄别发病率,2011

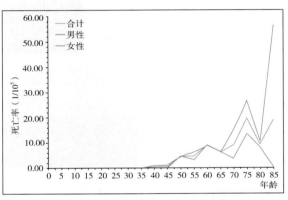

图5-1e 城市肿瘤登记地区口腔和
咽恶性肿瘤年龄别死亡率,2011

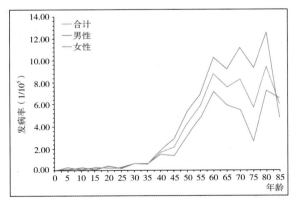

图5-1c 农村肿瘤登记地区口腔和
咽恶性肿瘤年龄别发病率,2011

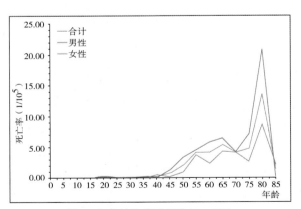

图5-1f 农村肿瘤登记地区口腔和
咽恶性肿瘤年龄别死亡率,2011

在 3 个城市肿瘤登记地区中,男性口腔和咽(除外鼻咽)恶性肿瘤标化发病率最高的是洛阳市(5.46/10 万),其次是漯河市和三门峡市;女性标化发病率最高的是洛阳市(3.86/10 万),其次是三门峡市和漯河市。男性标化死亡率最高的是三门峡市(3.92/10 万),女性标化死亡率最高的是漯河市(1.38/10 万)(图 5-1g)。

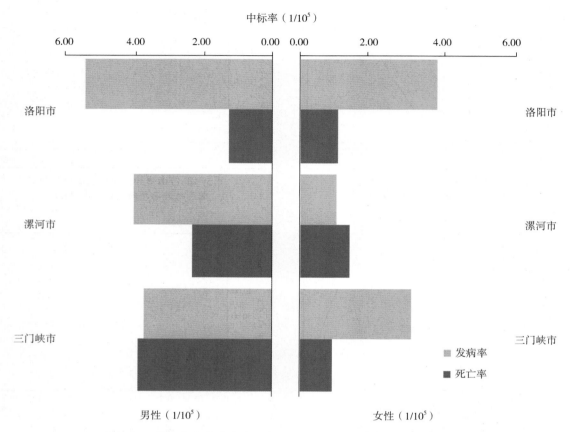

图 5-1g　河南省城市肿瘤登记地区口腔和咽恶性肿瘤发病率与死亡率

在 13 个农村肿瘤登记地区中,男性口腔和咽(除外鼻咽)恶性肿瘤标化发病率最高的是虞城县(5.83/10 万),其次是林州市和禹州市;女性标化发病率最高的是虞城县(2.63/10 万),其次是林州市和鲁山县。男性标化死亡率最高的是虞城县(3.99/10 万),女性标化死亡率最高的是鲁山县(2.26/10 万)(图 5-1h)。

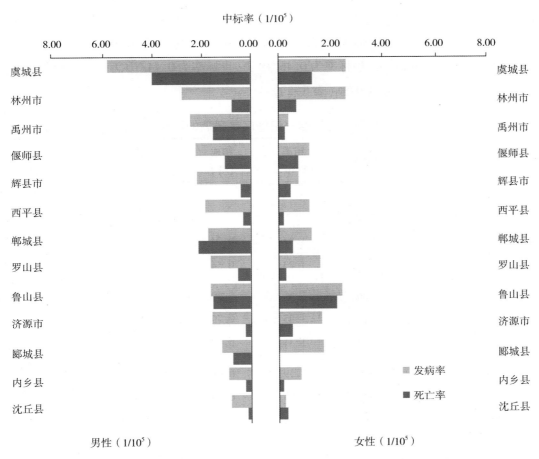

图 5-1h　河南省农村肿瘤登记地区口腔和咽恶性肿瘤发病率与死亡率

二、鼻咽(C11)

2011 年,河南省肿瘤登记地区鼻咽癌的发病率为 1.60/10 万,中标率为 1.38/10 万,世标率为 1.34/10 万,占全部恶性肿瘤发病的 0.65%。其中男性发病率为 1.94/10 万,中标率为 1.72/10 万,世标率为 1.70/10 万。女性发病率为 1.23/10 万,中标率为 1.04/10 万,世标率为 0.98/10 万。男性中标率为女性的 1.65 倍,城市为农村的 1.01 倍。同期鼻咽癌的死亡率为 0.71/10 万,中标率为 0.60/10 万,世标率为 0.57/10 万。其中男性死亡率为 0.85/10 万,中标率为 0.75/10 万,世标率为 0.71/10 万。女性死亡率为 0.56/10 万,中标率为 0.46/10 万,世标率为 0.44/10 万。鼻咽癌发病和死亡的 0~74 岁累计率分别为 0.15% 和 0.07%(表 5-2)。

表 5-2　河南省肿瘤登记地区鼻咽癌的发病与死亡

地区	性别	病例数	粗率 (1/10⁵)	构成 (%)	中标率 (1/10⁵)	世标率 (1/10⁵)	累计率 0~74(%)
发病							
	合计	222	1.60	0.65	1.38	1.34	0.15
河南省	男性	139	1.94	0.74	1.72	1.70	0.18
	女性	83	1.23	0.54	1.04	0.98	0.11
	合计	36	1.64	0.69	1.40	1.26	0.11
城市	男性	22	1.95	0.79	1.73	1.58	0.15
	女性	14	1.31	0.57	1.05	0.92	0.07
	合计	186	1.59	0.64	1.38	1.36	0.15
农村	男性	117	1.94	0.73	1.73	1.74	0.19
	女性	69	1.22	0.53	1.05	1.00	0.11
死亡							
	合计	99	0.71	0.45	0.60	0.57	0.07
河南省	男性	61	0.85	0.45	0.75	0.71	0.08
	女性	38	0.56	0.44	0.46	0.44	0.06
	合计	17	0.77	0.54	0.65	0.60	0.09
城市	男性	13	1.15	0.68	1.01	0.91	0.12
	女性	4	0.37	0.32	0.29	0.28	0.05
	合计	82	0.70	0.43	0.59	0.56	0.07
农村	男性	48	0.80	0.41	0.70	0.67	0.07
	女性	34	0.60	0.46	0.50	0.48	0.06

鼻咽癌年龄别发病率和死亡率在0～44岁年龄段处于较低水平,45岁以后呈上升趋势,但年龄别发病率与死亡率呈现明显波动。城市地区男性发病高峰出现在75岁组,女性出现在80岁组;男性死亡高峰出现在70岁和80岁组,女性出现在70岁组。农村地区男性发病高峰出现在85岁及以上年龄组,女性出现在60岁和70岁组;男性死亡高峰出现在85岁及以上年龄组,女性出现在70岁组(图5-2a～图5-2f)。

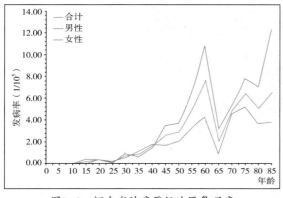

图5-2a　河南省肿瘤登记地区鼻咽癌
年龄别发病率,2011

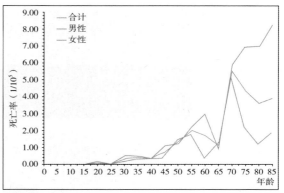

图5-2d　河南省肿瘤登记地区鼻咽癌
年龄别死亡率,2011

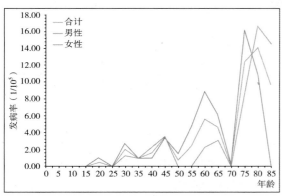

图5-2b　城市肿瘤登记地区鼻咽癌
年龄别发病率,2011

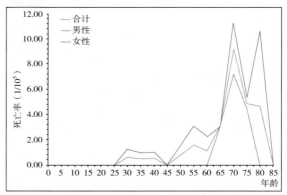

图5-2e　城市肿瘤登记地区鼻咽癌
年龄别死亡率,2011

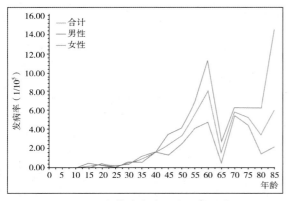

图5-2c　农村肿瘤登记地区鼻咽癌
年龄别发病率,2011

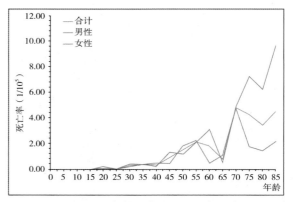

图5-2f　农村肿瘤登记地区鼻咽癌
年龄别死亡率,2011

在3个城市肿瘤登记地区中,男性鼻咽癌标化发病率最高的是漯河市(2.35/10万),其次是洛阳市和三门峡市;女性标化发病率最高的是漯河市(2.24/10万),其次是洛阳市和三门峡市。男性标化死亡率最高的是漯河市(2.18/10万),女性标化死亡率最高的是漯河市(0.43/10万)(图5-2g)。

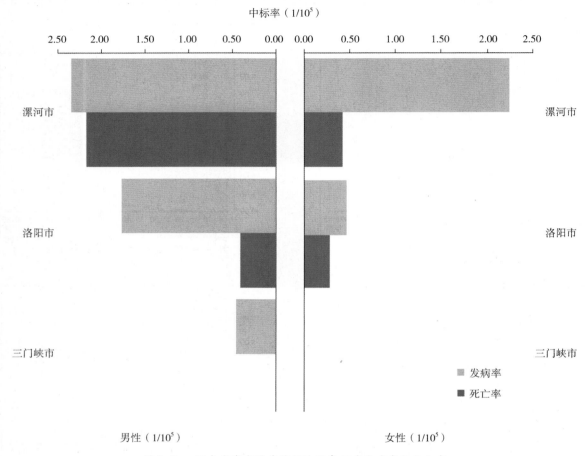

图5-2g 河南省城市肿瘤登记地区鼻咽癌发病率与死亡率

在河南省 13 个农村肿瘤登记地区中,男性鼻咽恶性肿瘤标化发病率最高的是罗山县(7.88/10 万),其次是禹州市和郸城县;女性标化发病率最高的是虞城县(4.13/10 万),其次是沈丘县和罗山县。男性标化死亡率最高的是罗山县(2.48/10 万),女性标化死亡率最高的是虞城县(2.85/10 万)(图 5-2h)。

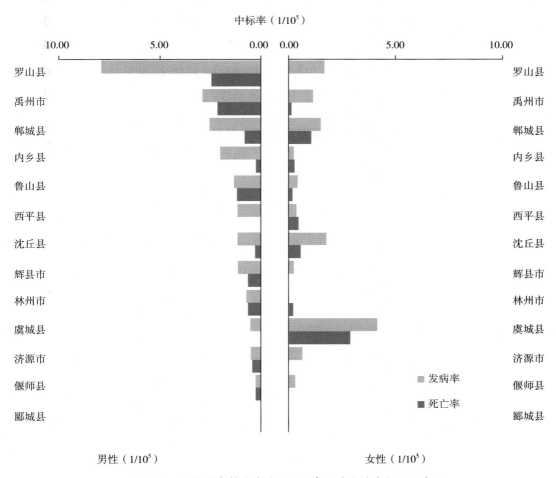

图 5-2h 河南省农村肿瘤登记地区鼻咽癌发病率与死亡率

三、食管(C15)

2011年,河南省肿瘤登记地区食管癌的发病率为39.91/10万,中标率为32.71/10万,世标率为33.47/10万,占全部恶性肿瘤发病的16.22%。其中男性发病率为47.71/10万,中标率为41.06/10万,世标率为42.10/10万;女性发病率为31.61/10万,中标率为24.64/10万,世标率为25.18/10万。男性中标率为女性的1.67倍,城市为农村的0.41倍。同期食管癌的死亡率为27.85/10万,中标率为22.20/10万,世标率为22.55/10万。其中男性死亡率为33.79/10万,中标率为29.00/10万,世标率为29.52/10万;女性死亡率为21.53/10万,中标率为15.87/10万,世标率为16.11/10万。食管癌发病和死亡的0~74岁累计率分别为4.24%和2.73%(表5-3)。

表5-3 河南省肿瘤登记地区食管癌的发病与死亡

地区	性别	病例数	粗率 (1/10⁵)	构成 (%)	中标率 (1/10⁵)	世标率 (1/10⁵)	累计率 0~74(%)
发病							
	合计	5547	39.91	16.22	32.71	33.47	4.24
河南省	男性	3418	47.71	18.20	41.06	42.10	5.29
	女性	2129	31.61	13.80	24.64	25.18	3.17
	合计	416	18.92	7.97	15.03	15.11	1.73
城市	男性	254	22.53	9.13	18.90	19.05	2.10
	女性	162	15.12	6.65	11.41	11.44	1.36
	合计	5131	43.85	17.70	36.23	37.12	4.74
农村	男性	3164	52.41	19.78	45.40	46.63	5.91
	女性	1967	34.73	15.13	27.31	27.95	3.53
死亡							
	合计	3871	27.85	17.45	22.20	22.55	2.73
河南省	男性	2421	33.79	17.89	29.00	29.52	3.53
	女性	1450	21.53	16.76	15.87	16.11	1.91
	合计	301	13.69	9.55	10.68	10.74	1.27
城市	男性	174	15.44	9.07	13.16	13.40	1.59
	女性	127	11.85	10.30	8.47	8.45	0.96
	合计	3570	30.51	18.76	24.45	24.87	3.01
农村	男性	2247	37.22	19.34	32.08	32.67	3.91
	女性	1323	23.36	17.84	17.32	17.62	2.10

食管癌年龄别发病率在0~44岁年龄段处于较低水平,45岁以后快速上升,男性高于女性。男性年龄别发病率在85岁及以上年龄组达到高峰,女性在75岁组时达到高峰。年龄别死亡率在0~54岁年龄段处于较低水平,55岁以后快速上升,男性和女性分别在85岁和80岁组达到高峰(图5-3a~图5-3f)。

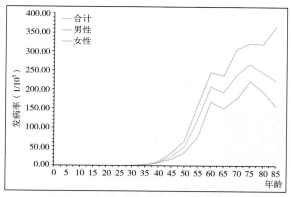

图5-3a 河南省肿瘤登记地区食管癌
年龄别发病率,2011

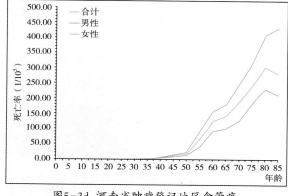

图5-3d 河南省肿瘤登记地区食管癌
年龄别死亡率,2011

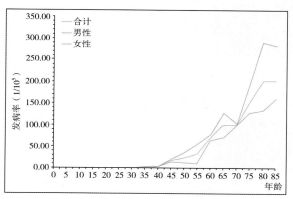

图5-3b 城市肿瘤登记地区食管癌
年龄别发病率,2011

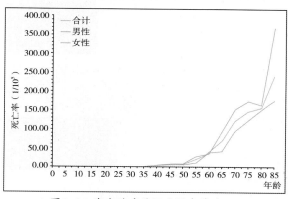

图5-3e 城市肿瘤登记地区食管癌
年龄别死亡率,2011

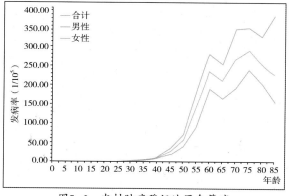

图5-3c 农村肿瘤登记地区食管癌
年龄别发病率,2011

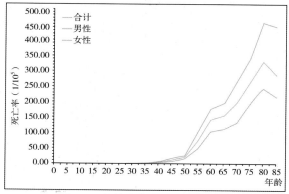

图5-3f 农村肿瘤登记地区食管癌
年龄别死亡率,2011

在 3 个城市肿瘤登记地区中,男性食管癌标化发病率最高的是漯河市(20.93/10 万),其次是三门峡市和洛阳市;女性标化发病率最高的是漯河市(13.13/10 万),其次是三门峡市和洛阳市。男性标化死亡率最高的是漯河市(14.23/10 万),女性标化死亡率最高的是三门峡市(8.98/10 万)(图 5-3g)。

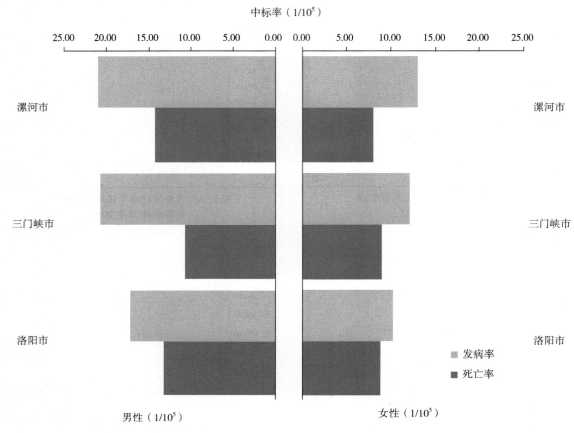

图 5-3g 河南省城市肿瘤登记地区食管癌发病率与死亡率

在13个农村肿瘤登记地区中,男性食管癌标化发病率最高的是辉县市(104.90/10万),其次是林州市和内乡县;女性标化发病率最高的是林州市(59.60/10万),其次是辉县市和内乡县。男性标化死亡率最高的是林州市(75.78/10万),女性标化死亡率最高的是林州市(41.35/10万)(图5-3h)。

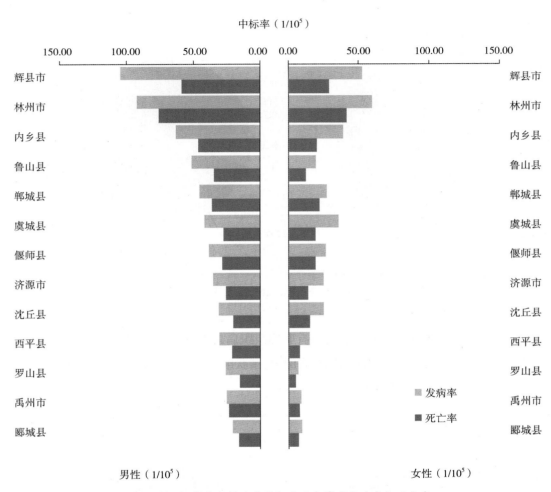

图5-3h 河南省农村肿瘤登记地区食管癌发病率与死亡率

2011 年肿瘤登记地区食管癌发病病例中有确切解剖学亚部位(C15.0-C15.5,C15.8)信息的占68.8%,亚部位未特指(C15.9)的占 31.2%。在有亚部位的食管癌病例中,颈部食管癌(C15.0)占10.6%,胸部食管癌(C15.1)占 6.2%,腹部食管癌(C15.2)占 6.4%,食管上三分之一(C15.3)的占22.2%,食管中三分之一(C15.4)的占 37.8%,食管下三分之一(C15.5)的占 13.7%,食管交搭跨越(C15.8)的占 3.1%(图 5-3i)。

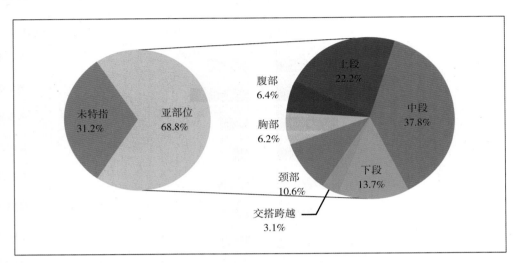

图 5-3i　河南省肿瘤登记地区食管癌发病亚部位构成(%)

2011 年肿瘤登记地区食管癌发病病例中有明确组织病理学分型的占 83.3%,组织学类型未特指的占 16.7%。在有组织病理学分型的食管癌病例中,鳞状细胞癌占 87.3%,腺癌占 10.6%,腺鳞癌占0.6%,其他类型的食管癌占 1.7%(图 5-3j)。

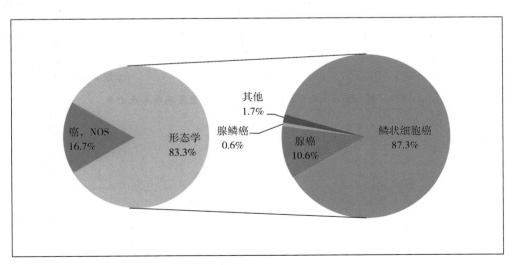

图 5-3j　河南省肿瘤登记地区食管癌发病形态学构成(%)

四、胃(C16)

2011 年,河南省肿瘤登记地区胃癌的发病率为 38.13/10 万,中标率为 31.42/10 万,世标率为 31.80/10 万,占全部恶性肿瘤发病的 15.49%。其中男性发病率为 50.92/10 万,中标率为 43.98/10 万,世标率为 44.70/10 万;女性发病率为 24.53/10 万,中标率为 19.15/10 万,世标率为 19.17/10 万。男性中标率为女性的 2.3 倍,城市为农村的 0.53 倍。同期胃癌的死亡率为 27.71/10 万,中标率为 22.27/10 万,世标率为 22.39/10 万。其中男性死亡率为 36.84/10 万,中标率为 31.75/10 万,世标率为 31.90/10 万;女性死亡率为 18.01/10 万,中标率为 13.33/10 万,世标率为 13.42/10 万。胃癌发病和死亡的 0~74 岁累计率分别为 3.92% 和 2.66%(表5-4)。

表5-4 河南省肿瘤登记地区胃癌的发病与死亡

地区	性别	病例数	粗率 (1/10^5)	构成 (%)	中标率 (1/10^5)	世标率 (1/10^5)	累计率 0~74(%)
发病							
河南省	合计	5300	38.13	15.49	31.42	31.80	3.92
	男性	3648	50.92	19.43	43.98	44.70	5.54
	女性	1652	24.53	10.71	19.15	19.17	2.26
城市	合计	499	22.69	9.56	18.10	18.06	2.14
	男性	354	31.40	12.72	26.60	26.95	3.17
	女性	145	13.53	5.95	10.34	10.07	1.11
农村	合计	4801	41.03	16.56	34.08	34.55	4.27
	男性	3294	54.57	20.60	47.43	48.24	6.01
	女性	1507	26.61	11.59	20.89	20.99	2.49
死亡							
河南省	合计	3852	27.71	17.36	22.27	22.39	2.66
	男性	2639	36.84	19.50	31.75	31.90	3.80
	女性	1213	18.01	14.02	13.33	13.42	1.51
城市	合计	313	14.23	9.93	10.98	10.66	1.08
	男性	228	20.23	11.88	17.05	16.50	1.60
	女性	85	7.93	6.89	5.65	5.59	0.56
农村	合计	3539	30.25	18.59	24.48	24.69	2.97
	男性	2411	39.94	20.76	34.62	34.90	4.22
	女性	1128	19.92	15.21	14.83	14.96	1.70

胃癌年龄别发病率和死亡率在 0 ~ 49 岁年龄段处于较低水平,50 岁以上快速上升,分别在 75 岁和 80 岁组达到高峰,男性高于女性。城市地区年龄别发病率和死亡率分别在 75 岁和 85 岁及以上年龄组达到高峰;农村地区年龄别发病率和死亡率分别在 75 岁和 80 岁组达到高峰(图5-4a ~ 图5-4f)。

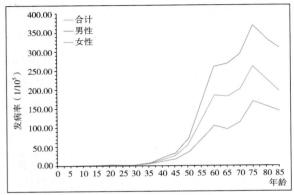

图5-4a 河南省肿瘤登记地区胃癌
年龄别发病率,2011

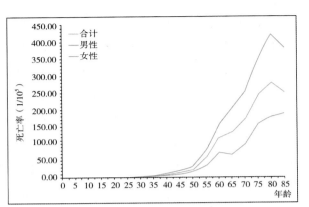

图5-4d 河南省肿瘤登记地区胃癌
年龄别死亡率,2011

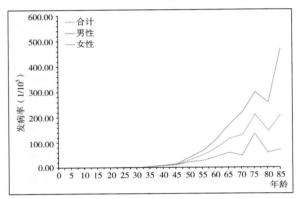

图5-4b 城市肿瘤登记地区胃癌
年龄别发病率,2011

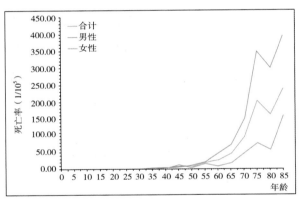

图5-4e 城市肿瘤登记地区胃癌
年龄别死亡率,2011

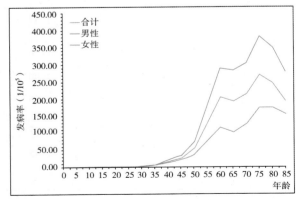

图5-4c 农村肿瘤登记地区胃癌
年龄别发病率,2011

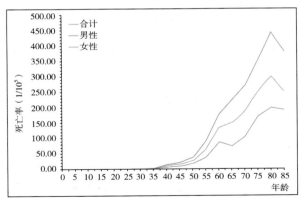

图5-4f 农村肿瘤登记地区胃癌
年龄别死亡率,2011

在 3 个城市肿瘤登记地区中,男性胃癌标化发病率最高的是三门峡市(27.81/10 万),其次是洛阳市和漯河市;女性标化发病率最高的是漯河市(11.00/10 万),其次是洛阳市和三门峡市。男性标化死亡率最高的是洛阳市(19.39/10 万),女性标化死亡率最高的是漯河市(6.12/10 万)(图 5-4g)。

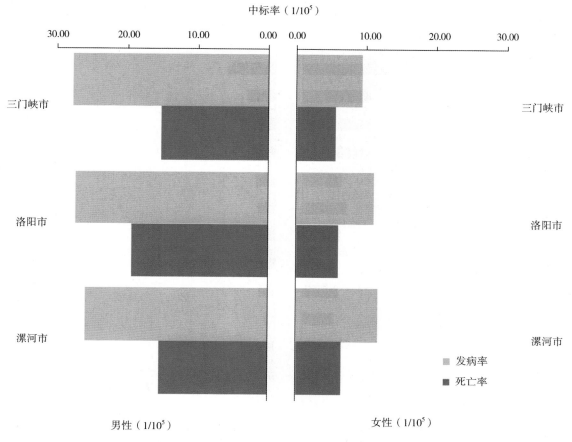

图 5-4g　河南省城市肿瘤登记地区胃癌发病率与死亡率

在 13 个农村肿瘤登记地区中, 男性胃癌标化发病率最高的是林州市(108.71/10 万), 其次是内乡县和济源市; 女性标化发病率最高的是林州市(44.77/10 万), 其次是济源市和罗山县。男性标化死亡率最高的是林州市(89.34/10 万), 女性标化死亡率最高的是林州市(35.29/10 万)(图 5-4h)。

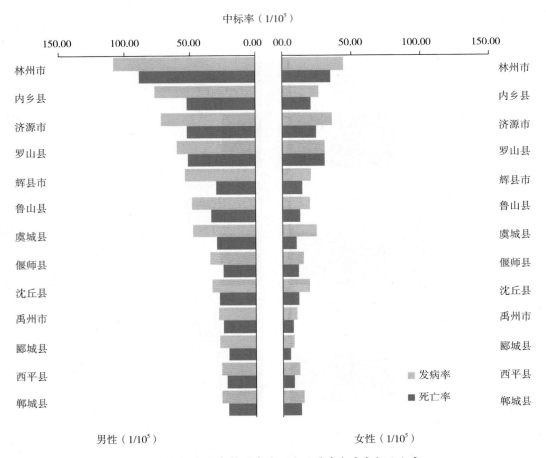

图 5-4h　河南省农村肿瘤登记地区胃癌发病率与死亡率

2011年肿瘤登记地区胃癌发病病例中有确切解剖学亚部位(C16.0-C16.6,C16.8)信息的占78.0%,亚部位未特指(C16.9)的占22.0%。在有亚部位的胃癌病例中,发生在胃贲门(C16.0)的占52.1%,胃底(C16.1)的占11.2%,胃体(C16.2)的占18.6%,胃窦(C16.3)的占7.5%,胃幽门(C16.4)的占2.3%,胃小弯(C16.5)的占3.1%,胃大弯(C16.6)的占2.4%,胃交搭跨越(C16.8)的占2.0%(图5-4i)。

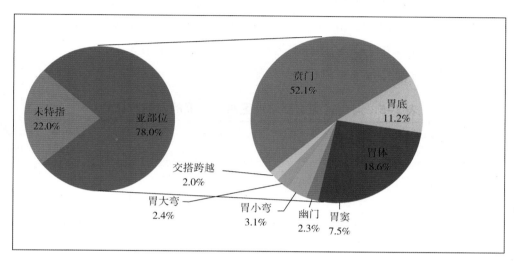

图5-4i　河南省肿瘤登记地区胃癌发病亚部位构成(%)

2011年肿瘤登记地区胃癌发病病例中有明确组织病理学分型的占83.9%,组织学类型未特指的占16.1%。在有组织病理学分型的胃癌病例中,腺癌占90.4%,鳞状细胞癌占7.8%,腺鳞癌占0.4%,类癌占0.4%,其他类型的胃癌占1.1%(图5-4j)。

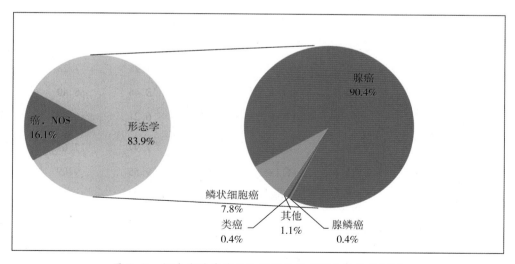

图5-4j　河南省肿瘤登记地区胃癌发病形态学构成(%)

五、结直肠肛门（C18-C21）

2011 年河南省肿瘤登记地区结直肠癌的发病率为 16.15/10 万，中标率为 13.50/10 万，世标率为 13.42/10 万，占全部恶性肿瘤发病的 6.56%。其中男性发病率为 17.10/10 万，中标率为 14.88/10 万，世标率为 14.81/10 万；女性发病率为 15.14/10 万，中标率为 12.22/10 万，世标率为 12.12/10 万。男性中标率为女性的 1.22 倍，城市为农村的 0.97 倍。同期结直肠癌的死亡率为 9.07/10 万，中标率为 7.28/10 万，世标率为 7.28/10 万。其中男性死亡率为 9.77/10 万，中标率为 8.46/10 万，世标率为 8.40/10 万；女性死亡率为 8.33/10 万，中标率为 6.21/10 万，世标率为 6.27/10 万。结直肠癌发病和死亡的 0~74 岁累计率分别为 1.60% 和 0.81%（表 5-5）。

表 5-5   河南省肿瘤登记地区结直肠癌的发病与死亡

地区	性别	病例数	粗率 (1/10⁵)	构成 (%)	中标率 (1/10⁵)	世标率 (1/10⁵)	累计率 0~74(%)
发病							
河南省	合计	2245	16.15	6.56	13.50	13.42	1.60
	男性	1225	17.10	6.52	14.88	14.81	1.75
	女性	1020	15.14	6.61	12.22	12.12	1.44
城市	合计	361	16.42	6.92	13.19	12.87	1.56
	男性	206	18.27	7.40	15.35	14.83	1.66
	女性	155	14.46	6.37	11.34	11.22	1.46
农村	合计	1884	16.10	6.50	13.61	13.58	1.61
	男性	1019	16.88	6.37	14.81	14.85	1.77
	女性	865	15.27	6.66	12.43	12.34	1.44
死亡							
河南省	合计	1261	9.07	5.68	7.28	7.28	0.81
	男性	700	9.77	5.17	8.46	8.40	0.92
	女性	561	8.33	6.49	6.21	6.27	0.70
城市	合计	219	9.96	6.95	7.97	7.67	0.74
	男性	126	11.18	6.57	9.55	9.09	0.83
	女性	93	8.68	7.54	6.52	6.37	0.64
农村	合计	1042	8.91	5.47	7.18	7.23	0.82
	男性	574	9.51	4.94	8.26	8.28	0.93
	女性	468	8.26	6.31	6.19	6.29	0.71

结直肠癌年龄别发病率在 0 ~ 39 岁年龄段处于较低水平,40 岁以后快速上升,在 75 岁组达到高峰。死亡率在 0 ~ 49 岁年龄段处于较低水平,50 岁以上快速上升,在 85 岁及以上年龄组达到高峰。城乡和不同地区年龄别率的水平虽然有一定的差异,但总体趋势类同(图 5-5a ~ 图 5-5f)。

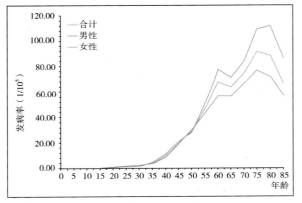

图5-5a 河南省肿瘤登记地区结直肠癌
年龄别发病率,2011

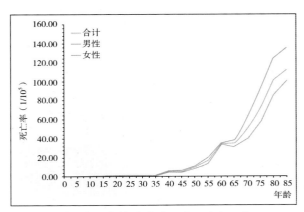

图5-5d 河南省肿瘤登记地区结直肠癌
年龄别死亡率,2011

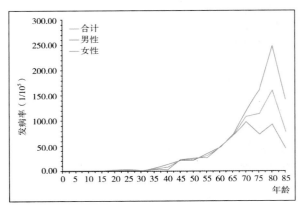

图5-5b 城市肿瘤登记地区结直肠癌
年龄别发病率,2011

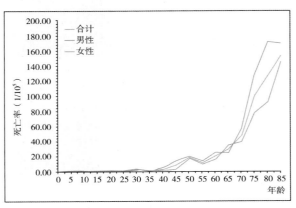

图5-5e 城市肿瘤登记地区结直肠癌
年龄别死亡率,2011

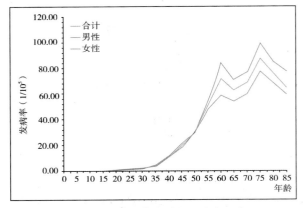

图5-5c 农村肿瘤登记地区结直肠癌
年龄别发病率,2011

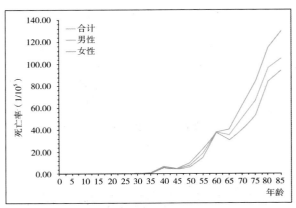

图5-5f 农村肿瘤登记地区结直肠癌
年龄别死亡率,2011

在 3 个城市肿瘤登记地区中,男性结直肠癌标化发病率最高的是洛阳市(16.43/10 万),其次是漯河市和三门峡市;女性标化发病率最高的是漯河市(11.67/10 万),其次是洛阳市和三门峡市。男性标化死亡率最高的是洛阳市(10.31/10 万),女性标化死亡率最高的是洛阳市(7.42/10 万)(图 5-5g)。

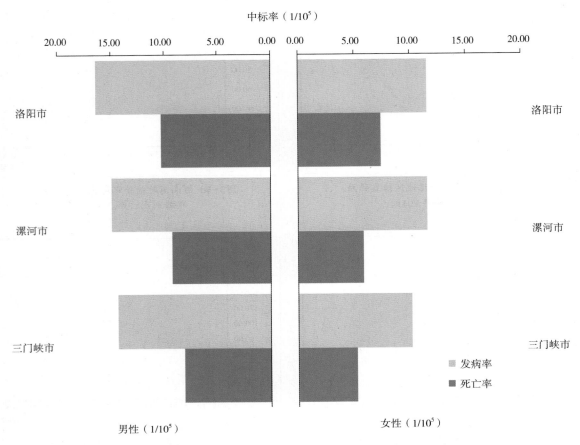

图 5-5g　河南省城市肿瘤登记地区结直肠癌发病率与死亡率

在13个农村肿瘤登记地区中,男性结直肠癌标化发病率最高的是罗山县(20.95/10万),其次是林州市和虞城县;女性标化发病率最高的是罗山县(21.80/10万),其次是郸城县和辉县市。男性标化死亡率最高的是虞城县(13.58/10万),女性标化死亡率最高的是郸城县(12.03/10万)(图5-5h)。

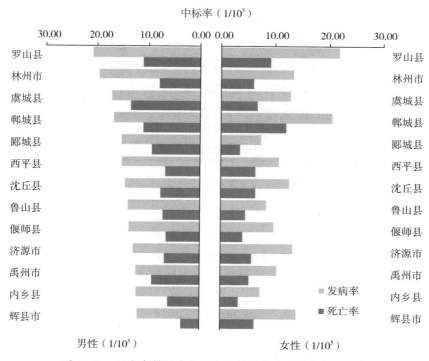

图5-5h　河南农村肿瘤登记地区结直肠癌发病率与死亡率

2011年肿瘤登记地区结直肠癌发病病例中有确切解剖学亚部位(C18.0-C18.8,C19.9)信息的占54.2%,亚部位未特指(C18.9,C20.9)的占45.8%。在有亚部位的结直肠癌病例中,发生在盲肠(C18.0)的占14.5%,阑尾(C18.1)的占3.8%,升结肠(C18.2)的占20.5%,结肠肝曲(C18.3)的占8.9%,横结肠(C18.4)的占8.0%,降结肠(C18.5)的占7.3%,结肠脾曲(C18.6)的占1.3%,乙状结肠(C18.7)的占28.7%,结直肠交搭跨越(C18.8,C19.9)的占6.9%(图5-5i)。

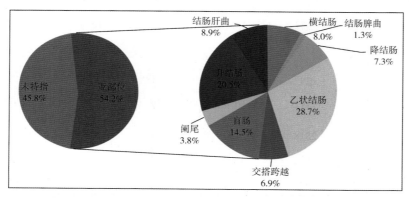

图5-5i　河南省肿瘤登记地区结直肠癌发病亚部位构成(%)

六、肝脏(C22)

2011 年,河南省肿瘤登记地区肝癌的发病率为 27.04/10 万,中标率为 22.63/10 万,世标率为 22.48/10 万,占全部恶性肿瘤发病的 10.99%。其中男性发病率为 36.07/10 万,中标率为 31.45/10 万,世标率为 31.27/10 万;女性发病率为 17.43/10 万,中标率为 13.90/10 万,世标率为 13.80/10 万。男性中标率为女性的 2.26 倍,城市为农村的 0.88 倍。同期肝癌的死亡率为 23.22/10 万,中标率为 19.15/10 万,世标率为 19.15/10 万。其中男性死亡率为 31.76/10 万,中标率为 27.63/10 万,世标率为 27.65/10 万;女性死亡率为 14.14/10 万,中标率为 10.80/10 万,世标率为 10.83/10 万。肝癌发病和死亡的 0~74 岁累计率分别为 2.67% 和 2.28%(表 5-6)。

表 5-6　河南省肿瘤登记地区肝癌的发病与死亡

地区	性别	病例数	粗率 (1/10⁵)	构成 (%)	中标率 (1/10⁵)	世标率 (1/10⁵)	累计率 0~74(%)
发病							
河南省	合计	3758	27.04	10.99	22.63	22.48	2.67
	男性	2584	36.07	13.76	31.45	31.27	3.67
	女性	1174	17.43	7.61	13.90	13.80	1.63
城市	合计	552	25.10	10.58	20.39	19.89	2.28
	男性	370	32.82	13.30	27.48	26.91	3.12
	女性	182	16.98	7.47	13.40	12.92	1.43
农村	合计	3206	27.40	11.06	23.09	23.01	2.74
	男性	2214	36.68	13.84	32.23	32.12	3.78
	女性	992	17.52	7.63	14.03	14.00	1.68
死亡							
河南省	合计	3227	23.22	14.55	19.15	19.15	2.28
	男性	2275	31.76	16.81	27.63	27.65	3.22
	女性	952	14.14	11.01	10.80	10.83	1.31
城市	合计	409	18.60	12.98	14.81	14.59	1.63
	男性	297	26.35	15.48	22.13	21.78	2.31
	女性	112	10.45	9.08	7.71	7.63	0.93
农村	合计	2818	24.09	14.81	20.01	20.06	2.40
	男性	1978	32.77	17.03	28.71	28.80	3.39
	女性	840	14.83	11.33	11.43	11.49	1.38

肝癌年龄别发病率和死亡率在 0 ~ 39 岁年龄段处于较低水平,40 岁以后快速上升,在 80 岁或 85 岁以上年龄组达到高峰,男性高于女性。城市地区年龄别发病率和死亡率均在 80 岁组达到高峰,农村地区年龄别发病率和死亡率分别在 75 岁和 85 岁及以上年龄组达到高峰(图 5-6a ~ 图 5-6f)。

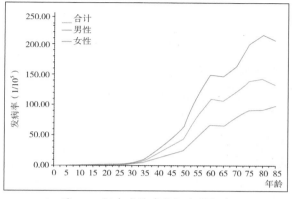

图5-6a 河南省肿瘤登记地区肝癌
年龄别发病率,2011

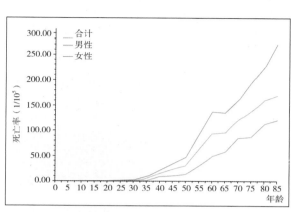

图5-6d 河南省肿瘤登记地区肝癌
年龄别死亡率,2011

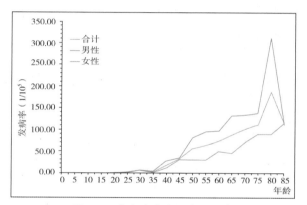

图5-6b 城市肿瘤登记地区肝癌
年龄别发病率,2011

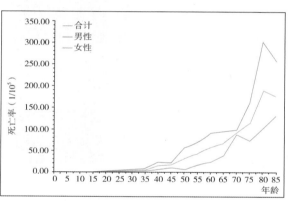

图5-6e 城市肿瘤登记地区肝癌
年龄别死亡率,2011

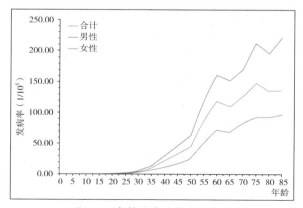

图5-6c 农村肿瘤登记地区肝癌
年龄别发病率,2011

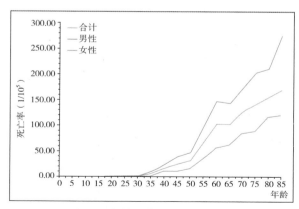

图5-6f 农村肿瘤登记地区肝癌
年龄别死亡率,2011

在 3 个城市肿瘤登记地区中,男性肝癌标化发病率最高的是漯河市(31.86/10 万),其次是洛阳市和三门峡市;女性标化发病率最高的是漯河市(21.97/10 万),其次是洛阳市和三门峡市。男性标化死亡率最高的是漯河市(25.20/10 万),女性标化死亡率最高的是漯河市(8.31/10 万)(图 5-6g)。

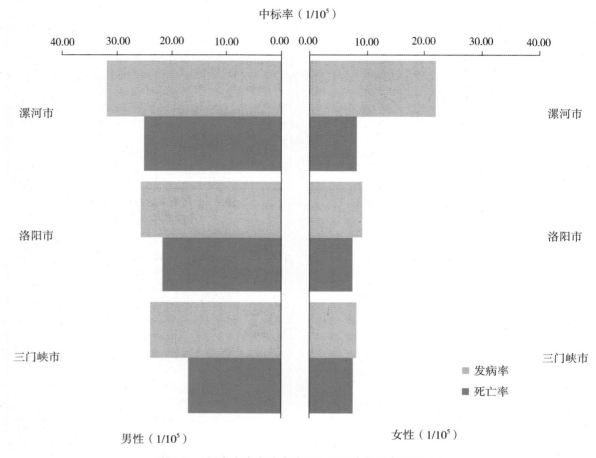

图 5-6g　河南省城市肿瘤登记地区肝癌发病率与死亡率

在 13 个农村肿瘤登记地区中,男性肝癌标化发病率最高的是沈丘县(57.84/10 万),其次是罗山县和西平县;女性标化发病率最高的是沈丘县(20.65/10 万),其次是郾城县和鲁山县。男性标化死亡率最高的是沈丘县(51.12/10 万),女性标化死亡率最高的是郾城县(17.83/10 万)(图 5-6h)。

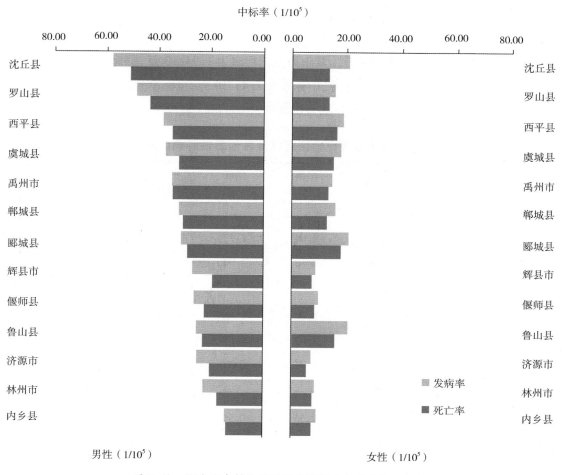

图 5-6h　河南省农村肿瘤登记地区肝癌发病率与死亡率

七、胆囊及其他(C23-C24)

2011 年,河南省肿瘤登记地区胆囊及其他恶性肿瘤的发病率为 3.04/10 万,中标率为 2.45/10 万,世标率为 2.43/10 万,占全部恶性肿瘤发病的 1.23%。其中男性发病率为 2.78/10 万,中标率为 2.43/10 万,世标率为 2.39/10 万;女性发病率为 3.31/10 万,中标率为 2.50/10 万,世标率为 2.50/10 万。男性中标率为女性的 0.97 倍,城市为农村的 1.56 倍。同期胆囊及其他恶性肿瘤的死亡率为 1.99/10 万,中标率为 1.56/10 万,世标率为 1.55/10 万。其中男性死亡率为 1.94/10 万,中标率为1.66/10 万,世标率为 1.68/10 万;女性死亡率为 2.03/10 万,中标率为 1.45/10 万,世标率为 1.42/10 万。胆囊及其他恶性肿瘤发病和死亡的 0~74 岁累计率分别为 0.30% 和 0.17%(表 5-7)。

表 5-7 河南省肿瘤登记地区胆囊及其他恶性肿瘤的发病与死亡

地区	性别	病例数	粗率 (1/10^5)	构成 (%)	中标率 (1/10^5)	世标率 (1/10^5)	累计率 0~74(%)
发病							
	合计	422	3.04	1.23	2.45	2.43	0.30
河南省	男性	199	2.78	1.06	2.43	2.39	0.30
	女性	223	3.31	1.45	2.50	2.50	0.30
	合计	98	4.46	1.88	3.53	3.60	0.43
城市	男性	45	3.99	1.62	3.47	3.50	0.38
	女性	53	4.95	2.18	3.71	3.84	0.48
	合计	324	2.77	1.12	2.26	2.22	0.27
农村	男性	154	2.55	0.96	2.24	2.19	0.28
	女性	170	3.00	1.31	2.27	2.26	0.26
死亡							
	合计	276	1.99	1.24	1.56	1.55	0.17
河南省	男性	139	1.94	1.03	1.66	1.68	0.20
	女性	137	2.03	1.58	1.45	1.42	0.15
	合计	69	3.14	2.19	2.38	2.35	0.24
城市	男性	31	2.75	1.62	2.27	2.17	0.26
	女性	38	3.55	3.08	2.48	2.49	0.21
	合计	207	1.77	1.09	1.40	1.40	0.16
农村	男性	108	1.79	0.93	1.55	1.59	0.18
	女性	99	1.75	1.33	1.25	1.22	0.14

胆囊及其他恶性肿瘤年龄别发病率和死亡率在 0 ~ 54 岁年龄段处于较低水平, 55 岁以后开始升高, 在 80 岁组达到高峰。城市地区年龄别发病率和死亡率均在 85 岁及以上年龄组达到高峰; 农村地区年龄别发病率和死亡率均在 80 岁组达到高峰(图 5-7a ~ 图 5-7f)。

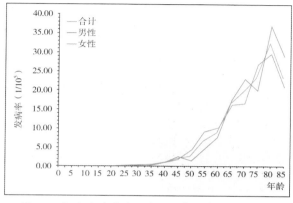

图5-7a 河南省肿瘤登记地区胆囊及其他恶性肿瘤
年龄别发病率,2011

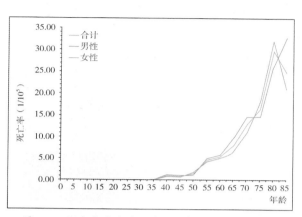

图5-7d 河南省肿瘤登记地区胆囊及其他恶性肿瘤
年龄别死亡率,2011

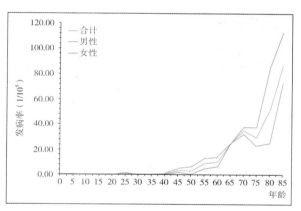

图5-7b 城市肿瘤登记地区胆囊及其他恶性肿瘤
年龄别发病率,2011

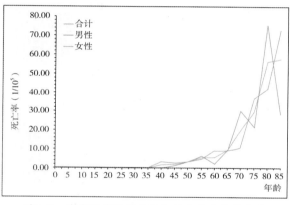

图5-7e 城市肿瘤登记地区胆囊及其他恶性肿瘤
年龄别死亡率,2011

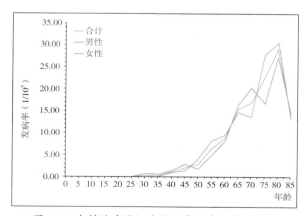

图5-7c 农村肿瘤登记地区胆囊及其他恶性肿瘤
年龄别发病率,2011

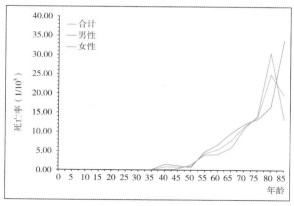

图5-7f 农村肿瘤登记地区胆囊及其他恶性肿瘤
年龄别死亡率,2011

第五章 各部位恶性肿瘤的发病与死亡

在 3 个城市肿瘤登记地区中,男性胆囊及其他恶性肿瘤标化发病率最高的是三门峡市(4.61/10 万),其次是洛阳市和漯河市;女性标化发病率最高的是三门峡市(7.21/10 万),其次是洛阳市和漯河市。男性标化死亡率最高的是三门峡市(4.50/10 万),女性标化死亡率最高的是三门峡市(4.82/10 万)(图 5-7g)。

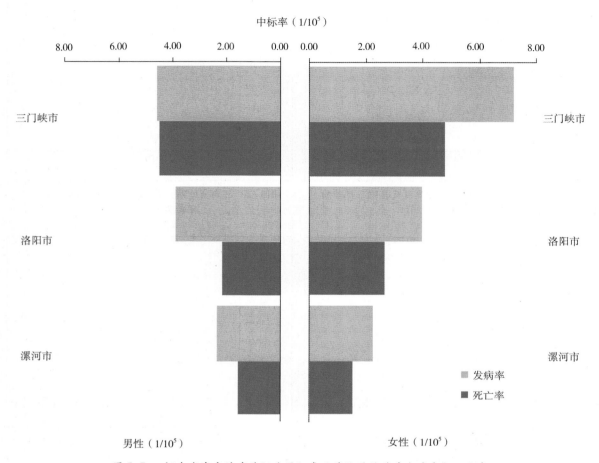

图 5-7g 河南省城市肿瘤登记地区胆囊及其他恶性肿瘤发病率与死亡率

在 13 个农村肿瘤登记地区中，男性胆囊及其他恶性肿瘤标化发病率最高的是禹州市（4.49/10 万），其次是偃师县和西平县；女性标化发病率最高的是偃师县（4.86/10 万），其次是沈丘县和济源市。男性标化死亡率最高的是禹州市（3.49/10 万），女性标化死亡率最高的是偃师县（3.76/10 万）（图5-7h）。

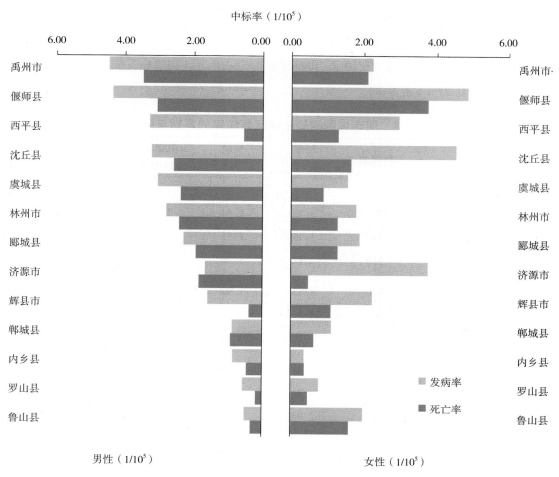

图5-7h 河南省农村肿瘤登记地区胆囊及其他恶性肿瘤发病率与死亡率

八、胰腺（C25）

2011 年,河南省肿瘤登记地区胰腺癌的发病率为 3.55/10 万,中标率为 2.94/10 万,世标率为 2.92/10 万,占全部恶性肿瘤发病的 1.44%。其中男性发病率为 3.96/10 万,中标率为 3.45/10 万,世标率为 3.42/10 万;女性发病率为 3.12/10 万,中标率为 2.43/10 万,世标率为 2.41/10 万。男性中标率为女性的 1.42 倍,城市为农村的 1.31 倍。同期胰腺癌的死亡率为 2.78/10 万,中标率为 2.26/10 万,世标率为 2.24/10 万。其中男性死亡率为 3.18/10 万,中标率为 2.76/10 万,世标率为 2.74/10 万;女性死亡率为 2.36/10 万,中标率为 1.77/10 万,世标率为 1.75/10 万。胰腺癌发病和死亡的0~74岁累计率分别为 0.34% 和 0.27%（表5-8）。

表5-8　河南省肿瘤登记地区胰腺癌的发病与死亡

地区	性别	病例数	粗率 (1/10^5)	构成 (%)	中标率 (1/10^5)	世标率 (1/10^5)	累计率 0~74(%)
发病							
河南省	合计	494	3.55	1.44	2.94	2.92	0.34
	男性	284	3.96	1.51	3.45	3.42	0.39
	女性	210	3.12	1.36	2.43	2.41	0.28
城市	合计	100	4.55	1.92	3.67	3.61	0.43
	男性	54	4.79	1.94	4.05	3.90	0.47
	女性	46	4.29	1.89	3.38	3.39	0.40
农村	合计	394	3.37	1.36	2.81	2.80	0.32
	男性	230	3.81	1.44	3.35	3.35	0.38
	女性	164	2.90	1.26	2.26	2.24	0.26
死亡							
河南省	合计	387	2.78	1.74	2.26	2.24	0.27
	男性	228	3.18	1.68	2.76	2.74	0.32
	女性	159	2.36	1.84	1.77	1.75	0.21
城市	合计	78	3.55	2.47	2.81	2.78	0.32
	男性	41	3.64	2.14	3.07	2.93	0.31
	女性	37	3.45	3.00	2.55	2.58	0.33
农村	合计	309	2.64	1.62	2.17	2.16	0.26
	男性	187	3.10	1.61	2.72	2.71	0.33
	女性	122	2.15	1.64	1.63	1.61	0.18

胰腺癌年龄别发病率和死亡率在 0～39 岁年龄段处于较低水平,40 岁以后开始升高,在 85 岁及以上年龄组和 80 岁组达到高峰,男性高于女性。城市地区年龄别发病率和死亡率均在 85 岁及以上年龄组达到高峰;农村地区年龄别发病率和死亡率分别在 85 岁及以上年龄组和 80 岁组达到高峰(图 5-8a～图 5-8f)。

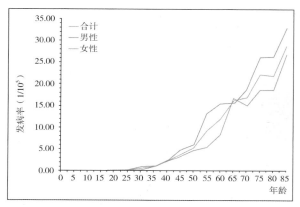

图5-8a　河南省肿瘤登记地区胰腺癌
年龄别发病率,2011

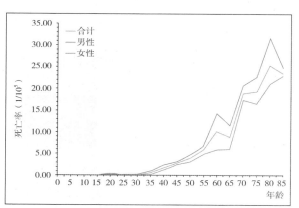

图5-8d　河南省肿瘤登记地区胰腺癌
年龄别死亡率,2011

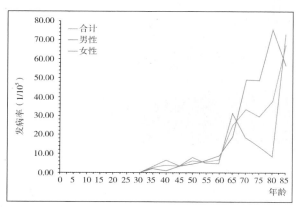

图5-8b　城市肿瘤登记地区胰腺癌
年龄别发病率,2011

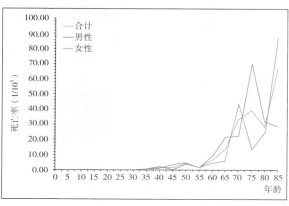

图5-8e　城市肿瘤登记地区胰腺癌
年龄别死亡率,2011

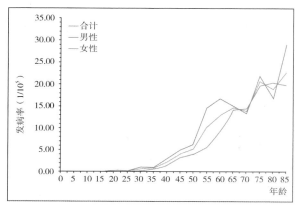

图5-8c　农村肿瘤登记地区胰腺癌
年龄别发病率,2011

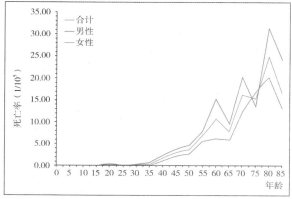

图5-8f　农村肿瘤登记地区胰腺癌
年龄别死亡率,2011

在3个城市肿瘤登记地区中,男性胰腺癌标化发病率最高的是漯河市(4.61/10万),其次是洛阳市和三门峡市;女性标化发病率最高的是三门峡市(6.07/10万),其次是漯河市和洛阳市。男性标化死亡率最高的是三门峡市(3.48/10万),女性标化死亡率最高的是三门峡市(6.07/10万)(图5-8g)。

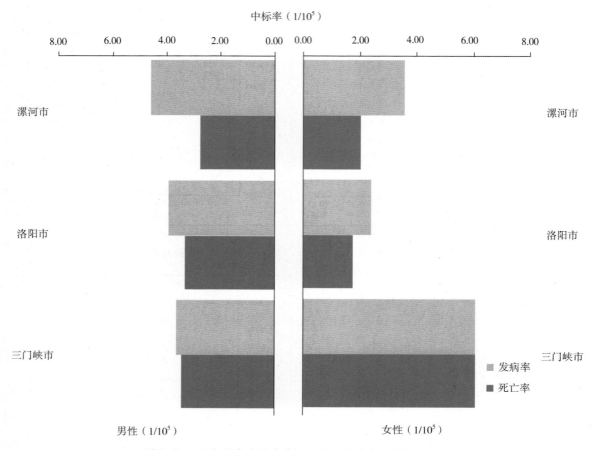

图5-8g 河南省城市肿瘤登记地区胰腺癌发病率与死亡率

在13个农村肿瘤登记地区中,男性胰腺癌标化发病率最高的是虞城县(6.25/10万),其次是罗山县和济源市;女性标化发病率最高的是罗山县(4.46/10万),其次是西平县和济源市。男性标化死亡率最高的是罗山县(4.53/10万),女性标化死亡率最高的是罗山县(3.27/10万)(图5-8h)。

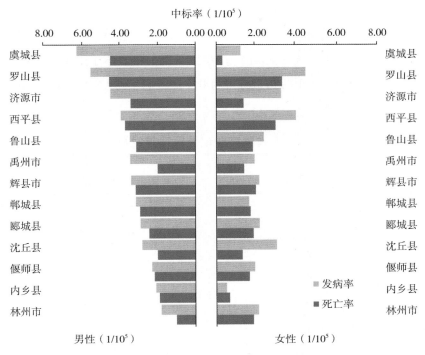

图5-8h　河南省农村肿瘤登记地区胰腺癌发病率与死亡率

2011年肿瘤登记地区胰腺癌发病病例中有确切解剖学亚部位(C25.0-C25.4,C25.7,C25.8)信息的占53.0%,亚部位未特指(C25.9)的占47.0%。在有亚部位的胰腺癌病例中,发生在胰头(C25.0)的占59.5%,胰体(C25.1)的占24.4%,胰尾(C25.2)的占4.6%,胰管(C25.3)的占3.1%,胰岛(C25.4)的占6.5%,胰腺其他特定部位(C25.7)的占1.5%,胰腺交搭跨越(C25.8)的占0.4%(图5-8i)。

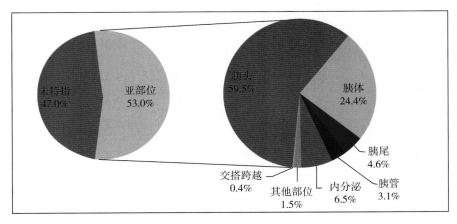

图5-8i　河南省肿瘤登记地区胰腺癌发病亚部位构成(%)

九、喉(C10.1,C32)

2011 年,河南省肿瘤登记地区喉癌的发病率为 1.35/10 万,中标率为 1.13/10 万,世标率为 1.15/10 万,占全部恶性肿瘤发病的 0.55%。其中男性发病率为 2.05/10 万,中标率为 1.78/10 万,世标率为 1.81/10 万;女性发病率为 0.59/10 万,中标率为 0.47/10 万,世标率为 0.48/10 万。男性中标率为女性的 3.79 倍,城市为农村的 0.98 倍。同期喉癌的死亡率为 0.85/10 万,中标率为 0.70/10 万,世标率为 0.70/10 万。其中男性死亡率为 1.23/10 万,中标率为 1.06/10 万,世标率为 1.08/10 万;女性死亡率为 0.45/10 万,中标率为 0.34/10 万,世标率为 0.34/10 万。喉癌发病和死亡的 0~74 岁累计率分别为 0.15% 和 0.10%(表 5-9)。

表 5-9　河南省肿瘤登记地区喉癌发病与死亡

地区	性别	病例数	粗率 (1/10⁵)	构成 (%)	中标率 (1/10⁵)	世标率 (1/10⁵)	累计率 0~74(%)
发病							
河南省	合计	187	1.35	0.55	1.13	1.15	0.15
	男性	147	2.05	0.78	1.78	1.81	0.25
	女性	40	0.59	0.26	0.47	0.48	0.06
城市	合计	31	1.41	0.59	1.11	1.12	0.15
	男性	28	2.48	1.01	2.05	2.06	0.26
	女性	3	0.28	0.12	0.20	0.19	0.04
农村	合计	156	1.33	0.54	1.13	1.16	0.15
	男性	119	1.97	0.74	1.72	1.76	0.24
	女性	37	0.65	0.28	0.53	0.54	0.06
死亡							
河南省	合计	118	0.85	0.53	0.70	0.70	0.10
	男性	88	1.23	0.65	1.06	1.08	0.15
	女性	30	0.45	0.35	0.34	0.34	0.04
城市	合计	15	0.68	0.48	0.52	0.49	0.06
	男性	12	1.06	0.63	0.87	0.79	0.09
	女性	3	0.28	0.24	0.22	0.21	0.03
农村	合计	103	0.88	0.54	0.73	0.75	0.10
	男性	76	1.26	0.65	1.10	1.14	0.16
	女性	27	0.48	0.36	0.37	0.37	0.05

喉癌年龄别发病率在0~49岁年龄段处于较低水平,50岁以后开始升高,男性高于女性,男性发病率在70岁和80岁组达到高峰,女性发病率在70岁组达到高峰。年龄别发病率在0~54岁年龄段处于较低水平,55岁以后开始升高,男性死亡率在70岁组达到高峰,女性死亡率在75岁和80岁组达到高峰(图5-9a~图5-9f)。

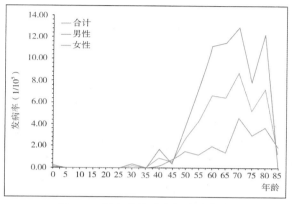

图5-9a 河南省肿瘤登记地区喉癌
年龄别发病率,2011

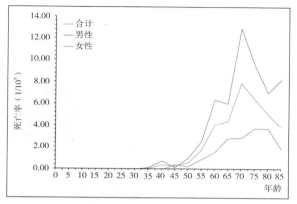

图5-9d 河南省肿瘤登记地区喉癌
年龄别死亡率,2011

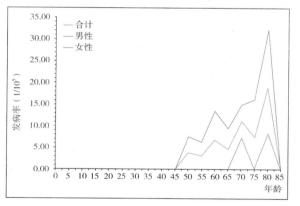

图5-9b 城市肿瘤登记地区喉癌
年龄别发病率,2011

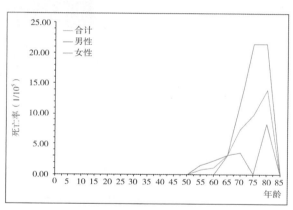

图5-9e 城市肿瘤登记地区喉癌
年龄别死亡率,2011

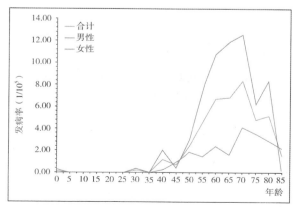

图5-9c 农村肿瘤登记地区喉癌
年龄别发病率,2011

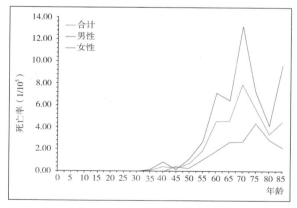

图5-9f 农村肿瘤登记地区喉癌
年龄别死亡率,2011

第五章 各部位恶性肿瘤的发病与死亡

在 3 个城市肿瘤登记地区中,男性喉癌标化发病率最高的是洛阳市(2.96/10 万),其次是三门峡市和漯河市;女性标化发病率最高的是三门峡市(0.54/10 万),其次是漯河市和洛阳市。男性标化死亡率最高的是三门峡市(1.63/10 万),女性标化死亡率最高的是三门峡市(0.54/10 万)(图 5-9g)。

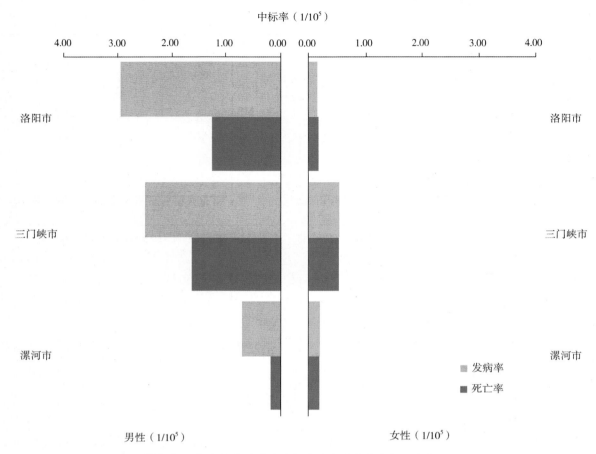

图 5-9g　河南省城市肿瘤登记地区喉癌发病率与死亡率

在 13 个农村肿瘤登记地区中,男性喉癌标化发病率最高的是虞城县(4.62/10 万),其次是罗山县和沈丘县;女性标化发病率最高的是虞城县(2.93/10 万),其次是郸城县和沈丘县。男性标化死亡率最高的是虞城县(3.95/10 万),女性标化死亡率最高的是虞城县(2.14/10 万)(图 5-9h)。

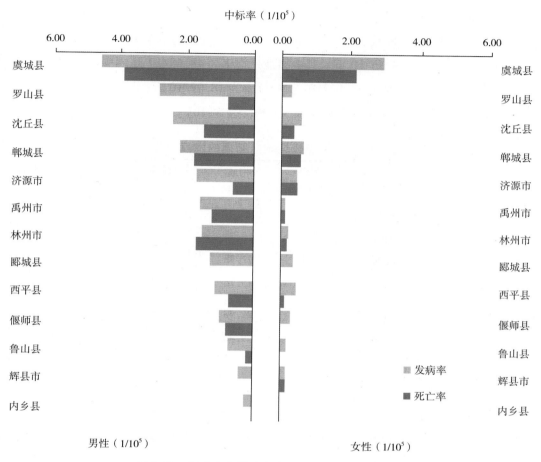

图 5-9h　河南省农村肿瘤登记地区喉癌发病率与死亡率

十、气管、支气管、肺(C33-C34)

2011 年,河南省肿瘤登记地区肺癌的发病率为 46.05/10 万,中标率为 37.76/10 万,世标率为 37.77/10 万,占全部恶性肿瘤发病的 18.71%。其中男性发病率为 59.72/10 万,中标率为 51.62/10 万,世标率为 51.90/10 万;女性发病率为 31.52/10 万,中标率为 24.73/10 万,世标率为 24.55/10 万。男性中标率为女性的 2.09 倍,城市为农村的 1.14 倍。同期肺癌的死亡率为 36.59/10 万,中标率为 29.40/10 万,世标率为 29.36/10 万。其中男性死亡率为 48.48/10 万,中标率为 41.76/10 万,世标率为 41.77/10 万;女性死亡率为 23.93/10 万,中标率为 18.07/10 万,世标率为 18.07/10 万。肺癌发病和死亡的 0~74 岁累计率分别为 4.58% 和 3.60%(表 5-10)。

表 5-10 河南省肿瘤登记地区肺癌的发病与死亡

地区	性别	病例数	粗率 (1/10⁵)	构成 (%)	中标率 (1/10⁵)	世标率 (1/10⁵)	累计率 0~74(%)
发病							
	合计	6401	46.05	18.71	37.76	37.77	4.58
河南省	男性	4278	59.72	22.78	51.62	51.90	6.23
	女性	2123	31.52	13.76	24.73	24.55	2.91
	合计	1173	53.35	22.48	42.18	41.68	4.97
城市	男性	819	72.65	29.43	60.89	60.51	7.17
	女性	354	33.04	14.54	24.96	24.42	2.79
	合计	5228	44.68	18.03	36.96	37.07	4.51
农村	男性	3459	57.30	21.63	49.89	50.30	6.06
	女性	1769	31.24	13.61	24.71	24.60	2.93
死亡							
	合计	5085	36.59	22.92	29.40	29.36	3.60
河南省	男性	3473	48.48	25.66	41.76	41.77	5.02
	女性	1612	23.93	18.64	18.07	18.07	2.17
	合计	938	42.66	29.76	33.74	33.01	3.93
城市	男性	656	58.19	34.18	49.28	48.49	5.62
	女性	282	26.32	22.87	19.64	19.13	2.25
	合计	4147	35.44	21.79	28.58	28.66	3.53
农村	男性	2817	46.67	24.25	40.34	40.49	4.90
	女性	1330	23.48	17.93	17.74	17.84	2.15

肺癌年龄别发病率和死亡率在0～49岁年龄段处于较低水平,50岁以后快速上升,男性在85岁及以上年龄组达到高峰,女性在75岁组达到高峰,男性高于女性。城市和农村肿瘤登记地区年龄别率的水平虽然有一定的差异,但总体趋势类同(图5-10a～图5-10f)。

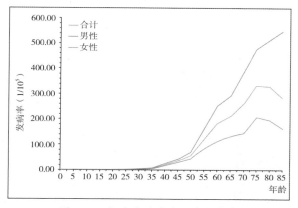

图5-10a 河南省肿瘤登记地区肺癌
年龄别发病率,2011

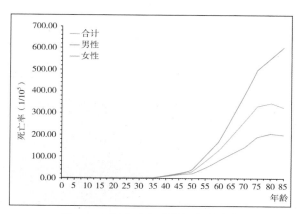

图5-10d 河南省肿瘤登记地区肺癌
年龄别死亡率,2011

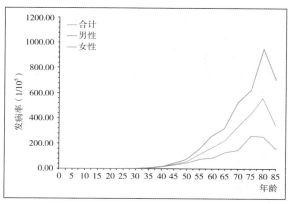

图5-10b 城市肿瘤登记地区肺癌
年龄别发病率,2011

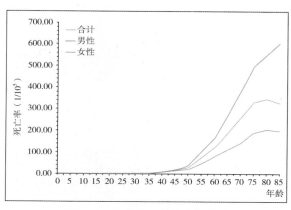

图5-10e 城市肿瘤登记地区肺癌
年龄别死亡率,2011

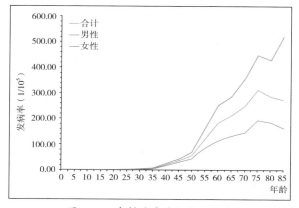

图5-10c 农村肿瘤登记地区肺癌
年龄别发病率,2011

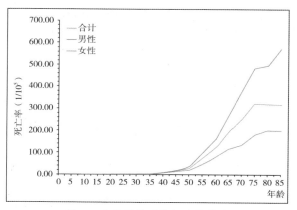

图5-10f 农村肿瘤登记地区肺癌
年龄别死亡率,2011

在 3 个城市肿瘤登记地区中,男性肺癌标化发病率最高的是漯河市(71.95/10 万),其次是三门峡市和洛阳市;女性标化发病率最高的是三门峡市(34.38/10 万),其次是漯河市和洛阳市。男性标化死亡率最高的是三门峡市(53.02/10 万),女性标化死亡率最高的是三门峡市(29.86/10 万)(图 5-10g)。

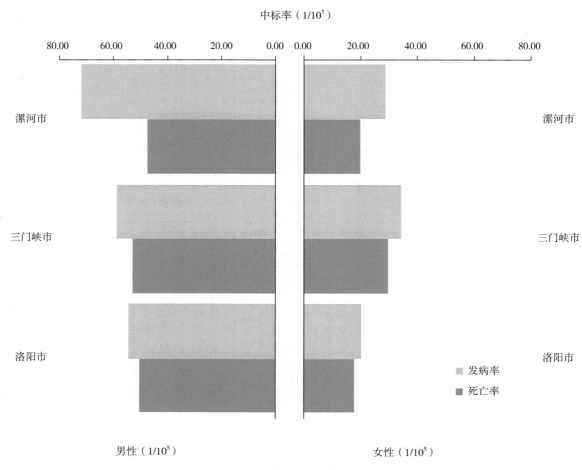

图 5-10g 河南省城市肿瘤登记地区肺癌发病率与死亡率

在 13 个农村肿瘤登记地区中,男性肺癌标化发病率最高的是禹州市(102.36/10 万),其次是郾城县和沈丘县;女性标化发病率最高的是沈丘县(38.06/10 万),其次是郾城县和禹州市。男性标化死亡率最高的是禹州市(87.80/10 万),女性标化死亡率最高的是罗山县(27.02/10 万)(图 5-10h)。

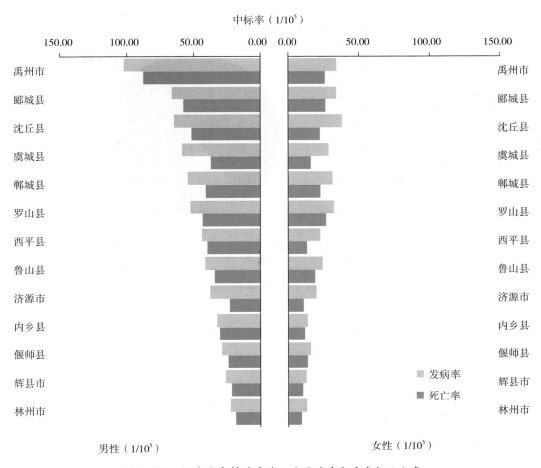

图 5-10h 河南省农村肿瘤登记地区肺癌发病率与死亡率

2011 年肿瘤登记地区肺癌发病病例中有确切解剖学亚部位（C33,C34.0-C34.3,C34.8）信息的占 53.9%,亚部位未特指（C34.9）的占 46.1%。在有亚部位的肺癌病例中,发生在气管（C33）的占 0.3%,主支气管（C34.0）的占 8.5%,肺上叶（C34.1）的占 38.9%,肺中叶（C34.2）的占 26.2%,肺下叶（C34.3）的占 24.6%,肺交搭跨越（C34.8）的占 1.5%（图 5-10i）。

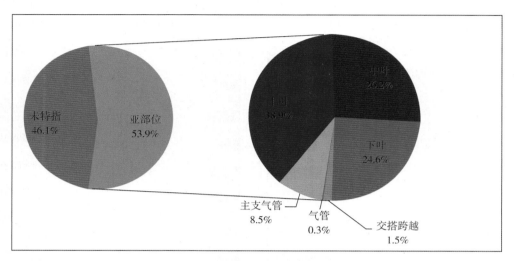

图 5-10i   河南省肿瘤登记地区肺癌发病亚部位构成(%)

2011 年肿瘤登记地区肺癌发病病例中有明确组织病理学分型的占 48.3%,组织学类型未特指的占 51.7%。在有组织病理学分型的肺癌病例中,鳞状细胞癌占 52.6%,腺癌占 34.5%,腺鳞癌占 2.1%,小细胞癌占 7.1%,大细胞癌占 0.1%,其他类型的肺癌占 3.6%（图 5-10j）。

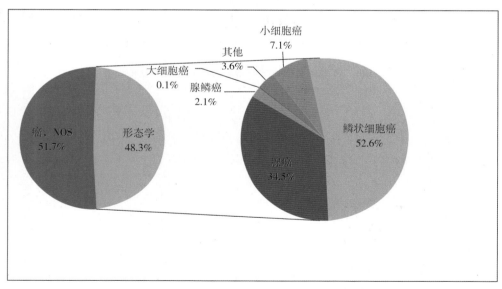

图 5-10j   河南省肿瘤登记地区肺癌发病形态学构成(%)

十一、骨（C40-C41）

2011年,河南省肿瘤登记地区骨和关节软骨恶性肿瘤的发病率为2.17/10万,中标率为1.90/10万,世标率为1.87/10万,占全部恶性肿瘤发病的0.88%。其中男性发病率为2.67/10万,中标率为2.45/10万,世标率为2.41/10万;女性发病率为1.65/10万,中标率为1.35/10万,世标率为1.35/10万。男性中标率为女性的1.81倍,城市为农村的0.65倍。同期骨和关节软骨恶性肿瘤的死亡率为1.24/10万,中标率为1.04/10万,世标率为1.04/10万。其中男性死亡率为1.61/10万,中标率为1.41/10万,世标率为1.41/10万;女性死亡率为0.86/10万,中标率为0.68/10万,世标率为0.67/10万。骨和关节软骨恶性肿瘤发病和死亡的0~74岁累计率分别为0.20%和0.12%（表5-11）。

表5-11　河南省肿瘤登记地区骨和关节软骨恶性肿瘤发病与死亡

地区	性别	病例数	粗率 (1/10⁵)	构成 (%)	中标率 (1/10⁵)	世标率 (1/10⁵)	累计率 0~74(%)
发病							
	合计	302	2.17	0.88	1.90	1.87	0.20
河南省	男性	191	2.67	1.02	2.45	2.41	0.26
	女性	111	1.65	0.72	1.35	1.35	0.15
	合计	34	1.55	0.65	1.32	1.32	0.13
城市	男性	20	1.77	0.72	1.56	1.55	0.17
	女性	14	1.31	0.57	1.09	1.11	0.09
	合计	268	2.29	0.92	2.02	1.99	0.22
农村	男性	171	2.83	1.07	2.62	2.58	0.27
	女性	97	1.71	0.75	1.41	1.41	0.16
死亡							
	合计	173	1.24	0.78	1.04	1.04	0.12
河南省	男性	115	1.61	0.85	1.41	1.41	0.17
	女性	58	0.86	0.67	0.68	0.67	0.07
	合计	12	0.55	0.38	0.43	0.44	0.06
城市	男性	12	1.06	0.63	0.85	0.88	0.12
	女性	0	0.00	0.00	0.00	0.00	0.00
	合计	161	1.38	0.85	1.16	1.15	0.13
农村	男性	103	1.71	0.89	1.51	1.51	0.18
	女性	58	1.02	0.78	0.81	0.80	0.09

骨和关节软骨恶性肿瘤年龄别发病率和死亡率在 0 ~ 39 岁年龄段处于较低水平,40 岁以后开始升高,男性在 85 岁及以上年龄组达到高峰,女性分别在 80 岁和 75 岁组达到高峰,男性高于女性(图 5-11a ~ 图 5-11f)。

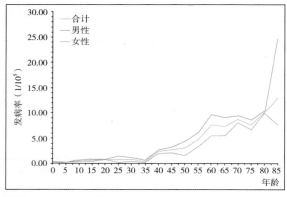

图5-11a 河南省肿瘤登记地区骨和关节软骨恶性肿瘤
年龄别发病率,2011

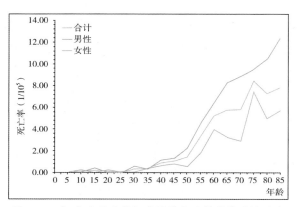

图5-11d 河南省肿瘤登记地区骨和关节软骨恶性肿瘤
年龄别死亡率,2011

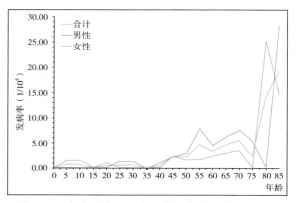

图5-11b 城市肿瘤登记地区骨和关节软骨恶性肿瘤
年龄别发病率,2011

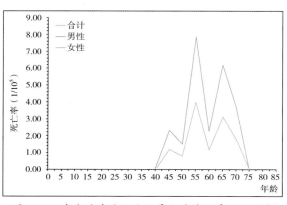

图5-11e 城市肿瘤登记地区骨和关节软骨恶性肿瘤
年龄别死亡率,2011

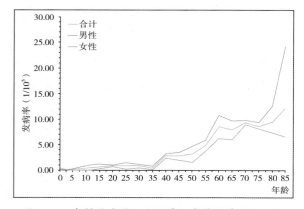

图5-11c 农村肿瘤登记地区骨和关节软骨恶性肿瘤
年龄别发病率,2011

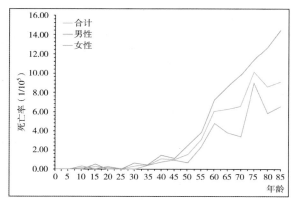

图5-11f 农村肿瘤登记地区骨和关节软骨恶性肿瘤
年龄别死亡率,2011

在 3 个城市肿瘤登记地区中,男性骨和关节软骨恶性肿瘤标化发病率最高的是漯河市(1.97/10 万),其次是洛阳市和三门峡市;女性标化发病率最高的是洛阳市(1.40/10 万),其次是三门峡市和漯河市。男性标化死亡率最高的是漯河市(1.17/10 万),女性无死亡病例(图 5-11g)。

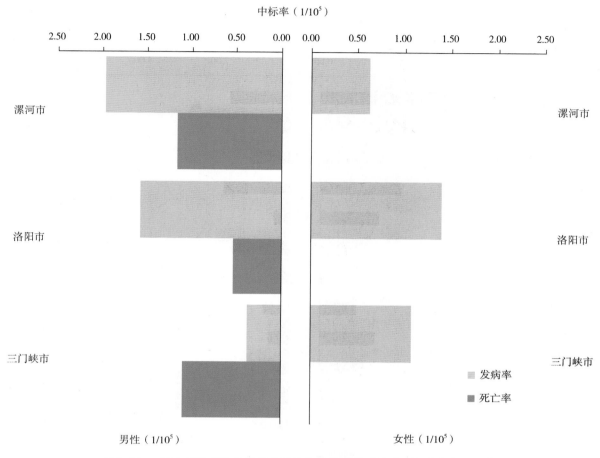

图 5-11g 河南省城市肿瘤登记地区骨和关节软骨恶性肿瘤发病率与死亡率

在13个农村肿瘤登记地区中,男性骨和关节软骨恶性肿瘤标化发病率最高的是沈丘县(5.34/10万),其次是林州市和禹州市;女性标化发病率最高的是罗山县(2.44/10万),其次是沈丘县和林州市。男性标化死亡率最高的是沈丘县(3.61/10万),女性标化死亡率最高的是罗山县(1.81/10万)(图5-11h)。

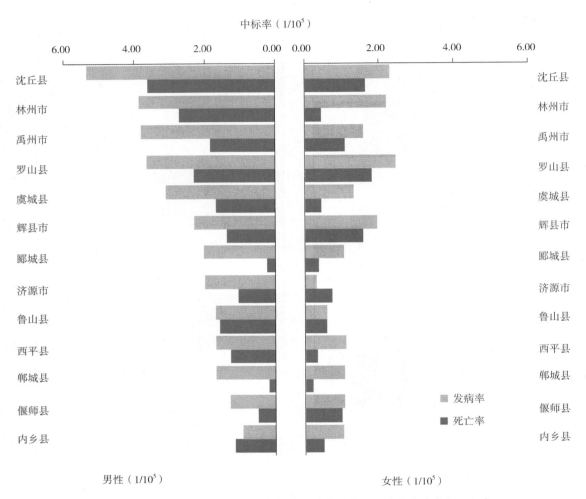

图5-11h 河南省农村肿瘤登记地区骨和关节软骨恶性肿瘤发病率与死亡率

十二、乳房(C50)

2011 年,河南省肿瘤登记地区乳腺癌的发病率为 39.38/10 万,中标率为 34.32/10 万,世标率为 32.22/10 万,占全部恶性肿瘤发病的 7.75%。其中城市发病率为 48.43/10 万,农村为 37.66/10 万,城市中标率为农村的 1.19 倍。同期乳腺癌的死亡率为 13.17/10 万,中标率为 10.98/10 万,世标率为 10.88/10 万。其中城市死亡率为 14.65/10 万,农村为 12.89/10 万。乳腺癌发病和死亡的 0~74 岁累计率分别为 3.40% 和 1.27%(表 5-12)。

表 5-12　河南省肿瘤登记地区乳腺癌的发病与死亡

地区	性别	病例数	粗率 (1/10⁵)	构成 (%)	中标率 (1/10⁵)	世标率 (1/10⁵)	累计率 0~74(%)
发病	河南省	2652	39.38	7.75	34.32	32.22	3.40
	城市	519	48.43	9.95	39.76	37.01	3.97
	农村	2133	37.66	7.36	33.32	31.32	3.29
死亡	河南省	887	13.17	4.00	10.98	10.88	1.27
	城市	157	14.65	4.98	11.54	11.11	1.25
	农村	730	12.89	3.84	10.92	10.87	1.28

女性乳腺癌年龄别发病率在 0~34 岁年龄段处于较低水平,35 岁以后快速上升,在 55- 岁组达到高峰,之后逐渐下降。死亡率在 0~39 岁年龄段处于较低水平,40 岁以后快速上升,在 60 岁组达到高峰。农村地区年龄别发病率和死亡率与全省趋势基本一致,而城市地区年龄别发病率和死亡率分别在 80 岁和 70 岁组达到高峰(图 5-12a~图 5-12b)。

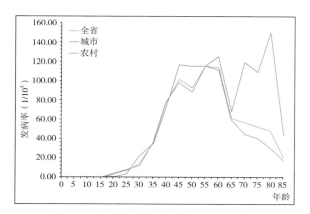

图5-12a　河南省肿瘤登记地区女性乳腺癌
年龄别发病率,2011

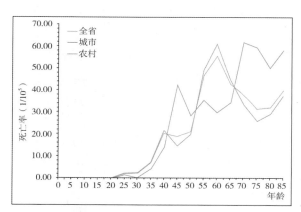

图5-12b　河南省肿瘤登记地区女性乳腺癌
年龄别死亡率,2011

第五章　各部位恶性肿瘤的发病与死亡

在 3 个城市肿瘤登记地区中,女性乳腺癌标化发病率最高的是洛阳市(44.14/10 万),其次是三门峡市和漯河市;标化死亡率最高的是漯河市(15.30/10 万)(图 5-12c)。

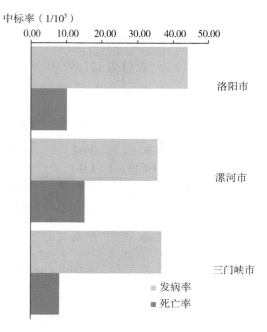

图 5-12c　河南省城市肿瘤登记地区女性乳腺癌发病率与死亡率

在 13 个农村肿瘤登记地区中,女性乳腺癌标化发病率最高的是郸城县(73.01/10 万),其次是郾城县和罗山县;标化死亡率最高的是郸城县(27.19/10 万)(图 5-12d)。

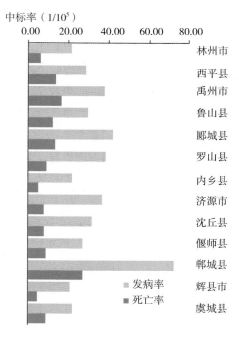

图 5-12d　河南省农村肿瘤登记地区女性乳腺癌发病率与死亡率

2011年肿瘤登记地区女性乳腺癌发病病例中有确切解剖学亚部位(C50.0-C50.6,C50.8)信息的占50.9%,亚部位未特指(C50.9)的占49.1%。在有亚部位的乳腺癌病例中,发生在乳腺乳头和乳晕区(C50.0,C50.1)的占7.4%,乳腺上内象限(C50.2)的占32.0%,乳腺下内象限(C50.3)的占21.0%,乳腺上外象限(C50.4)的占17.8%,乳腺下外象限(C50.5)的占5.6%,乳腺腋尾部(C50.6)的占1.5%,乳腺交搭跨越(C50.8)的占1.5%(图5-12e)。

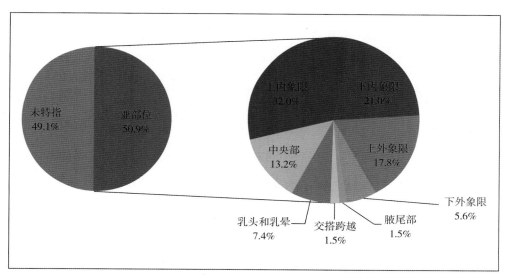

图5-12e　河南省肿瘤登记地区女性乳腺癌发病亚部位构成(%)

2011年肿瘤登记地区女性乳腺癌发病病例中有明确组织病理学分型的占87.6%,组织学类型未特指的占12.4%。在有组织病理学分型的乳腺癌病例中,导管内癌占57.1%,小叶癌占6.3%,髓样癌占0.2%,佩吉特病占0.6%,其他类型的乳腺癌占35.8%(图5-12f)。

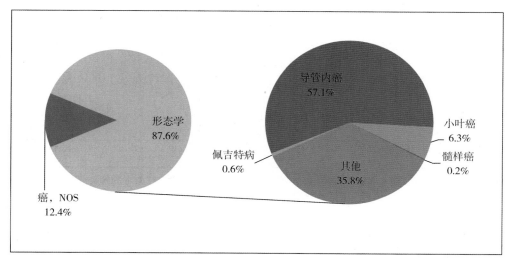

图5-12f　河南省肿瘤登记地区女性乳腺癌发病形态学构成(%)

十三、子宫颈(C53)

2011年,河南省肿瘤登记地区子宫颈癌的发病率为16.08/10万,中标率为14.19/10万,世标率为13.14/10万,占全部恶性肿瘤发病的3.17%。城市中标率为农村的1.09倍。同期子宫颈癌的死亡率为5.52/10万,中标率为4.64/10万,世标率为4.53/10万。子宫颈癌发病和死亡的0~74岁累计率分别为1.40%和0.52%(表5-13)。

表5-13 河南省肿瘤登记地区子宫颈癌发病与死亡

地区	性别	病例数	粗率 (1/10⁵)	构成 (%)	中标率 (1/10⁵)	世标率 (1/10⁵)	累计率 0~74(%)
发病	河南省	1083	16.08	3.17	14.19	13.14	1.40
	城市	191	17.82	3.66	15.31	13.80	1.45
	农村	892	15.75	3.08	14.00	13.04	1.40
死亡	河南省	372	5.52	1.68	4.64	4.53	0.52
	城市	67	6.25	2.13	5.10	4.78	0.49
	农村	305	5.39	1.60	4.54	4.47	0.53

子宫颈癌年龄别发病率在0~29岁年龄段处于较低水平,30岁以后快速上升,在55-岁组达到高峰,之后逐渐下降但略有波动。死亡率在0~34岁年龄段处于较低水平,35岁以后快速上升,在60岁组达到高峰。农村地区年龄别发病率和死亡率与全省趋势基本一致,城市地区年龄别发病率在45岁和70岁组达到高峰,死亡率在40岁、60岁和80岁组达到高峰(图5-13a~图5-13b)。

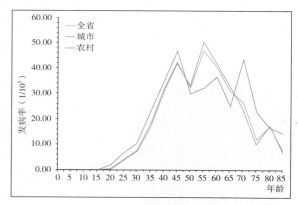

图5-13a 河南省肿瘤登记地区子宫颈癌
年龄别发病率,2011

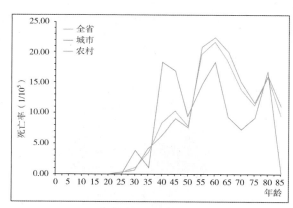

图5-13b 河南省肿瘤登记地区子宫颈癌
年龄别死亡率,2011

在 3 个城市肿瘤登记地区中,子宫颈癌标化发病率最高的是漯河市(18.53/10 万),其次是三门峡市和洛阳市;标化死亡率最高的是漯河市(9.49/10 万)(图 5-13c)。

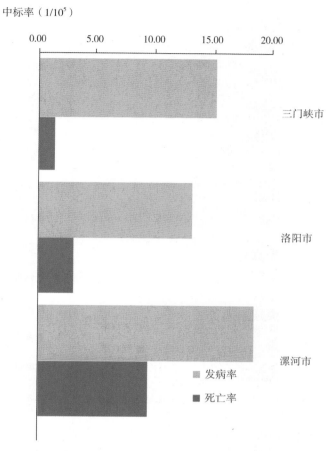

图 5-13c　河南省城市肿瘤登记地区子宫颈癌发病率与死亡率

在 13 个农村肿瘤登记地区中,子宫颈癌标化发病率最高的是罗山县(28.99/10 万),其次是鲁山县和禹州市;标化死亡率最高的是罗山县(7.18/10 万)(图 5-13d)。

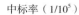
中标率（1/10⁵）

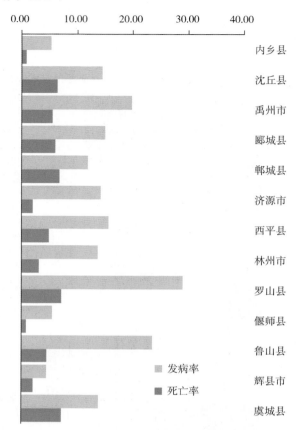

图 5-13d　河南省农村肿瘤登记地区子宫颈癌发病率与死亡率

2011 年肿瘤登记地区子宫颈癌发病病例中有确切解剖学亚部位（C53.0，C53.1，C53.8）信息的占 44.9%，亚部位未特指（C53.9）的占 55.1%。在有亚部位的子宫颈癌病例中，发生在子宫颈内膜（C53.0）的占 69.3%，外宫颈（C53.1）的占 24.1%，子宫颈交搭跨越（C53.8）的占 6.6%（图 5-13e）。

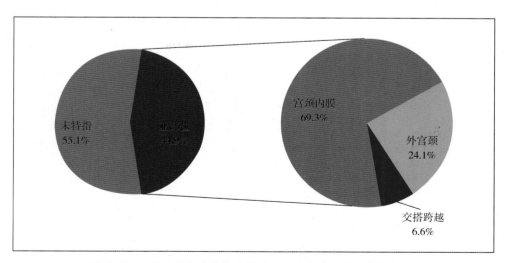

图 5-13e　河南省肿瘤登记地区子宫颈癌发病亚部位构成(%)

十四、子宫体（C54）

2011 年,河南省肿瘤登记地区子宫体癌的发病率为 6.68/10 万,中标率为 5.79/10 万,世标率为 5.50/10 万,占全部恶性肿瘤发病的 1.32%。城市中标率为农村的 2.21 倍。同期子宫体癌的死亡率为 2.54/10 万,中标率为 2.20/10 万,世标率为 2.15/10 万。子宫体癌发病和死亡的 0 ~ 74 岁累计率分别为 0.59% 和 0.25%(表 5–14)。

表5–14　河南省肿瘤登记地区子宫体癌发病与死亡

地区	性别	病例数	粗率 (1/10⁵)	构成 (%)	中标率 (1/10⁵)	世标率 (1/10⁵)	累计率 0~74(%)
发病	河南省	450	6.68	1.32	5.79	5.50	0.59
	城市	136	12.69	2.61	10.68	10.01	1.08
	农村	314	5.54	1.08	4.83	4.61	0.49
死亡	河南省	171	2.54	0.77	2.20	2.15	0.25
	城市	48	4.48	1.52	3.84	3.68	0.39
	农村	123	2.17	0.65	1.86	1.83	0.22

子宫体癌年龄别发病率在 0 ~ 34 岁年龄段处于较低水平,35 岁以后快速增加,但是略有波动,在 55 岁组达到高峰。死亡率在 0 ~ 39 岁年龄段处于较低水平,40 岁以后缓慢上升,在 60 岁组达到高峰。农村地区年龄别发病率和死亡率与全省趋势基本一致,城市地区年龄别发病率在 45 岁和 60 岁组达到高峰,死亡率在 60 岁组达到高峰(图 5–14a ~ 图 5–14b)。

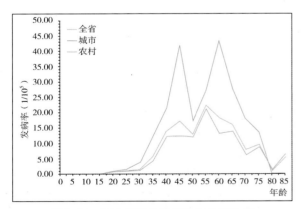

图5–14a　河南省肿瘤登记地区子宫体癌
年龄别发病率,2011

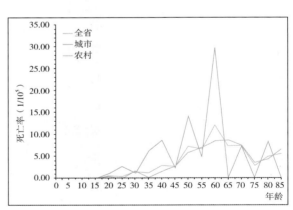

图5–14b　河南省肿瘤登记地区子宫体癌
年龄别死亡率,2011

在 3 个城市肿瘤登记地区中,子宫体癌标化发病率最高的是漯河市(16.49/10 万),其次是三门峡市和洛阳市;标化死亡率最高的是漯河市(9.46/10 万)(图 5–14c)。

中标率（1/10⁵）

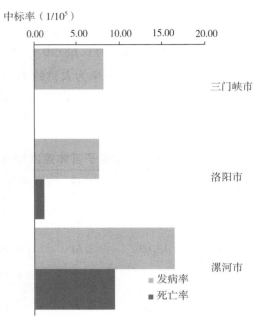

图5-14c 河南省城市肿瘤登记地区子宫体癌发病率与死亡率

在13个农村肿瘤登记地区中,子宫体癌标化发病率最高的是鲁山县(18.19/10万),其次是济源市和禹州市;标化死亡率最高的是鲁山县(6.65/10万)(图5-14d)。

中标率（1/10⁵）

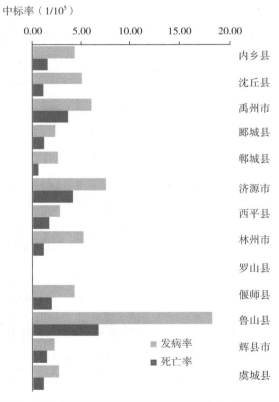

图5-14d 河南省农村肿瘤登记地区子宫体癌发病率与死亡率

十五、卵巢(C56)

2011年,河南省肿瘤登记地区卵巢癌的发病率为5.92/10万,中标率为5.15/10万,世标率为4.95/10万,占全部恶性肿瘤发病的1.17%。城市中标率为农村的1.2倍。同期卵巢癌的死亡率为2.42/10万,中标率为2.03/10万,世标率为2.06/10万。卵巢癌发病和死亡的0~74岁累计率分别为0.54%和0.25%(表5-15)。

表5-15 河南省肿瘤登记地区卵巢癌的发病与死亡

地区	性别	病例数	粗率 (1/10⁵)	构成 (%)	中标率 (1/10⁵)	世标率 (1/10⁵)	累计率 0~74(%)
发病	河南省	399	5.92	1.17	5.15	4.95	0.54
	城市	76	7.09	1.46	5.99	5.67	0.63
	农村	323	5.70	1.11	4.99	4.82	0.52
死亡	河南省	163	2.42	0.73	2.03	2.06	0.25
	城市	33	3.08	1.05	2.46	2.43	0.31
	农村	130	2.30	0.68	1.95	1.99	0.24

卵巢癌年龄别发病率在0~34岁年龄段处于较低水平,35岁以后逐渐升高,在60岁组达到高峰,之后迅速下降。年龄别死亡率在0~44岁年龄段处于较低水平,45岁以后逐渐升高,在60岁组达到高峰。农村地区年龄别发病率和死亡率与全省趋势基本一致,城市地区年龄别发病率在65岁和70岁组达到高峰,死亡率在70岁和80岁组达到高峰(图5-15a~图5-15b)。

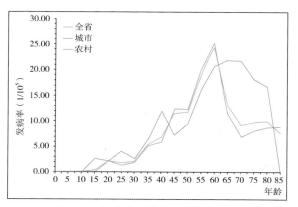

图5-15a 河南省肿瘤登记地区卵巢癌
年龄别发病率,2011

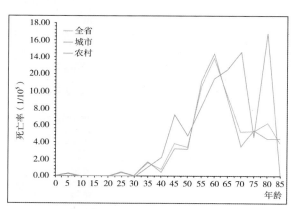

图5-15b 河南省肿瘤登记地区卵巢癌
年龄别死亡率,2011

在3个城市肿瘤登记地区中,卵巢癌标化发病率最高的是洛阳市(8.00/10万),其次是三门峡市和漯河市;标化死亡率最高的是三门峡市(2.65/10万)(图5-15c)。

中标率（1/10⁵）

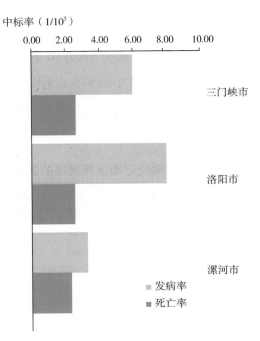

图 5-15c　河南省城市肿瘤登记地区卵巢癌发病率与死亡率

在 13 个农村肿瘤登记地区中,卵巢癌标化发病率最高的是虞城县(8.54/10 万),其次是西平县和济源市;标化死亡率最高的是虞城县(6.51/10 万)(图 5-15d)。

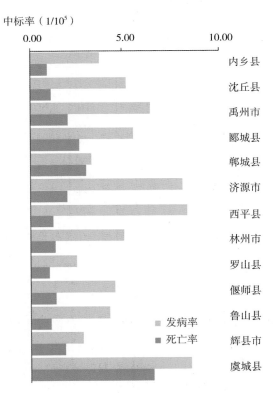

图 5-15d　河南省农村肿瘤登记地区卵巢癌发病率与死亡率

十六、前列腺(C61)

2011年,河南省肿瘤登记地区前列腺癌的发病率为2.68/10万,中标率为2.28/10万,世标率为2.24/10万,占全部恶性肿瘤发病的0.56%。城市中标率为农村的2.44倍。同期前列腺癌的死亡率为1.45/10万,中标率为1.25/10万,世标率为1.34/10万。前列腺癌发病和死亡的0~74岁累计率分别为0.22%和0.10%(表5-16)。

表5-16　河南省肿瘤登记地区前列腺癌的发病与死亡

地区	性别	病例数	粗率 (1/10⁵)	构成 (%)	中标率 (1/10⁵)	世标率 (1/10⁵)	累计率 0~74(%)
发病	河南省	192	2.68	0.56	2.28	2.24	0.22
	城市	61	5.41	1.17	4.54	4.39	0.43
	农村	131	2.17	0.45	1.86	1.84	0.18
死亡	河南省	104	1.45	0.47	1.25	1.34	0.10
	城市	28	2.48	0.89	2.19	2.46	0.15
	农村	76	1.26	0.40	1.08	1.13	0.09

前列腺癌年龄别发病率在0~64岁年龄段处于较低水平,65岁以后快速上升,农村地区和城市地区分别在85岁及以上年龄组和80岁组达到高峰。年龄别死亡率在0~69岁年龄段处于较低水平,70岁以后快速上升,城市和农村地区均在85岁及以上年龄组达到高峰(图5-16a~图5-16b)。

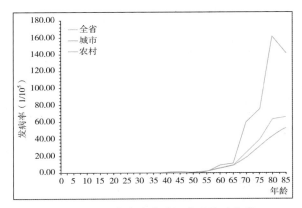

图5-16a 河南省肿瘤登记地区前列腺癌
年龄别发病率,2011

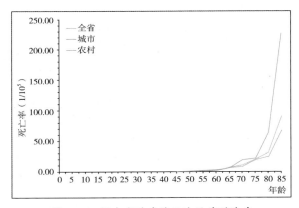

图5-16b 河南省肿瘤登记地区前列腺癌
年龄别死亡率,2011

在3个城市肿瘤登记地区中,前列腺癌标化发病率最高的是三门峡市(9.16/10万),其次是洛阳市和漯河市;标化死亡率最高的是三门峡市(4.41/10万)(图5-16c)。

中标率（1/10⁵）

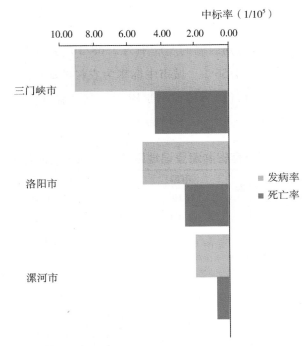

图 5-16c　河南省城市肿瘤登记地区前列腺癌发病率与死亡率

在 13 个农村肿瘤登记地区中,前列腺癌标化发病率最高的是虞城县(5.79/10 万),其次是罗山县和郾城县;标化死亡率最高的是虞城县(4.18/10 万)(图 5-16d)。

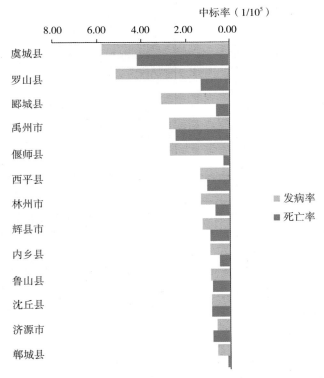

图 5-16d　河南省农村肿瘤登记地区前列腺癌发病率与死亡率

十七、肾及泌尿系统不明(C64-C66,C68)

2011年,河南省肿瘤登记地区肾及泌尿系统不明恶性肿瘤的发病率为2.2/10万,中标率为1.87/10万,世标率为1.79/10万,占全部恶性肿瘤发病的0.89%。其中男性发病率为2.48/10万,中标率为2.19/10万,世标率为2.07/10万;女性发病率为1.90/10万,中标率为1.56/10万,世标率为1.51/10万。男性中标率为女性的1.4倍,城市为农村的2.58倍。同期肾及泌尿系统不明恶性肿瘤的死亡率为0.73/10万,中标率为0.60/10万,世标率为0.57/10万。其中男性死亡率为1.01/10万,中标率为0.87/10万,世标率为0.84/10万;女性死亡率为0.45/10万,中标率为0.34/10万,世标率为0.31/10万。肾及泌尿系统不明恶性肿瘤发病和死亡的0~74岁累计率分别为0.20%和0.06%(表5-17)。

表5-17 河南省肿瘤登记地区肾及泌尿系统不明恶性肿瘤发病与死亡

地区	性别	病例数	粗率 (1/10⁵)	构成 (%)	中标率 (1/10⁵)	世标率 (1/10⁵)	累计率 0~74(%)
发病							
河南省	合计	306	2.20	0.89	1.87	1.79	0.20
	男性	178	2.48	0.95	2.19	2.07	0.24
	女性	128	1.90	0.83	1.56	1.51	0.17
城市	合计	105	4.78	2.01	3.85	3.67	0.47
	男性	65	5.77	2.34	4.75	4.57	0.57
	女性	40	3.73	1.64	2.98	2.80	0.37
农村	合计	201	1.72	0.69	1.49	1.43	0.15
	男性	113	1.87	0.71	1.69	1.58	0.18
	女性	88	1.55	0.68	1.30	1.27	0.13
死亡							
河南省	合计	102	0.73	0.46	0.60	0.57	0.06
	男性	72	1.01	0.53	0.87	0.84	0.09
	女性	30	0.45	0.35	0.34	0.31	0.02
城市	合计	30	1.36	0.95	1.04	0.96	0.09
	男性	26	2.31	1.35	1.86	1.74	0.17
	女性	4	0.37	0.32	0.28	0.23	0.01
农村	合计	72	0.62	0.38	0.51	0.50	0.05
	男性	46	0.76	0.40	0.67	0.66	0.08
	女性	26	0.46	0.35	0.35	0.33	0.03

肾及泌尿系统不明恶性肿瘤年龄别发病率在0~39岁年龄段处于较低水平,40岁以后逐渐升高,在80岁年龄组达到高峰。年龄别死亡率在0~59岁年龄段处于较低水平,60岁以后逐渐升高,在80岁年龄组达到高峰。城市和农村地区年龄别发病率和死亡率均在80岁组达到高峰(图5-17a~图5-17f)。

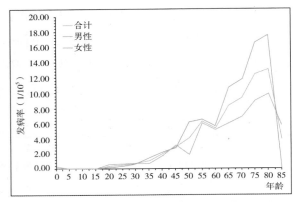

图5-17a 河南省肿瘤登记地区肾及泌尿系统不明
恶性肿瘤年龄别发病率,2011

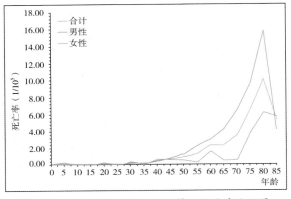

图5-17d 河南省肿瘤登记地区肾及泌尿系统不明
恶性肿瘤年龄别死亡率,2011

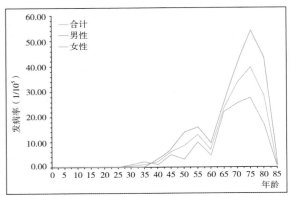

图5-17b 城市肿瘤登记地区肾及泌尿系统不明
恶性肿瘤年龄别发病率,2011

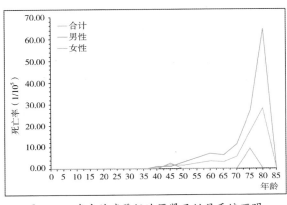

图5-17e 城市肿瘤登记地区肾及泌尿系统不明
恶性肿瘤年龄别死亡率,2011

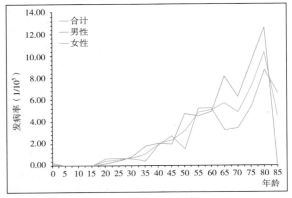

图5-17c 农村肿瘤登记地区肾及泌尿系统不明
恶性肿瘤年龄别发病率,2011

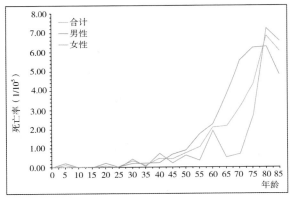

图5-17f 农村肿瘤登记地区肾及泌尿系统不明
恶性肿瘤年龄别死亡率,2011

在 3 个城市肿瘤登记地区中,男性肾及泌尿系统不明恶性肿瘤标化发病率最高的是洛阳市(6.87/10 万),其次是三门峡市和漯河市;女性标化发病率最高的是洛阳市(5.67/10 万),其次是三门峡市和漯河市。男性标化死亡率最高的是洛阳市(2.22/10 万),女性标化死亡率最高的是洛阳市(0.47/10 万)(图 5-17g)。

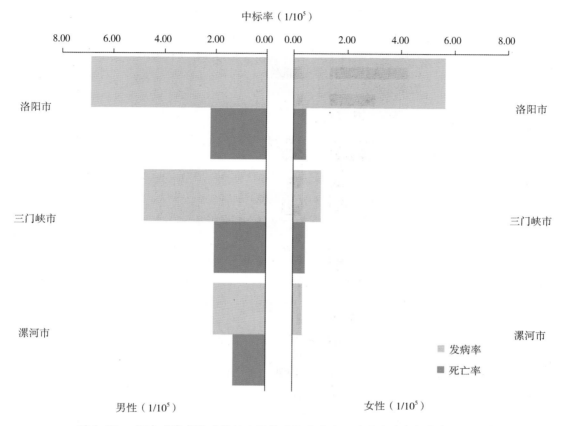

图 5-17g　河南省城市肿瘤登记地区肾及泌尿系统不明恶性肿瘤发病率与死亡率

在13个农村肿瘤登记地区中,男性肾及泌尿系统不明恶性肿瘤标化发病率最高的是济源市(4.53/10万),其次是鲁山县和郾城县;女性标化发病率最高的是济源市(3.15/10万),其次是沈丘县和鲁山县。男性标化死亡率最高的是济源市(2.44/10万),女性标化死亡率最高的是济源市(0.94/10万)(图5-17h)。

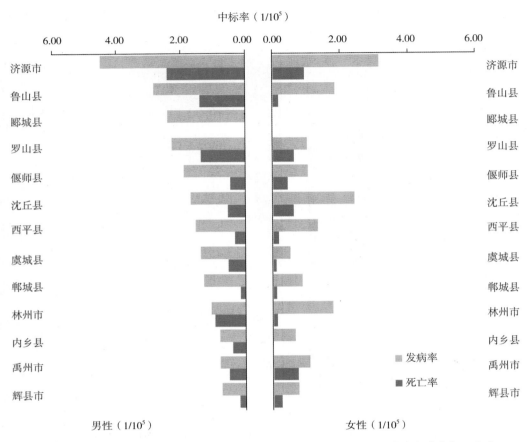

图5-17h　河南省农村肿瘤登记地区肾及泌尿系统不明恶性肿瘤发病率与死亡率

十八、膀胱(C67)

2011 年,河南省肿瘤登记地区膀胱癌的发病率为 2.80/10 万,中标率为 2.28/10 万,世标率为 2.28/10 万,占全部恶性肿瘤发病的 1.14%。其中男性发病率为 4.23/10 万,中标率为 3.66/10 万,世标率为 3.64/10 万;女性发病率为 1.28/10 万,中标率为 0.98/10 万,世标率为 1.01/10 万。男性中标率为女性的 3.73 倍,城市为农村的 1.7 倍。同期膀胱癌的死亡率为 1.56/10 万,中标率为 1.22/10 万,世标率为 1.20/10 万。其中男性死亡率为 2.43/10 万,中标率为 2.07/10 万,世标率为 2.06/10 万;女性死亡率为 0.64/10 万,中标率为 0.47/10 万,世标率为 0.47/10 万。膀胱癌发病和死亡的 0~74 岁累计率分别为 0.26% 和 0.13%(表 5-18)。

表 5-18　河南省肿瘤登记地区膀胱癌的发病与死亡

地区	性别	病例数	粗率(1/10⁵)	构成(%)	中标率(1/10⁵)	世标率(1/10⁵)	累计率0~74(%)
发病							
河南省	合计	389	2.80	1.14	2.28	2.28	0.26
	男性	303	4.23	1.61	3.66	3.64	0.41
	女性	86	1.28	0.56	0.98	1.01	0.11
城市	合计	97	4.41	1.86	3.48	3.54	0.40
	男性	75	6.65	2.69	5.60	5.68	0.59
	女性	22	2.05	0.90	1.55	1.60	0.20
农村	合计	292	2.50	1.01	2.05	2.05	0.24
	男性	228	3.78	1.43	3.29	3.25	0.37
	女性	64	1.13	0.49	0.87	0.90	0.10
死亡							
河南省	合计	217	1.56	0.98	1.22	1.20	0.13
	男性	174	2.43	1.29	2.07	2.06	0.21
	女性	43	0.64	0.50	0.47	0.47	0.05
城市	合计	63	2.87	2.00	2.23	2.16	0.20
	男性	50	4.44	2.61	3.78	3.73	0.35
	女性	13	1.21	1.05	0.90	0.84	0.07
农村	合计	154	1.32	0.81	1.03	1.03	0.11
	男性	124	2.05	1.07	1.75	1.75	0.18
	女性	30	0.53	0.40	0.40	0.40	0.04

膀胱癌年龄别发病率在 0 ~ 49 岁年龄段处于较低水平,50 岁以后逐渐升高,男性和女性分别在 80 岁和 85 岁及以上年龄组达到高峰,男性高于女性。年龄别死亡率在 0 ~ 49 岁年龄段处于较低水平,50 岁以后逐渐升高,男性和女性分别在 80 岁和 85 岁及以上年龄组达到高峰。城市和农村肿瘤登记地区年龄别率的水平虽然有一定的差异,但总体趋势类同(图 5-18a ~ 图 5-18f)。

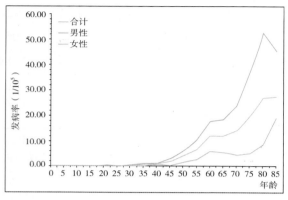

图5-18a 河南省肿瘤登记地区膀胱癌
年龄别发病率,2011

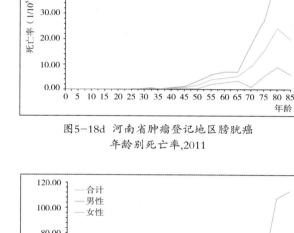

图5-18d 河南省肿瘤登记地区膀胱癌
年龄别死亡率,2011

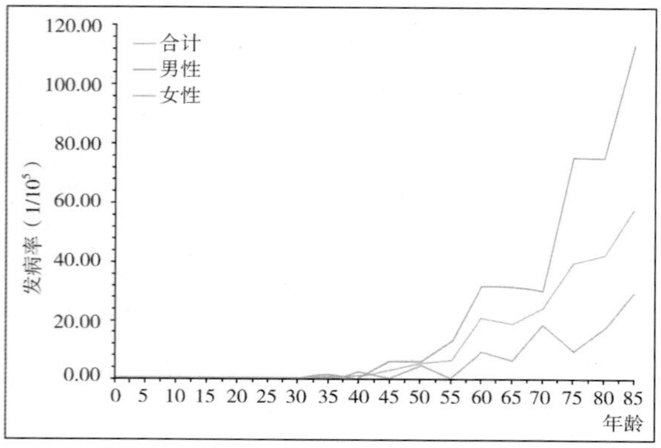

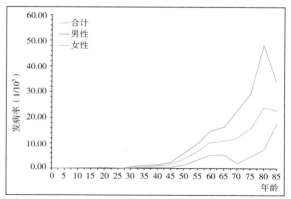

图5-18b 城市肿瘤登记地区膀胱癌
年龄别发病率,2011

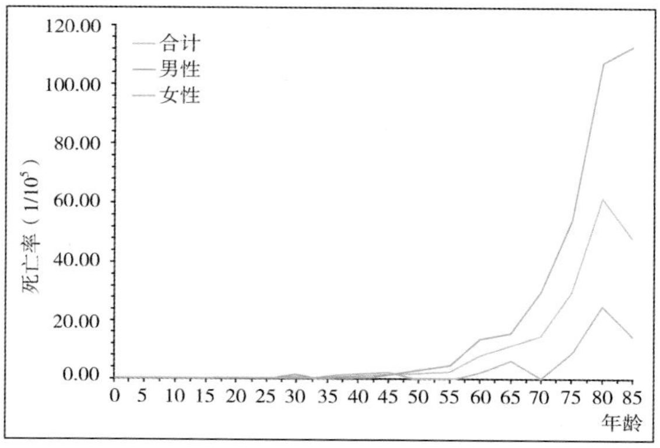

图5-18e 城市肿瘤登记地区膀胱癌
年龄别死亡率,2011

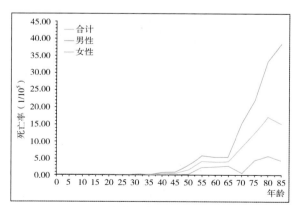

图5-18c 农村肿瘤登记地区膀胱癌
年龄别发病率,2011

图5-18f 农村肿瘤登记地区膀胱癌
年龄别死亡率,2011

在 3 个城市肿瘤登记地区中,男性膀胱癌标化发病率最高的是三门峡市(6.86/10 万),其次是洛阳市和漯河市;女性标化发病率最高的是三门峡市(3.19/10 万),其次是洛阳市和漯河市。男性标化死亡率最高的是洛阳市(4.90/10 万),女性标化死亡率最高的是洛阳市(1.68/10 万)(图 5-18g)。

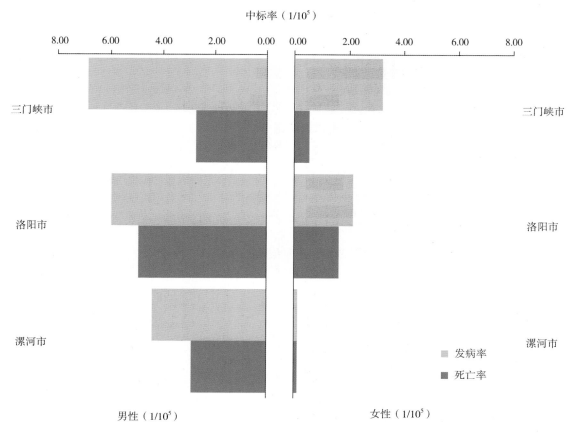

图 5-18g　河南省城市肿瘤登记地区膀胱癌发病率与死亡率

在 13 个农村肿瘤登记地区中,男性膀胱癌标化发病率最高的是虞城县(7.69/10 万),其次是偃师县和罗山县;女性标化发病率最高的是偃师县(1.84/10 万),其次是虞城县和西平县。男性标化死亡率最高的是虞城县(6.35/10 万),女性标化死亡率最高的是偃师县(1.43/10 万)(图 5-18h)。

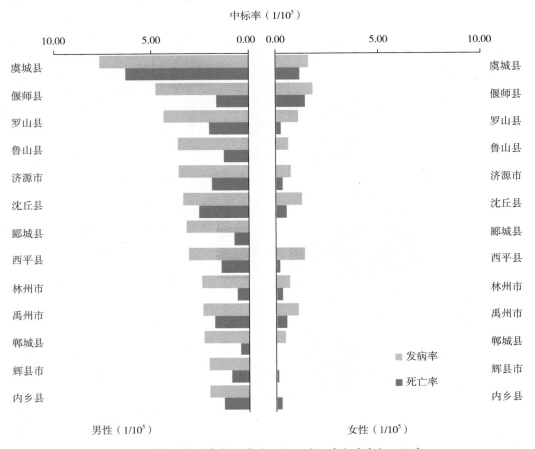

图 5-18h　河南省农村肿瘤登记地区膀胱癌发病率与死亡率

2011年肿瘤登记地区膀胱癌发病病例中有确切解剖学亚部位(C67.0-C67.7,C67.8)信息的占37.5%,亚部位未特指(C67.9)的占62.5%。在有亚部位的膀胱癌病例中,发生在膀胱三角区(C67.0)的占24.7%,膀胱顶(C67.1)的占12.3%,膀胱侧壁(C67.2)的占16.4%,膀胱前壁(C67.3)的占6.8%,膀胱后壁(C67.4)的占17.8%,膀胱颈(C67.5)的占10.3%,输尿管口(C67.6)的占5.5%,脐尿管(C67.7)的占2.0%,膀胱交搭跨越(C67.8)的占4.1%(图5-18i)。

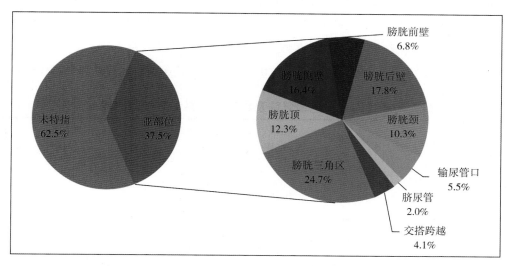

图5-18i 河南省肿瘤登记地区膀胱癌发病亚部位构成(%)

2011年肿瘤登记地区膀胱癌发病病例中有明确组织病理学分型的占57.1%,组织学类型未特指的占42.9%。在有组织病理学分型的膀胱癌病例中,鳞状细胞癌占22.1%,移行细胞癌占36.0%,腺癌占26.1%,其他类型的膀胱癌占15.8%(图5-18j)。

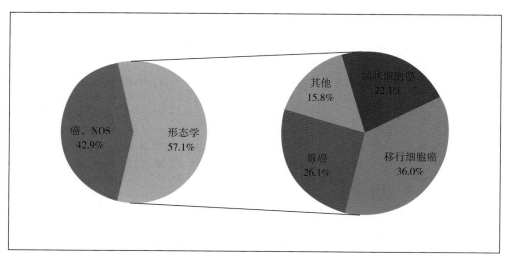

图5-18j 河南省肿瘤登记地区膀胱癌发病形态学构成(%)

十九、脑及中枢神经系统（C70-C72）

2011年,河南省肿瘤登记地区脑及中枢神经系统恶性肿瘤的发病率为6.16/10万,中标率为5.46/10万,世标率为5.36/10万,占全部恶性肿瘤发病的2.50%。其中男性发病率为6.48/10万,中标率为5.90/10万,世标率为5.76/10万;女性发病率为5.82/10万,中标率为5.04/10万,世标率为4.98/10万。男性中标率为女性的1.17倍,城市为农村的0.57倍。同期脑及中枢神经系统恶性肿瘤的死亡率为3.03/10万,中标率为2.58/10万,世标率为2.54/10万。其中男性死亡率为3.48/10万,中标率为3.14/10万,世标率为3.12/10万;女性为2.55/10万,中标率为2.04/10万,世标率为1.99/10万。脑及中枢神经系统恶性肿瘤发病和死亡的0~74岁累计率分别为0.57%和0.27%(表5-19)。

表5-19　河南省肿瘤登记地区脑及中枢神经系统恶性肿瘤发病与死亡

地区	性别	病例数	粗率 (1/10^5)	构成 (%)	中标率 (1/10^5)	世标率 (1/10^5)	累计率 0~74(%)
发病							
河南省	合计	856	6.16	2.50	5.46	5.36	0.57
	男性	464	6.48	2.47	5.90	5.76	0.60
	女性	392	5.82	2.54	5.04	4.98	0.53
城市	合计	89	4.05	1.71	3.32	3.19	0.34
	男性	52	4.61	1.87	3.86	3.69	0.37
	女性	37	3.45	1.52	2.83	2.74	0.32
农村	合计	767	6.56	2.65	5.87	5.78	0.61
	男性	412	6.83	2.58	6.27	6.15	0.65
	女性	355	6.27	2.73	5.49	5.43	0.58
死亡							
河南省	合计	421	3.03	1.90	2.58	2.54	0.27
	男性	249	3.48	1.84	3.14	3.12	0.32
	女性	172	2.55	1.99	2.04	1.99	0.21
城市	合计	34	1.55	1.08	1.28	1.24	0.15
	男性	18	1.60	0.94	1.40	1.28	0.13
	女性	16	1.49	1.30	1.19	1.22	0.17
农村	合计	387	3.31	2.03	2.84	2.80	0.29
	男性	231	3.83	1.99	3.48	3.47	0.36
	女性	156	2.75	2.10	2.21	2.14	0.21

脑及中枢神经系统恶性肿瘤年龄别发病率和死亡率在 0～34 岁年龄段处于较低水平,35 岁以后开始升高。城市和农村地区年龄别发病率均在 75 岁组达到高峰,城乡死亡率均在 80 岁组达到高峰(图 5-19a～图 5-19f)。

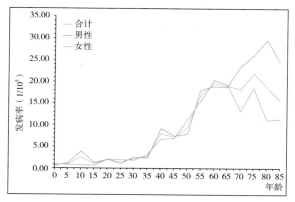

图5-19a 河南省肿瘤登记地区脑及中枢神经系统
恶性肿瘤年龄别发病率,2011

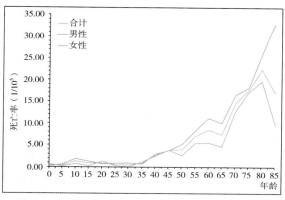

图5-19d 河南省肿瘤登记地区脑及中枢神经系统
恶性肿瘤年龄别死亡率,2011

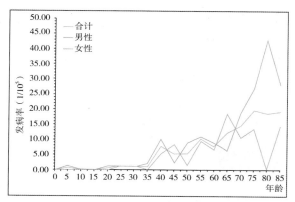

图5-19b 城市肿瘤登记地区脑及中枢神经系统
恶性肿瘤年龄别发病率,2011

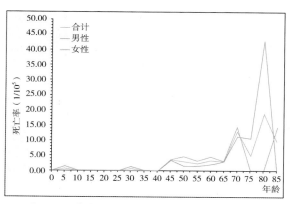

图5-19e 城市肿瘤登记地区脑及中枢神经系统
恶性肿瘤年龄别死亡率,2011

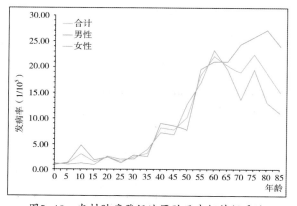

图5-19c 农村肿瘤登记地区脑及中枢神经系统
恶性肿瘤年龄别发病率,2011

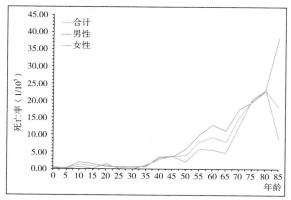

图5-19f 农村肿瘤登记地区脑及中枢神经系统
恶性肿瘤年龄别死亡率,2011

在 3 个城市肿瘤登记地区中,男性脑及中枢神经系统恶性肿瘤标化发病率最高的是洛阳市(5.29/10 万),其次是三门峡市和漯河市;女性标化发病率最高的是漯河市(4.25/10 万),其次是三门峡市和洛阳市。男性标化死亡率最高的是洛阳市(1.89/10 万),女性标化死亡率最高的是漯河市(1.87/10 万)(图 5-19g)。

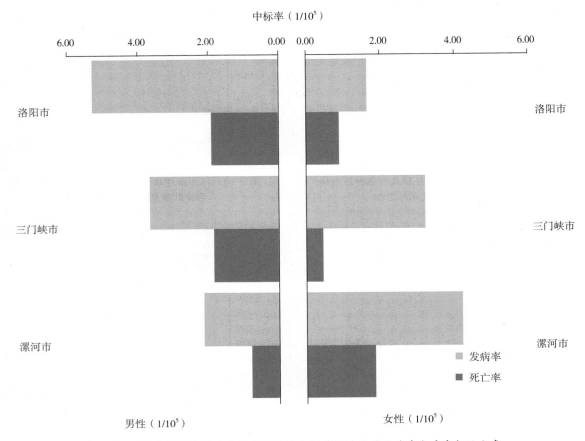

图 5-19g　河南省城市肿瘤登记地区脑及中枢神经系统恶性肿瘤发病率与死亡率

在 13 个农村肿瘤登记地区中,男性脑及中枢神经系统恶性肿瘤标化发病率最高的是辉县市(13.59/10 万),其次是罗山县和林州市;女性标化发病率最高的是林州市(8.19/10 万),其次是辉县市和禹州市。男性标化死亡率最高的是辉县市(7.03/10 万),女性标化死亡率最高的是辉县市(4.14/10 万)(图 5-19h)。

中标率（1/10^5）

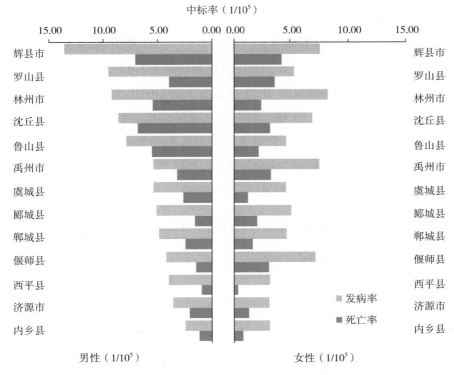

图5-19h　河南省农村肿瘤登记地区脑及中枢神经系统恶性肿瘤发病率与死亡率

2011年肿瘤登记地区脑及中枢神经系统癌发病病例中有确切解剖学亚部位（C71.0-C71.8）信息的占34.9%，亚部位未特指（C71.9）的占65.1%。在有亚部位的脑及中枢神经系统癌病例中，发生在大脑，除外脑叶和脑室（C71.0）的占31.2%，额叶（C71.1）的占15.8%，颞叶（C71.2）的占13.0%，顶叶（C71.3）的占6.7%，枕叶（C71.4）的占2.8%，脑室（C71.5）的占6.3%，小脑（C71.6）的占15.0%，脑及中枢神经系统交搭跨越（C71.8）的占2.0%（图5-19i）。

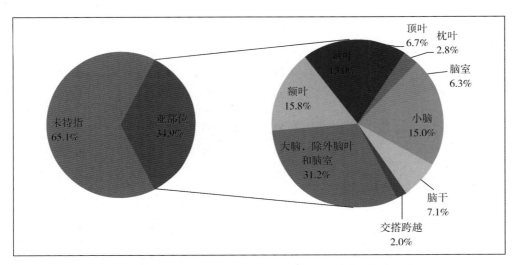

图5-19i　河南省肿瘤登记地区脑及中枢神经系统恶性肿瘤发病亚部位构成(%)

二十、甲状腺（C73）

2011年,河南省肿瘤登记地区甲状腺癌的发病率为2.35/10万,中标率为2.13/10万,世标率为1.99/10万,占全部恶性肿瘤发病的0.95%。其中男性发病率为1.12/10万,中标率为1.02/10万,世标率为0.97/10万;女性发病率为3.65/10万,中标率为3.29/10万,世标率为3.05/10万。男性中标率为女性的0.31倍,城市为农村的1.54倍。同期甲状腺癌的死亡率为0.46/10万,中标率为0.39/10万,世标率为0.38/10万。其中男性死亡率为0.24/10万,中标率为0.20/10万,世标率为0.20/10万;女性死亡率为0.70/10万,中标率为0.57/10万,世标率为0.56/10万。甲状腺癌发病和死亡的0~74岁累计率分别为0.21%和0.05%(表5-20)。

表5-20　河南省肿瘤登记地区甲状腺癌的发病与死亡

地区	性别	病例数	粗率 (1/10⁵)	构成 (%)	中标率 (1/10⁵)	世标率 (1/10⁵)	累计率 0~74(%)
发病							
河南省	合计	326	2.35	0.95	2.13	1.99	0.21
	男性	80	1.12	0.43	1.02	0.97	0.11
	女性	246	3.65	1.59	3.29	3.05	0.32
城市	合计	74	3.37	1.42	3.03	2.81	0.30
	男性	19	1.69	0.68	1.50	1.44	0.16
	女性	55	5.13	2.26	4.61	4.21	0.44
农村	合计	252	2.15	0.87	1.97	1.84	0.20
	男性	61	1.01	0.38	0.93	0.88	0.10
	女性	191	3.37	1.47	3.05	2.85	0.30
死亡							
河南省	合计	64	0.46	0.29	0.39	0.38	0.05
	男性	17	0.24	0.13	0.20	0.20	0.02
	女性	47	0.70	0.54	0.57	0.56	0.07
城市	合计	12	0.55	0.38	0.45	0.46	0.07
	男性	2	0.18	0.10	0.15	0.13	0.01
	女性	10	0.93	0.81	0.76	0.79	0.13
农村	合计	52	0.44	0.27	0.37	0.37	0.04
	男性	15	0.25	0.13	0.21	0.22	0.03
	女性	37	0.65	0.50	0.54	0.52	0.06

甲状腺癌年龄别发病率和死亡率在 0 ~ 34 岁年龄段处于较低水平,35 岁以后开始升高。城市和农村地区年龄别发病率分别在 65 岁和 60 岁组达到高峰;城市和农村地区年龄别死亡率分别在 70 岁和 80 岁组达到高峰(图 5-20a ~ 图 5-20f)。

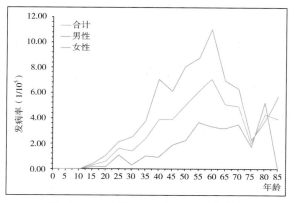

图 5-20a 河南省肿瘤登记地区甲状腺癌
年龄别发病率,2011

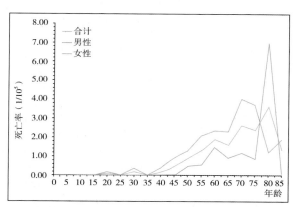

图 5-20d 河南省肿瘤登记地区甲状腺癌
年龄别死亡率,2011

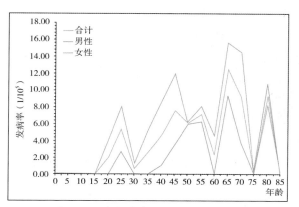

图 5-20b 城市肿瘤登记地区甲状腺癌
年龄别发病率,2011

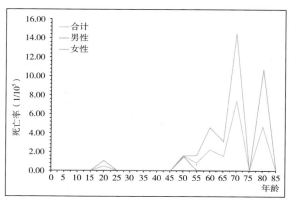

图 5-20e 城市肿瘤登记地区甲状腺癌
年龄别死亡率,2011

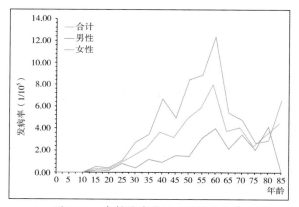

图 5-20c 农村肿瘤登记地区甲状腺癌
年龄别发病率,2011

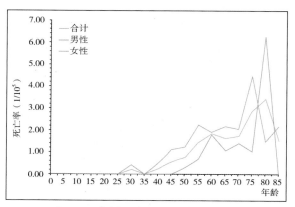

图 5-20f 农村肿瘤登记地区甲状腺癌
年龄别死亡率,2011

第五章　各部位恶性肿瘤的发病与死亡

在3个城市肿瘤登记地区中,男性甲状腺癌标化发病率最高的是洛阳市(1.88/10万),其次是三门峡市和漯河市;女性标化发病率最高的是洛阳市(6.71/10万),其次是漯河市和三门峡市。男性标化死亡率最高的是漯河市(0.23/10万),女性标化死亡率最高的是漯河市(1.26/10万)(图5-20g)。

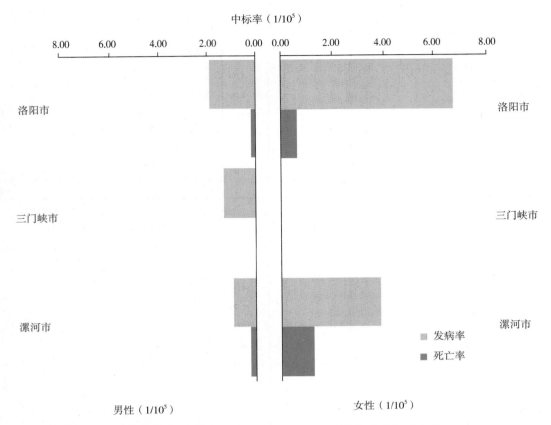

图5-20g　河南省城市肿瘤登记地区甲状腺癌发病率与死亡率

在 13 个农村肿瘤登记地区中,男性甲状腺癌标化发病率最高的是郾城县(1.69/10 万),其次是禹州市和鲁山县;女性标化发病率最高的是禹州市(4.72/10 万),其次是济源市和郾城县。男性标化死亡率最高的是鲁山县(0.58/10 万),女性标化死亡率最高的是辉县市(1.33/10 万)(图 5-20h)。

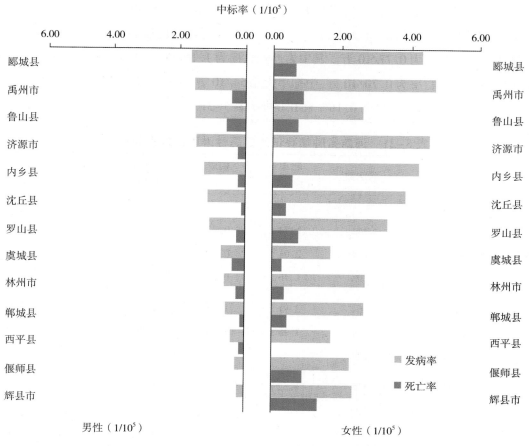

图 5-20h　河南省农村肿瘤登记地区甲状腺癌发病率与死亡率

二十一、恶性淋巴瘤(C81-C85,C88,C90,C96)

2011年,河南省肿瘤登记地区恶性淋巴瘤的发病率为1.74/10万,中标率为1.52/10万,世标率为1.48/10万,占全部恶性肿瘤发病的0.71%。其中男性发病率为2.01/10万,中标率为1.81/10万,世标率为1.75/10万;女性发病率为1.46/10万,中标率为1.23/10万,世标率为1.21/10万。男性中标率为女性的1.47倍,城市为农村的1.79倍。同期恶性淋巴瘤的死亡率为0.94/10万,中标率为0.78/10万,世标率为0.77/10万。其中男性死亡率为1.16/10万,中标率为1.03/10万,世标率为1.02/10万;女性死亡率为0.70/10万,中标率为0.54/10万,世标率为0.53/10万。恶性淋巴瘤发病和死亡的0~74岁累计率分别为0.16%和0.09%(表5-21)。

表5-21 河南省肿瘤登记地区恶性淋巴瘤发病与死亡

地区	性别	病例数	粗率 (1/10⁵)	构成 (%)	中标率 (1/10⁵)	世标率 (1/10⁵)	累计率 0~74(%)
发病							
河南省	合计	242	1.74	0.71	1.52	1.48	0.16
	男性	144	2.01	0.77	1.81	1.75	0.20
	女性	98	1.46	0.64	1.23	1.21	0.13
城市	合计	64	2.91	1.23	2.43	2.30	0.24
	男性	37	3.28	1.33	2.79	2.58	0.29
	女性	27	2.52	1.11	2.10	2.03	0.20
农村	合计	178	1.52	0.61	1.36	1.34	0.15
	男性	107	1.77	0.67	1.62	1.59	0.18
	女性	71	1.25	0.55	1.08	1.07	0.11
死亡							
河南省	合计	130	0.94	0.59	0.78	0.77	0.09
	男性	83	1.16	0.61	1.03	1.02	0.12
	女性	47	0.70	0.54	0.54	0.53	0.06
城市	合计	41	1.86	1.30	1.60	1.52	0.18
	男性	24	2.13	1.25	1.93	1.79	0.20
	女性	17	1.59	1.38	1.30	1.28	0.16
农村	合计	89	0.76	0.47	0.63	0.63	0.07
	男性	59	0.98	0.51	0.86	0.88	0.10
	女性	30	0.53	0.40	0.40	0.39	0.05

恶性淋巴瘤年龄别发病率在0~39岁年龄段处于较低水平,40岁以后开始升高。城市地区发病率在80岁组达到高峰,死亡率在85岁及以上年龄组达到高峰;农村地区发病率在65岁组达到高峰,死亡率在80岁组达到高峰(图5-21a~图5-21f)。

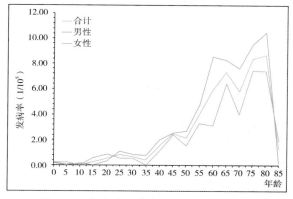

图5-21a 河南省肿瘤登记地区恶性淋巴瘤
年龄别发病率,2011

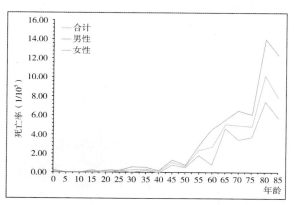

图5-21d 河南省肿瘤登记地区恶性淋巴瘤
年龄别死亡率,2011

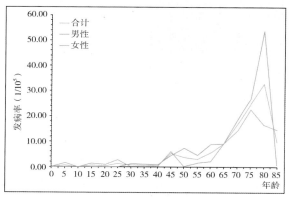

图5-21b 城市肿瘤登记地区恶性淋巴瘤
年龄别发病率,2011

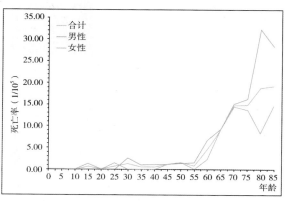

图5-21e 城市肿瘤登记地区恶性淋巴瘤
年龄别死亡率,2011

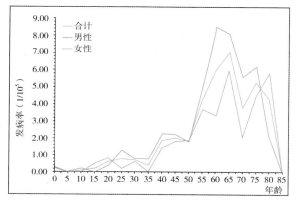

图5-21c 农村肿瘤登记地区恶性淋巴瘤
年龄别发病率,2011

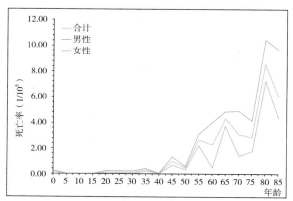

图5-21f 农村肿瘤登记地区恶性淋巴瘤
年龄别死亡率,2011

在3个城市肿瘤登记地区中,男性恶性淋巴瘤标化发病率最高的是洛阳市(4.15/10万),其次是三门峡市和漯河市;女性标化发病率最高的是洛阳市(3.12/10万),其次是漯河市和三门峡市。男性标化死亡率最高的是洛阳市(3.33/10万),女性标化死亡率最高的是三门峡市(3.10/10万)(图5-21g)。

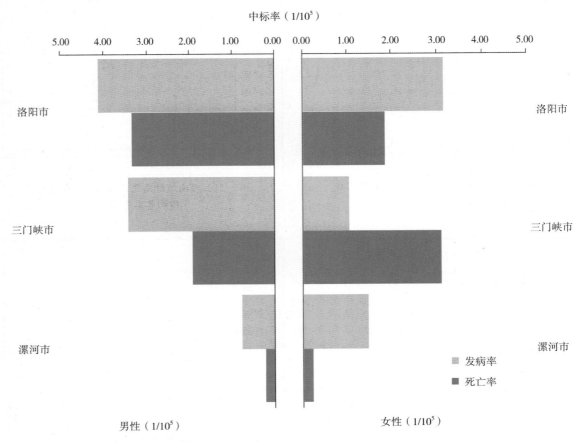

图5-21g 河南省城市肿瘤登记地区恶性淋巴瘤发病率与死亡率

在 13 个农村肿瘤登记地区中,男性恶性淋巴瘤标化发病率最高的是西平县(3.93/10 万),其次是郾城县和沈丘县;女性标化发病率最高的是郾城县(3.64/10 万),其次是西平县和内乡县。男性标化死亡率最高的是沈丘县(2.66/10 万),女性标化死亡率最高的是内乡县(1.12/10 万)(图 5-21h)。

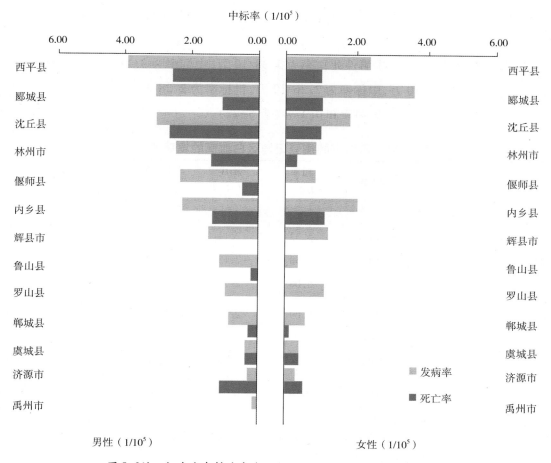

图 5-21h 河南省农村肿瘤登记地区恶性淋巴瘤发病率与死亡率

二十二、白血病(C91-C95)

2011年,河南省肿瘤登记地区白血病的发病率为5.33/10万,中标率为5.01/10万,世标率为5.13/10万,占全部恶性肿瘤发病的2.17%。其中男性发病率为5.58/10万,中标率为5.32/10万,世标率为5.42/10万;女性发病率为5.06/10万,中标率为4.68/10万,世标率为4.84/10万。男性中标率为女性的1.14倍,城市为农村的1.1倍。同期白血病的死亡率为3.04/10万,中标率为2.76/10万,世标率为2.71/10万。其中男性死亡率为3.38/10万,中标率为3.14/10万,世标率为3.13/10万;女性死亡率为2.67/10万,中标率为2.36/10万,世标率为2.28/10万。白血病恶性肿瘤发病和死亡的0~74岁累计率分别为0.44%和0.27%(表5-22)。

表5-22 河南省肿瘤登记地区白血病的发病与死亡

地区	性别	病例数	粗率 (1/10^5)	构成 (%)	中标率 (1/10^5)	世标率 (1/10^5)	累计率 0~74(%)
发病							
河南省	合计	741	5.33	2.17	5.01	5.13	0.44
	男性	400	5.58	2.13	5.32	5.42	0.47
	女性	341	5.06	2.21	4.68	4.84	0.40
城市	合计	134	6.09	2.57	5.40	5.55	0.54
	男性	70	6.21	2.52	5.64	5.82	0.59
	女性	64	5.97	2.63	5.16	5.31	0.49
农村	合计	607	5.19	2.09	4.93	5.05	0.42
	男性	330	5.47	2.06	5.25	5.34	0.45
	女性	277	4.89	2.13	4.58	4.75	0.38
死亡							
河南省	合计	422	3.04	1.90	2.76	2.71	0.27
	男性	242	3.38	1.79	3.14	3.13	0.31
	女性	180	2.67	2.08	2.36	2.28	0.22
城市	合计	88	4.00	2.79	3.40	3.26	0.37
	男性	52	4.61	2.71	4.02	3.95	0.49
	女性	36	3.36	2.92	2.77	2.55	0.25
农村	合计	334	2.85	1.75	2.63	2.61	0.25
	男性	190	3.15	1.64	2.97	2.96	0.28
	女性	144	2.54	1.94	2.29	2.23	0.21

白血病年龄别发病率在0~9岁年龄段发病较高,在10岁以后趋于平缓,35岁组开始升高。城市地区发病率在60岁组达到高峰,死亡率在70岁组达到高峰;农村地区发病率和死亡率均在80岁组达到高峰(图5-22a~图5-22f)。

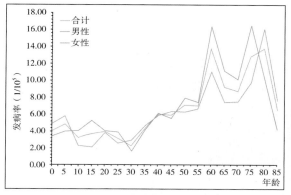

图5-22a 河南省肿瘤登记地区白血病
年龄别发病率,2011

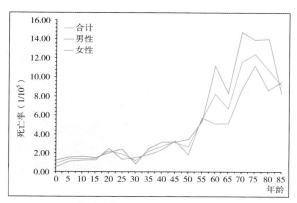

图5-22d 河南省肿瘤登记地区白血病
年龄别死亡率,2011

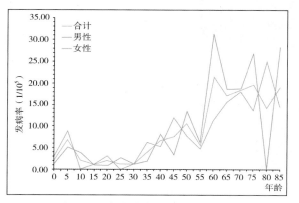

图5-21e 城市肿瘤登记地区白血病
年龄别发病率,2011

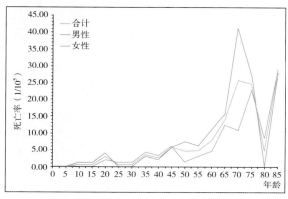

图5-21e 城市肿瘤登记地区白血病
年龄别死亡率,2011

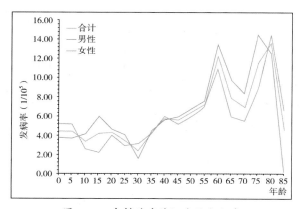

图5-22c 农村肿瘤登记地区白血病
年龄别发病率,2011

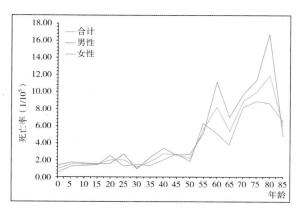

图5-22f 农村肿瘤登记地区白血病
年龄别死亡率,2011

在 3 个城市肿瘤登记地区中,男性白血病标化发病率最高的是洛阳市(6.16/10 万),其次是漯河市和三门峡市;女性标化发病率最高的是漯河市(5.61/10 万),其次是洛阳市和三门峡市。男性标化死亡率最高的是洛阳市(5.73/10 万),女性标化死亡率最高的是漯河市(3.30/10 万)(图 5-22g)。

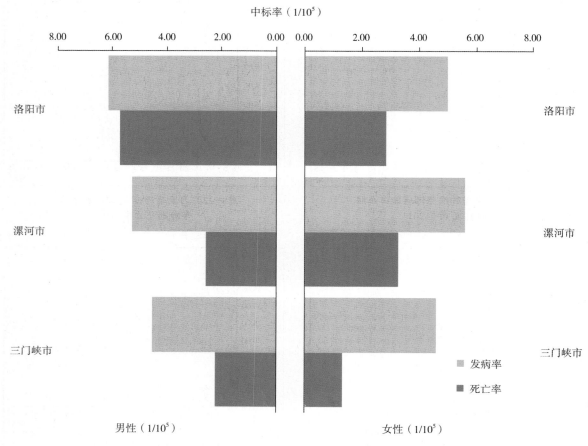

图 5-22g　河南省城市肿瘤登记地区白血病发病率与死亡率

在 13 个农村肿瘤登记地区中,男性白血病标化发病率最高的是沈丘县(9.55/10 万),其次是郾城县和林州市;女性标化发病率最高的是沈丘县(9.72/10 万),其次是郾城县和罗山县。男性标化死亡率最高的是虞城县(5.22/10 万),女性标化死亡率最高的是虞城县(4.19/10 万)(图 5-22h)。

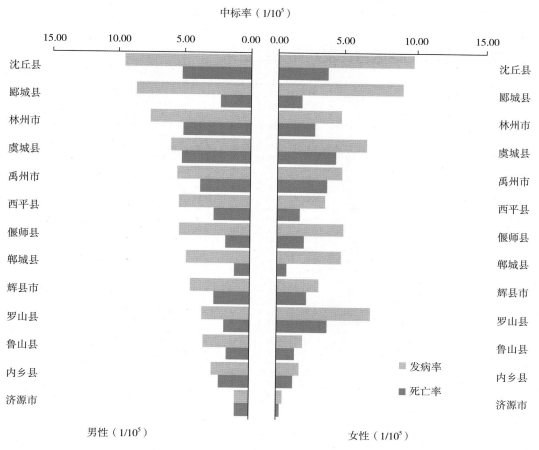

图 5-22h　河南省农村肿瘤登记地区白血病发病率与死亡率

第六章　附　录

一、河南省肿瘤登记地区合计发病和死亡结果

表6-1-1　河南省肿瘤登记地区

部位		病例数	构成（%）	0-	1-	5-	10-	15-	20-	25-	30-	35-
唇	C00	6	0.02	0.00	0.00	0.00	0.00	0.00	0.09	0.00	0.00	0.00
舌	C01-C02	55	0.16	0.00	0.00	0.10	0.00	0.00	0.00	0.00	0.00	0.08
口	C03-C06	75	0.22	0.00	0.00	0.00	0.00	0.10	0.17	0.00	0.09	0.08
唾液腺	C07-C08	72	0.21	0.00	0.00	0.00	0.00	0.10	0.09	0.09	0.44	0.33
扁桃体	C09	11	0.03	0.00	0.00	0.00	0.00	0.00	0.00	0.00	0.00	0.08
其他的口咽	C10	37	0.11	0.00	0.00	0.00	0.09	0.00	0.00	0.00	0.00	0.00
鼻咽	C11	222	0.65	0.00	0.00	0.00	0.00	0.20	0.34	0.09	0.71	0.92
喉咽	C12-C13	38	0.11	0.00	0.00	0.00	0.00	0.00	0.00	0.19	0.00	0.00
咽,部位不明	C14	40	0.12	0.00	0.00	0.00	0.00	0.00	0.09	0.09	0.00	0.00
食管	C15	5547	16.22	0.00	0.00	0.00	0.00	0.00	0.09	0.09	0.09	3.08
胃	C16	5300	15.49	0.00	0.00	0.00	0.09	0.10	0.68	1.03	2.74	5.99
小肠	C17	122	0.36	0.00	0.00	0.00	0.00	0.00	0.00	0.00	0.18	0.67
结肠	C18	829	2.42	0.00	0.00	0.00	0.00	0.00	0.51	0.66	0.88	1.66
直肠	C19-C20	1378	4.03	0.00	0.00	0.00	0.00	0.00	0.34	0.94	0.71	2.41
肛门	C21	38	0.11	0.00	0.00	0.00	0.00	0.00	0.00	0.00	0.09	0.00
肝脏	C22	3758	10.99	0.00	0.14	0.00	0.19	0.39	0.77	1.41	3.98	8.65
胆囊及其他	C23-C24	422	1.23	0.00	0.00	0.00	0.00	0.00	0.00	0.09	0.27	0.25
胰腺	C25	494	1.44	0.00	0.00	0.00	0.00	0.00	0.17	0.09	0.53	1.08
鼻、鼻窦及其他	C30-C31	45	0.13	0.00	0.00	0.00	0.00	0.10	0.00	0.09	0.09	0.25
喉	C32	184	0.54	0.00	0.14	0.00	0.00	0.00	0.00	0.00	0.18	0.00
气管、支气管、肺	C33-C34	6401	18.71	0.00	0.00	0.00	0.00	0.00	1.20	1.32	3.45	7.91
其他的胸腔器官	C37-C38	78	0.23	0.00	0.00	0.00	0.00	0.19	0.34	0.19	0.00	0.17
骨	C40-C41	302	0.88	0.00	0.14	0.20	0.47	0.59	0.77	0.85	0.80	0.42
皮肤的黑色素瘤	C43	26	0.08	0.00	0.41	0.00	0.00	0.00	0.00	0.09	0.09	0.00
其他的皮肤	C44	175	0.51	0.00	0.14	0.10	0.09	0.00	0.34	0.19	0.53	0.50
间皮瘤	C45	6	0.02	0.00	0.00	0.00	0.00	0.00	0.00	0.00	0.00	0.00
卡波西肉瘤	C46	0	0	0.00	0.00	0.00	0.00	0.00	0.00	0.00	0.00	0.00
周围神经、其他结缔组织、软组织	C47;C49	50	0.15	0.00	0.14	0.00	0.00	0.10	0.00	0.09	0.00	0.17
乳房	C50	–	–	–	–	–	–	–	–	–	–	–
外阴	C51	–	–	–	–	–	–	–	–	–	–	–
阴道	C52	–	–	–	–	–	–	–	–	–	–	–
子宫颈	C53	–	–	–	–	–	–	–	–	–	–	–
子宫体	C54	–	–	–	–	–	–	–	–	–	–	–
子宫,部位不明	C55	–	–	–	–	–	–	–	–	–	–	–
卵巢	C56	–	–	–	–	–	–	–	–	–	–	–
其他的女性生殖器	C57	–	–	–	–	–	–	–	–	–	–	–
胎盘	C58	–	–	–	–	–	–	–	–	–	–	–
阴茎	C60	–	–	–	–	–	–	–	–	–	–	–
前列腺	C61	–	–	–	–	–	–	–	–	–	–	–
睾丸	C62	–	–	–	–	–	–	–	–	–	–	–
其他的男性生殖器	C63	–	–	–	–	–	–	–	–	–	–	–
肾	C64	259	0.76	0.00	0.14	0.00	0.00	0.00	0.26	0.28	0.62	1.08
肾盂	C65	22	0.06	0.00	0.00	0.00	0.00	0.00	0.09	0.19	0.00	0.00
输尿管	C66	18	0.05	0.00	0.00	0.00	0.00	0.00	0.00	0.00	0.00	0.00
膀胱	C67	389	1.14	0.00	0.00	0.00	0.00	0.00	0.09	0.09	0.35	0.75
其他的泌尿器官	C68	7	0.02	0.00	0.00	0.00	0.00	0.00	0.00	0.09	0.09	0.00
眼	C69	33	0.1	0.00	0.41	0.30	0.00	0.00	0.00	0.00	0.09	0.17
脑、神经系统	C70-C72	856	2.5	0.00	1.09	1.12	2.64	1.17	2.14	1.60	2.30	2.83
甲状腺	C73	326	0.95	0.00	0.00	0.00	0.00	0.29	0.60	1.60	1.41	2.33
肾上腺	C74	9	0.03	0.00	0.00	0.00	0.00	0.00	0.00	0.09	0.09	0.08
其他的内分泌腺	C75	31	0.09	0.00	0.00	0.00	0.00	0.00	0.17	0.00	0.09	0.17
霍奇金病	C81	96	0.28	0.00	0.00	0.30	0.19	0.00	0.26	0.38	0.09	0.25
非霍奇金淋巴瘤	C82-C85;C96	228	0.67	0.00	0.27	0.10	0.09	0.29	0.60	0.75	0.71	0.42
免疫增生性疾病	C88	0	0	0.00	0.00	0.00	0.00	0.00	0.00	0.00	0.00	0.00
多发性骨髓瘤	C90	15	0.04	0.00	0.00	0.00	0.00	0.00	0.00	0.09	0.00	0.00
淋巴样白血病	C91	162	0.47	0.00	0.27	0.81	0.94	0.78	0.68	0.28	0.53	0.67
髓样白血病	C92-C94	149	0.44	0.57	0.96	1.12	0.19	0.49	0.94	0.75	0.62	0.92
白血病,未特指	C95	430	1.26	1.14	3.41	2.85	2.07	2.45	2.31	2.16	1.06	2.75
其他的或未指明部位的	O&U	453	1.32	0.00	0.55	0.30	0.47	0.59	1.03	1.13	0.88	1.33
合计	ALL	34 208	100	1.71	8.33	7.42	7.83	8.12	19.07	24.46	38.29	81.55
所有部位除外 C44	ALLbutC44	34 033	99.49	1.71	8.19	7.32	7.73	8.12	18.72	24.27	37.76	81.05

2011 年合计发病主要指标(1/10 万)

40−	45−	50−	55−	60−	65−	70−	75−	80−	85−	粗率(1/10 万)	世调率(1/10 万)	累计率(%) 0~64	累计率(%) 0~74
0.00	0.09	0.00	0.15	0.00	0.00	0.29	0.80	0.00	0.00	0.04	0.03	0.00	0.00
0.19	0.47	0.76	1.17	1.53	1.84	1.74	2.00	2.89	1.30	0.40	0.33	0.02	0.04
0.28	0.75	1.52	1.60	1.91	1.38	2.62	2.00	3.62	1.30	0.54	0.45	0.03	0.05
0.28	0.66	0.89	1.46	2.30	1.61	2.91	0.80	0.72	1.30	0.52	0.45	0.03	0.06
0.38	0.00	0.00	0.29	0.19	0.23	0.29	0.40	0.00	0.00	0.08	0.06	0.00	0.01
0.00	0.28	0.76	1.02	1.53	0.92	1.45	0.80	0.72	0.00	0.27	0.23	0.02	0.03
1.61	2.62	2.92	4.96	7.66	2.07	4.94	6.41	5.07	6.51	1.60	1.34	0.11	0.15
0.28	0.37	0.51	0.58	0.77	1.15	0.87	2.00	1.45	2.60	0.27	0.23	0.01	0.02
0.19	0.19	0.63	1.02	1.91	1.38	0.40	1.16			0.27	0.25	0.02	0.03
9.31	24.91	50.16	117.79	207.73	193.31	241.01	267.61	246.06	222.63	39.91	33.47	2.07	4.24
15.19	24.63	52.07	114.30	183.61	181.56	201.48	260.40	230.13	196.59	38.13	31.80	2.00	3.92
0.85	0.94	1.78	1.31	3.25	3.23	5.52	2.80	6.51	5.21	0.88	0.72	0.04	0.09
4.46	7.59	10.92	16.62	23.74	20.74	25.00	33.65	34.74	33.85	5.96	4.93	0.34	0.56
5.22	11.05	17.52	29.59	43.08	42.39	48.26	57.29	51.38	31.25	9.91	8.27	0.55	1.01
0.28	1.03	0.38	0.44	0.77	0.46	1.45	0.80	2.17	1.30	0.27	0.22	0.01	0.02
19.85	31.56	46.22	81.35	109.90	106.91	121.82	141.42	143.29	132.80	27.04	22.48	1.52	2.67
1.04	2.25	2.92	6.85	9.00	16.82	19.77	23.64	32.57	23.43	3.04	2.43	0.11	0.30
2.47	4.03	5.33	9.33	11.87	16.13	16.86	22.03	21.71	28.64	3.55	2.92	0.17	0.34
0.47	0.19	0.38	0.87	1.34	0.46	1.74	2.00	0.72	1.30	0.32	0.27	0.02	0.03
0.95	0.56	2.54	4.37	6.51	6.45	8.43	5.21	7.24		1.32	1.13	0.08	0.15
21.84	37.93	58.80	122.46	185.14	213.35	262.82	332.91	328.56	285.12	46.05	37.77	2.20	4.58
0.76	0.28	0.51	1.60	2.68	1.38	2.33	3.20	2.17	2.60	0.56	0.48	0.03	0.05
2.37	2.72	3.05	4.81	7.66	7.37	8.72	7.61	10.13	13.02	2.17	1.87	0.12	0.20
0.00	0.28	0.13	0.58	1.15	0.46	0.58	0.40	1.45	0.00	0.19	0.18	0.01	0.02
0.95	0.75	1.14	2.77	3.06	4.84	5.23	6.81	16.64	16.92	1.26	1.01	0.05	0.10
0.00	0.00	0.00	0.29	0.19	0.23	0.29	0.40	0.00	0.00	0.04	0.04	0.00	0.01
0.00	0.00	0.00	0.00	0.00	0.00	0.00	0.00	0.00	0.00	0.00	0.00	0.00	0.00
0.57	0.37	0.51	1.02	1.34	1.15	1.16	1.60	2.17	1.30	0.36	0.31	0.02	0.03
−	−	−	−	−	−	−	−	−	−	−	−	−	−
−	−	−	−	−	−	−	−	−	−	−	−	−	−
−	−	−	−	−	−	−	−	−	−	−	−	−	−
−	−	−	−	−	−	−	−	−	−	−	−	−	−
−	−	−	−	−	−	−	−	−	−	−	−	−	−
−	−	−	−	−	−	−	−	−	−	−	−	−	−
−	−	−	−	−	−	−	−	−	−	−	−	−	−
−	−	−	−	−	−	−	−	−	−	−	−	−	−
1.90	2.72	3.81	4.96	4.98	6.68	6.69	9.21	11.58	2.60	1.86	1.52	0.10	0.17
0.00	0.09	0.13	0.73	0.19	0.69	0.58	2.00	0.00	1.30	0.16	0.13	0.01	0.01
0.09	0.00	0.13	0.44	0.00	0.69	1.74	0.80	1.45	0.00	0.13	0.10	0.00	0.02
0.95	1.78	3.94	6.56	11.87	11.98	13.95	19.63	26.78	27.34	2.80	2.28	0.13	0.26
0.00	0.09	0.00	0.15	0.19	0.23	0.29	0.40	0.72	0.00	0.05	0.04	0.00	0.01
0.09	0.28	0.25	0.44	0.38	0.46	0.29	0.00	0.72	5.21	0.24	0.22	0.01	0.02
8.07	7.30	9.40	16.91	19.72	19.12	18.32	22.03	18.82	15.62	6.16	5.36	0.38	0.57
3.89	3.93	5.08	6.12	7.08	5.07	4.94	2.00	4.34	3.91	2.35	1.99	0.16	0.21
0.09	0.00	0.13	0.15	0.19	0.23	0.00	0.40	0.00	0.00	0.06	0.05	0.00	0.01
0.19	0.37	0.63	0.44	0.57	1.15	0.29	0.80	0.00	0.00	0.22	0.19	0.01	0.02
0.76	0.66	0.89	1.60	1.91	3.46	3.49	2.80	1.45	1.30	0.69	0.60	0.04	0.07
1.42	2.53	1.90	3.79	5.55	7.14	5.52	7.21	8.68	1.30	1.64	1.40	0.09	0.16
0.00	0.00	0.00	0.00	0.00	0.00	0.00	0.00	0.00	0.00	0.00	0.00	0.00	0.00
0.19	0.00	0.25	0.29	0.38	0.23	0.58	1.20	0.00	0.00	0.11	0.09	0.01	0.01
1.90	1.22	1.52	1.75	2.68	3.92	3.78	2.00	2.17	0.00	1.17	1.08	0.07	0.11
0.76	1.78	1.52	0.87	2.30	2.30	1.74	4.41	1.45	0.00	1.07	1.02	0.07	0.09
3.32	2.90	4.06	4.37	8.81	3.00	3.20	6.41	10.13	6.51	3.09	3.04	0.21	0.24
2.18	3.84	5.84	9.48	12.83	8.29	10.76	14.42	13.03	20.83	2.81	2.81	0.20	0.30
179.37	273.63	377.80	691.90	1006.67	974.83	1132.97	1350.07	1329.43	1150.89	246.12	205.51	13.62	24.15
178.43	272.88	376.65	689.13	1003.61	969.99	1127.74	1343.26	1312.78	1133.97	244.86	204.50	13.56	24.05

表 6-1-2　河南省肿瘤登记地区 2011 年

部位		病例数	构成(%)	年龄组								
				0-	1-	5-	10-	15-	20-	25-	30-	35-
唇	C00	5	0.03	0.00	0.00	0.00	0.00	0.00	0.17	0.00	0.00	0.00
舌	C01-C02	27	0.14	0.00	0.00	0.00	0.00	0.00	0.00	0.00	0.00	0.16
口	C03-C06	41	0.22	0.00	0.00	0.00	0.00	0.19	0.00	0.00	0.17	0.00
唾液腺	C07-C08	39	0.21	0.00	0.00	0.00	0.00	0.00	0.17	0.00	0.35	0.33
扁桃体	C09	5	0.03	0.00	0.00	0.00	0.00	0.00	0.00	0.00	0.00	0.00
其他的口咽	C10	25	0.13	0.00	0.00	0.00	0.00	0.18	0.00	0.00	0.00	0.00
鼻咽	C11	139	0.74	0.00	0.00	0.00	0.00	0.00	0.37	0.34	0.00	0.87	0.65
喉咽	C12-C13	32	0.17	0.00	0.00	0.00	0.00	0.00	0.00	0.37	0.00	0.00
咽,部位不明	C14	32	0.17	0.00	0.00	0.00	0.00	0.00	0.00	0.00	0.00	0.00
食管	C15	3418	18.20	0.00	0.00	0.00	0.00	0.00	0.00	0.18	1.04	3.58
胃	C16	3648	19.43	0.00	0.00	0.00	0.18	0.19	0.50	0.92	3.64	6.35
小肠	C17	71	0.38	0.00	0.00	0.00	0.00	0.00	0.00	0.00	0.17	0.98
结肠	C18	451	2.40	0.00	0.00	0.00	0.00	0.00	0.17	0.55	0.87	2.44
直肠	C19-C20	754	4.02	0.00	0.00	0.00	0.00	0.00	0.50	0.92	0.52	2.28
肛门	C21	20	0.11	0.00	0.00	0.00	0.00	0.00	0.00	0.00	0.00	0.00
肝脏	C22	2584	13.76	0.00	0.00	0.00	0.35	0.19	1.17	2.39	4.85	11.39
胆囊及其他	C23-C24	199	1.06	0.00	0.00	0.00	0.00	0.00	0.00	0.18	0.52	0.49
胰腺	C25	284	1.51	0.00	0.00	0.00	0.00	0.00	0.17	0.18	0.87	1.14
鼻、鼻窦及其他	C30-C31	29	0.15	0.00	0.00	0.00	0.00	0.19	0.00	0.37	0.17	0.16
喉	C32	145	0.77	0.00	0.00	0.00	0.00	0.00	0.00	0.00	0.35	0.00
气管、支气管、肺	C33-C34	4278	22.78	0.00	0.00	0.00	0.00	0.00	1.17	2.21	3.46	9.11
其他的胸腔器官	C37-C38	48	0.26	0.00	0.00	0.00	0.35	0.00	0.50	0.37	0.00	0.00
骨	C40-C41	191	1.02	0.00	0.00	0.19	0.71	0.93	0.84	1.47	1.21	0.65
皮肤的黑色素瘤	C43	11	0.06	0.00	0.25	0.00	0.00	0.00	0.00	0.18	0.17	0.00
其他的皮肤	C44	96	0.51	0.00	0.00	0.00	0.19	0.00	0.50	0.18	1.04	0.16
间皮瘤	C45	2	0.01	0.00	0.00	0.00	0.00	0.00	0.00	0.00	0.00	0.00
卡波西肉瘤	C46	0	0.00	0.00	0.00	0.00	0.00	0.00	0.00	0.00	0.00	0.00
周围神经、其他结缔组织、软组织	C47;C49	25	0.13	0.00	0.25	0.00	0.00	0.00	0.00	0.00	0.00	0.33
乳房	C50	–	–	–	–	–	–	–	–	–	–	–
外阴	C51	–	–	–	–	–	–	–	–	–	–	–
阴道	C52	–	–	–	–	–	–	–	–	–	–	–
子宫颈	C53	–	–	–	–	–	–	–	–	–	–	–
子宫体	C54	–	–	–	–	–	–	–	–	–	–	–
子宫,部位不明	C55	–	–	–	–	–	–	–	–	–	–	–
卵巢	C56	–	–	–	–	–	–	–	–	–	–	–
其他的女性生殖器	C57	–	–	–	–	–	–	–	–	–	–	–
胎盘	C58	–	–	–	–	–	–	–	–	–	–	–
阴茎	C60	31	0.17	0.00	0.00	0.00	0.00	0.00	0.17	0.00	0.00	0.00
前列腺	C61	192	1.02	0.00	0.00	0.00	0.00	0.00	0.00	0.00	0.00	0.16
睾丸	C62	23	0.12	0.00	0.25	0.19	0.18	0.00	0.34	0.18	0.52	0.33
其他的男性生殖器	C63	3	0.02	0.00	0.00	0.00	0.00	0.00	0.00	0.18	0.00	0.00
肾	C64	158	0.84	0.00	0.00	0.00	0.00	0.00	0.17	0.37	0.69	1.46
肾盂	C65	9	0.05	0.00	0.00	0.00	0.00	0.00	0.00	0.00	0.00	0.00
输尿管	C66	9	0.05	0.00	0.00	0.00	0.00	0.00	0.00	0.00	0.00	0.00
膀胱	C67	303	1.61	0.00	0.00	0.00	0.00	0.00	0.17	0.00	0.52	1.14
其他的泌尿器官	C68	2	0.01	0.00	0.00	0.00	0.00	0.00	0.00	0.00	0.00	0.00
眼	C69	8	0.04	0.00	0.25	0.00	0.00	0.00	0.00	0.00	0.00	0.33
脑、神经系统	C70-C72	464	2.47	0.00	0.99	1.32	4.06	1.48	2.18	1.29	2.60	2.44
甲状腺	C73	80	0.43	0.00	0.00	0.00	0.00	0.19	0.17	1.10	0.35	0.98
肾上腺	C74	4	0.02	0.00	0.00	0.00	0.00	0.00	0.00	0.00	0.17	0.16
其他的内分泌腺	C75	12	0.06	0.00	0.00	0.00	0.00	0.00	0.34	0.00	0.17	0.16
霍奇金病	C81	56	0.30	0.00	0.00	0.19	0.35	0.00	0.17	0.37	0.17	0.49
非霍奇金淋巴瘤	C82-C85;C96	133	0.71	0.00	0.25	0.00	0.18	0.00	0.34	0.92	0.87	0.81
免疫增生性疾病	C88	0	0.00	0.00	0.00	0.00	0.00	0.00	0.00	0.00	0.00	0.00
多发性骨髓瘤	C90	11	0.06	0.00	0.00	0.00	0.00	0.00	0.00	0.18	0.00	0.00
淋巴样白血病	C91	91	0.48	0.00	0.25	0.57	1.06	1.11	0.84	0.37	0.69	0.49
髓样白血病	C92-C94	83	0.44	0.00	0.49	0.94	0.35	0.74	0.50	0.92	0.17	0.81
白血病,未特指	C95	226	1.20	1.05	3.21	2.45	2.65	3.33	2.69	2.57	0.69	2.77
其他的或未指明部位的	O&U	254	1.35	0.00	0.00	0.74	0.00	0.53	0.74	1.17	1.29	1.14
合计	ALL	18 776	100.00	1.05	6.92	6.03	11.13	9.62	15.44	20.22	28.92	54.34
所有部位除外 C44	ALLbutC44	18 680	99.49	1.05	6.92	5.84	11.13	9.62	14.94	20.04	27.89	54.18

男性发病主要指标（1/10 万）

40-	45-	50-	55-	60-	65-	70-	75-	80-	85-	粗率 (1/10万)	世调率 (1/10万)	累计率（%） 0~64	累计率（%） 0~74
0.00	0.18	0.00	0.28	0.00	0.00	0.00	1.74	0.00	0.00	0.07	0.05	0.00	0.00
0.18	0.74	0.00	1.13	1.86	1.38	1.77	3.47	3.50	0.00	0.38	0.31	0.02	0.04
0.18	0.55	1.98	2.26	2.98	1.38	2.94	1.74	1.75	0.00	0.57	0.51	0.04	0.06
0.18	0.74	0.99	1.69	2.61	1.38	4.12	0.87	1.75	0.00	0.54	0.47	0.04	0.06
0.18	0.00	0.00	0.56	0.37	0.46	0.00	0.00	0.00	0.00	0.07	0.06	0.01	0.01
0.00	0.55	1.24	2.26	2.24	0.92	1.77	1.74	1.75	0.00	0.35	0.31	0.02	0.04
1.48	3.50	3.71	6.49	10.81	3.22	5.30	7.81	6.99	12.34	1.94	1.70	0.14	0.18
0.55	0.55	0.99	1.13	0.75	1.84	1.18	4.34	3.50	4.11	0.45	0.38	0.02	0.04
0.37	0.37	1.24	1.41	2.24	2.76	2.35	0.00	3.50	0.00	0.45	0.40	0.03	0.05
9.97	32.58	64.63	158.10	246.01	235.98	306.63	321.86	319.91	366.13	47.71	42.10	2.58	5.29
19.58	30.56	68.84	160.08	259.42	266.80	291.33	367.84	333.90	308.54	50.92	44.70	2.75	5.54
1.11	0.92	2.23	1.41	2.98	4.60	7.65	2.60	5.24	8.23	0.99	0.86	0.05	0.11
5.73	7.92	10.90	18.92	26.84	21.62	24.72	37.30	45.45	49.37	6.30	5.44	0.37	0.60
4.80	11.78	16.84	29.93	49.95	48.30	57.09	72.01	64.68	37.02	10.52	9.13	0.59	1.11
0.55	0.92	0.25	0.56	1.12	0.92	1.77	0.00	1.75	0.00	0.28	0.24	0.02	0.03
27.70	44.00	65.38	113.78	150.21	148.58	163.61	199.54	215.02	205.69	36.07	31.27	2.11	3.67
1.11	2.58	1.49	4.80	7.83	17.48	22.95	19.95	36.71	28.80	2.78	2.39	0.09	0.30
2.59	4.79	5.94	12.99	15.28	15.64	18.83	26.03	26.22	32.91	3.96	3.42	0.22	0.39
0.55	0.18	0.74	1.13	1.12	0.92	2.35	1.74	1.75	4.11	0.40	0.36	0.02	0.04
1.66	0.37	3.47	7.34	10.81	11.50	12.95	7.81	12.24	0.00	2.02	1.79	0.12	0.24
26.78	44.55	71.57	157.54	254.21	293.02	382.55	478.89	515.71	547.14	59.72	51.90	2.85	6.23
0.55	0.00	0.74	1.98	2.98	2.76	2.94	5.21	3.50	4.11	0.67	0.60	0.04	0.07
2.77	3.31	4.46	6.21	9.69	9.20	9.42	8.68	10.49	24.68	2.67	2.41	0.16	0.26
0.00	0.00	0.00	0.28	0.37	0.46	1.18	0.87	1.75	0.00	0.15	0.14	0.01	0.02
1.11	0.55	1.24	3.11	2.61	5.06	6.47	8.68	27.97	16.46	1.34	1.13	0.05	0.11
0.00	0.00	0.00	0.28	0.37	0.00	0.00	0.00	0.00	0.00	0.03	0.03	0.00	0.00
0.00	0.00	0.00	0.00	0.00	0.00	0.00	0.00	0.00	0.00	0.00	0.00	0.00	0.00
0.92	0.37	0.50	0.85	1.49	0.46	0.59	1.74	3.50	0.00	0.35	0.30	0.02	0.03
—	—	—	—	—	—	—	—	—	—	—	—	—	—
—	—	—	—	—	—	—	—	—	—	—	—	—	—
—	—	—	—	—	—	—	—	—	—	—	—	—	—
—	—	—	—	—	—	—	—	—	—	—	—	—	—
—	—	—	—	—	—	—	—	—	—	—	—	—	—
—	—	—	—	—	—	—	—	—	—	—	—	—	—
0.37	0.37	0.99	0.56	2.24	2.30	2.35	4.34	0.00	0.00	0.43	0.38	0.02	0.05
0.18	0.55	0.74	1.98	5.96	9.66	25.31	39.04	62.93	65.82	2.68	2.24	0.05	0.22
0.37	0.37	0.50	0.56	0.37	0.46	0.59	0.00	1.75	0.00	0.32	0.29	0.02	0.03
0.00	0.00	0.00	0.56	0.00	0.00	0.00	0.00	0.00	0.00	0.04	0.04	0.00	0.00
2.03	2.39	5.70	5.36	5.22	9.66	10.59	12.15	15.73	0.00	2.21	1.85	0.12	0.22
0.00	0.18	0.25	0.85	0.37	0.00	0.59	1.74	0.00	0.00	0.13	0.10	0.01	0.01
0.18	0.00	0.25	0.28	0.00	0.92	0.59	1.74	1.75	0.00	0.13	0.10	0.01	0.01
1.11	2.95	5.94	10.16	17.52	18.40	23.54	36.44	52.44	45.25	4.23	3.64	0.20	0.41
0.00	0.18	0.00	0.00	0.00	0.00	0.00	0.87	0.00	0.00	0.03	0.02	0.00	0.00
0.00	0.00	0.25	0.00	0.00	0.00	0.00	0.87	1.75	8.23	0.11	0.11	0.00	0.00
9.23	7.55	7.92	18.07	19.01	18.86	23.54	26.03	29.72	24.68	6.48	5.76	0.39	0.60
0.92	1.84	2.23	3.67	3.35	3.22	3.53	1.74	5.24	0.00	1.12	0.97	0.07	0.11
0.00	0.37	0.25	0.28	0.37	0.92	0.59	0.00	0.00	0.00	0.17	0.15	0.01	0.02
0.74	0.55	1.24	1.69	3.73	4.60	3.53	0.87	0.00	4.11	0.78	0.73	0.05	0.09
1.66	2.58	2.23	4.80	8.20	8.28	6.47	6.94	10.49	0.00	1.86	1.63	0.11	0.19
0.00	0.00	0.00	0.00	0.00	0.00	0.00	0.00	0.00	0.00	0.00	0.00	0.00	0.00
0.37	0.00	0.50	0.00	0.37	0.00	1.18	2.60	0.00	0.00	0.15	0.13	0.01	0.01
2.22	1.47	1.73	1.41	3.73	4.60	4.12	1.74	0.00	0.00	1.27	1.19	0.08	0.12
1.11	1.47	1.98	1.41	3.35	2.76	2.94	7.81	0.00	0.00	1.16	1.08	0.07	0.10
2.77	2.58	4.21	4.52	9.32	3.68	2.94	6.94	10.49	4.11	3.15	3.14	0.22	0.25
1.66	4.79	8.17	9.60	14.54	9.66	12.36	16.48	15.73	28.80	3.55	3.19	0.23	0.34
135.56	223.12	375.17	761.44	1166.67	1197.85	1458.99	1750.72	1856.55	1834.79	262.09	229.50	14.07	27.35
134.45	222.57	373.93	758.34	1164.06	1192.79	1452.52	1742.04	1828.58	1818.33	260.75	228.37	14.01	27.24

表 6-1-3　河南省肿瘤登记地区 2011 年

部位		病例数	构成 (%)	0-	1-	5-	10-	15-	20-	25-	30-	35-
唇	C00	1	0.01	0.00	0.00	0.00	0.00	0.00	0.00	0.00	0.00	0.00
舌	C01-C02	28	0.18	0.00	0.00	0.22	0.00	0.00	0.00	0.00	0.00	0.00
口	C03-C06	34	0.22	0.00	0.00	0.00	0.00	0.00	0.35	0.00	0.00	0.17
唾液腺	C07-C08	33	0.21	0.00	0.00	0.00	0.00	0.21	0.00	0.19	0.54	0.34
扁桃体	C09	6	0.04	0.00	0.00	0.00	0.00	0.00	0.00	0.00	0.00	0.17
其他的口咽	C10	12	0.08	0.00	0.00	0.00	0.00	0.00	0.00	0.00	0.00	0.00
鼻咽	C11	83	0.54	0.00	0.00	0.00	0.00	0.00	0.35	0.19	0.54	1.19
喉咽	C12-C13	6	0.04	0.00	0.00	0.00	0.00	0.00	0.00	0.00	0.00	0.00
咽,部位不明	C14	8	0.05	0.00	0.00	0.00	0.00	0.00	0.17	0.00	0.00	0.00
食管	C15	2129	13.80	0.00	0.00	0.00	0.00	0.00	0.17	0.00	0.54	2.56
胃	C16	1652	10.71	0.00	0.00	0.00	0.00	0.00	0.87	1.16	1.81	5.62
小肠	C17	51	0.33	0.00	0.00	0.00	0.00	0.00	0.00	0.00	0.18	0.34
结肠	C18	378	2.45	0.00	0.00	0.00	0.00	0.00	0.87	0.77	0.90	0.85
直肠	C19-C20	624	4.04	0.00	0.00	0.00	0.00	0.00	0.17	0.96	0.90	2.56
肛门	C21	18	0.12	0.00	0.00	0.00	0.00	0.00	0.00	0.00	0.18	0.00
肝脏	C22	1174	7.61	0.00	0.31	0.00	0.00	0.62	0.35	0.39	3.07	5.79
胆囊及其他	C23-C24	223	1.45	0.00	0.00	0.00	0.00	0.00	0.00	0.00	0.00	0.00
胰腺	C25	210	1.36	0.00	0.00	0.00	0.00	0.00	0.17	0.00	0.18	1.02
鼻、鼻窦及其他	C30-C31	16	0.10	0.00	0.00	0.00	0.00	0.00	0.00	0.00	0.00	0.34
喉	C32	39	0.25	0.00	0.31	0.00	0.00	0.00	0.00	0.00	0.00	0.00
气管、支气管、肺	C33-C34	2123	13.76	0.00	0.00	0.00	0.00	0.00	1.22	0.39	3.43	6.64
其他的胸腔器官	C37-C38	30	0.19	0.00	0.00	0.00	0.00	0.21	0.17	0.00	0.00	0.34
骨	C40-C41	111	0.72	0.00	0.31	0.22	0.20	0.70	0.19	0.36	0.17	
皮肤的黑色素瘤	C43	15	0.10	0.00	0.61	0.00	0.20	0.00	0.00	0.00	0.00	
其他的皮肤	C44	79	0.51	0.00	0.31	0.00	0.20	0.00	0.17	0.00	0.00	0.85
间皮瘤	C45	4	0.03	0.00	0.00	0.00	0.00	0.00	0.00	0.00	0.00	0.00
卡波西肉瘤	C46	0	-	0.00	0.00	0.00	0.00	0.00	0.00	0.00	0.00	0.00
周围神经、其他结缔组织、软组织	C47;C49	25	0.16	0.00	0.00	0.00	0.00	0.21	0.00	0.19	0.00	0.00
乳房	C50	2652	17.19	0.00	0.00	0.00	0.00	0.00	3.14	7.13	13.55	36.11
外阴	C51	21	0.14	0.00	0.00	0.00	0.00	0.00	0.00	0.39	0.00	0.51
阴道	C52	7	0.05	0.00	0.00	0.00	0.00	0.00	0.00	0.00	0.00	0.00
子宫颈	C53	1083	7.02	0.00	0.00	0.00	0.00	0.00	0.70	4.24	7.59	17.55
子宫体	C54	450	2.92	0.00	0.00	0.00	0.00	0.00	0.87	0.96	1.63	5.62
子宫,部位不明	C55	102	0.66	0.00	0.00	0.00	0.00	0.00	0.00	0.19	0.00	1.53
卵巢	C56	399	2.59	0.00	0.00	0.00	0.00	0.42	2.09	1.73	1.99	5.28
其他的女性生殖器	C57	22	0.14	0.00	0.00	0.00	0.00	0.00	0.52	0.00	0.36	0.17
胎盘	C58	4	0.03	0.00	0.00	0.00	0.00	0.00	0.17	0.19	0.36	0.00
阴茎	C60	-	-	-	-	-	-	-	-	-	-	-
前列腺	C61	-	-	-	-	-	-	-	-	-	-	-
睾丸	C62	-	-	-	-	-	-	-	-	-	-	-
其他的男性生殖器	C63	-	-	-	-	-	-	-	-	-	-	-
肾	C64	101	0.65	0.00	0.31	0.00	0.00	0.00	0.35	0.19	0.54	0.68
肾盂	C65	13	0.08	0.00	0.00	0.00	0.00	0.00	0.17	0.39	0.00	0.00
输尿管	C66	9	0.06	0.00	0.00	0.00	0.00	0.00	0.00	0.00	0.00	0.00
膀胱	C67	86	0.56	0.00	0.00	0.00	0.00	0.00	0.00	0.19	0.18	0.34
其他的泌尿器官	C68	5	0.03	0.00	0.00	0.00	0.00	0.00	0.00	0.00	0.18	0.00
眼	C69	25	0.16	0.00	0.61	0.66	0.00	0.00	0.00	0.00	0.18	0.00
脑、神经系统	C70-C72	392	2.54	0.00	1.22	0.88	1.01	0.83	2.09	1.93	1.99	3.24
甲状腺	C73	246	1.59	0.00	0.00	0.00	0.00	0.00	1.05	2.12	2.53	3.75
肾上腺	C74	5	0.03	0.00	0.00	0.00	0.00	0.00	0.00	0.19	0.00	0.00
其他的内分泌腺	C75	19	0.12	0.00	0.00	0.00	0.00	0.21	0.00	0.00	0.00	0.17
霍奇金病	C81	40	0.26	0.00	0.00	0.44	0.00	0.00	0.35	0.39	0.00	0.00
非霍奇金淋巴瘤	C82-C85;C96	95	0.62	0.00	0.31	0.22	0.00	0.62	0.87	0.58	0.54	0.00
免疫增生性疾病	C88	0	0.00	0.00	0.00	0.00	0.00	0.00	0.00	0.00	0.00	0.00
多发性骨髓瘤	C90	4	0.03	0.00	0.00	0.00	0.00	0.00	0.00	0.00	0.00	0.00
淋巴样白血病	C91	71	0.46	0.00	0.31	1.10	0.81	0.42	0.52	0.19	0.36	0.85
髓样白血病	C92-C94	66	0.43	1.24	1.53	1.32	0.00	0.21	1.39	0.58	1.08	1.02
白血病,未特指	C95	204	1.32	1.24	3.66	3.31	1.42	1.45	1.92	1.73	1.45	2.73
其他的或未指明部位的	O&U	199	1.29	0.00	0.31	0.66	0.40	0.42	0.87	0.00	0.00	1.53
合计	ALL	15 432	100.00	2.48	10.07	9.05	4.05	6.44	22.83	28.90	48.06	110.04
所有部位除外 C44	ALLbutC44	15 353	99.49	2.48	9.76	9.05	3.84	6.44	22.65	28.70	48.06	109.19

女性发病主要指标（1/10 万）

40-	45-	50-	55-	60-	65-	70-	75-	80-	85-	粗率(1/10万)	世调率(1/10万)	累计率(%) 0~64	0~74
0.00	0.00	0.00	0.00	0.00	0.00	0.57	0.00	0.00	0.00	0.01	0.01	0.00	0.00
0.20	0.19	1.56	1.21	1.18	2.31	1.72	0.74	2.47	1.90	0.42	0.35	0.02	0.04
0.39	0.95	1.04	0.90	0.79	1.38	2.30	2.23	4.94	1.90	0.50	0.38	0.02	0.04
0.39	0.57	0.78	1.21	1.97	1.85	1.72	0.74	0.00	1.90	0.49	0.42	0.03	0.05
0.59	0.00	0.00	0.00	0.00	0.00	0.57	0.74	0.00	0.00	0.09	0.06	0.00	0.01
0.00	0.00	0.26	1.51	0.79	0.92	1.15	0.74	0.00	0.00	0.18	0.16	0.01	0.02
1.76	1.72	2.09	3.32	4.33	0.92	4.60	5.21	3.70	3.81	1.23	0.98	0.08	0.11
0.00	0.19	0.00	0.00	0.79	0.46	0.57	0.00	0.00	1.90	0.09	0.08	0.00	0.01
0.00	0.00	0.00	0.60	1.57	0.00	0.00	0.74	0.00	0.00	0.12	0.11	0.01	0.01
8.60	16.96	34.93	74.76	167.30	150.48	176.96	221.07	193.88	156.18	31.61	25.18	1.53	3.17
10.55	18.49	34.41	65.41	103.53	96.01	113.76	168.22	156.83	144.76	24.53	19.17	1.21	2.26
0.59	0.95	1.30	1.21	3.54	1.85	3.45	2.98	7.41	3.81	0.76	0.59	0.04	0.07
3.13	7.24	10.95	14.17	20.47	19.85	25.28	30.52	27.17	26.67	5.61	4.47	0.30	0.52
5.67	10.29	18.25	29.24	35.82	36.47	39.64	44.66	41.99	28.57	9.27	7.46	0.52	0.90
0.00	1.14	0.52	0.30	0.39	0.00	1.15	1.49	2.47	1.90	0.27	0.19	0.01	0.02
11.53	18.68	26.07	46.72	67.32	65.09	81.01	91.55	92.62	99.04	17.43	13.80	0.90	1.63
0.98	1.91	4.43	9.04	10.24	16.16	16.66	26.80	29.64	20.95	3.31	2.50	0.13	0.30
2.35	3.24	4.69	5.43	8.27	16.62	14.94	18.61	18.52	26.67	3.12	2.41	0.13	0.28
0.39	0.19	0.00	0.60	1.57	0.00	1.15	2.23	0.00	0.00	0.24	0.19	0.02	0.02
0.20	0.76	1.56	1.21	1.97	1.38	4.02	2.98	3.70	1.90	0.58	0.47	0.03	0.06
16.61	31.07	45.35	85.01	112.19	133.40	145.93	207.67	196.35	163.80	31.52	24.55	1.51	2.91
0.98	0.57	0.26	1.21	2.36	0.00	1.72	1.49	1.23	1.90	0.45	0.37	0.03	0.04
1.95	2.10	1.56	3.32	5.51	5.54	8.04	6.70	9.88	7.62	1.65	1.35	0.08	0.15
0.00	0.38	0.26	0.90	1.97	0.46	0.00	0.00	1.23	0.00	0.22	0.23	0.02	0.02
0.78	0.95	1.04	2.41	3.54	4.62	4.02	5.21	8.64	17.14	1.17	0.92	0.05	0.10
0.00	0.00	0.00	0.30	0.00	0.46	0.57	0.74	0.00	0.00	0.06	0.04	0.00	0.01
0.00	0.00	0.00	0.00	0.00	0.00	0.00	0.00	0.00	0.00	0.00	0.00	0.00	0.00
0.20	0.38	0.52	1.21	1.18	1.85	1.72	1.49	1.23	1.90	0.37	0.31	0.02	0.04
76.22	101.97	93.05	116.05	114.55	61.39	56.88	52.10	48.16	20.95	39.38	32.22	2.81	3.40
0.20	0.00	0.52	0.90	1.97	0.46	0.57	1.49	1.23	0.00	0.31	0.26	0.02	0.03
0.00	0.00	0.00	0.60	0.79	0.92	0.57	0.00	0.00	0.00	0.09	0.09	0.01	0.01
31.27	42.31	32.32	47.02	40.55	30.93	26.43	11.91	17.29	7.62	16.08	13.14	1.12	1.40
13.88	17.15	13.03	22.31	18.50	16.16	8.04	9.68	1.23	5.71	6.68	5.50	0.47	0.59
1.56	3.24	1.82	3.92	8.66	6.46	2.87	0.74	3.70	3.81	1.51	1.29	0.10	0.15
6.84	11.44	11.73	18.99	24.41	12.92	9.19	9.68	9.88	7.62	5.92	4.95	0.42	0.54
0.20	0.76	0.26	0.90	0.39	0.46	0.57	1.49	1.23	1.90	0.33	0.25	0.02	0.02
0.00	0.00	0.00	0.00	0.00	0.00	0.00	0.00	0.00	0.00	0.06	0.05	0.00	0.00
—	—	—	—	—	—	—	—	—	—	—	—	—	—
—	—	—	—	—	—	—	—	—	—	—	—	—	—
—	—	—	—	—	—	—	—	—	—	—	—	—	—
1.76	3.05	1.82	4.52	4.72	3.69	2.87	6.70	8.64	3.81	1.50	1.19	0.09	0.12
0.00	0.00	0.00	0.60	0.00	1.38	0.57	2.23	0.00	1.90	0.19	0.15	0.01	0.02
0.00	0.00	0.00	0.60	0.00	0.46	2.87	0.00	1.23	0.00	0.13	0.10	0.00	0.02
0.78	0.57	1.82	2.71	5.90	5.54	4.60	5.21	8.64	19.05	1.28	1.01	0.06	0.11
0.00	0.00	0.00	0.30	0.39	0.46	0.57	0.00	0.00	0.00	0.07	0.06	0.00	0.01
0.20	0.57	0.26	0.90	0.79	0.92	0.57	2.98	0.00	3.81	0.37	0.35	0.02	0.03
6.84	7.05	10.95	15.67	20.47	19.39	13.21	18.61	11.11	11.43	5.82	4.98	0.37	0.53
7.04	6.10	8.08	8.74	11.02	6.92	6.32	2.23	3.70	5.71	3.65	3.05	0.25	0.32
0.20	0.00	0.26	0.30	0.00	0.00	0.00	0.74	0.00	0.00	0.07	0.06	0.00	0.00
0.39	0.38	1.04	0.60	0.79	1.38	0.00	1.49	0.00	0.00	0.28	0.24	0.02	0.02
0.78	0.76	0.52	1.51	0.00	2.31	3.45	4.47	2.47	0.00	0.59	0.48	0.02	0.05
1.17	2.48	1.56	2.71	2.76	6.00	4.60	7.44	7.41	1.90	1.41	1.16	0.07	0.12
0.00	0.00	0.00	0.00	0.00	0.00	0.00	0.00	0.00	0.00	0.00	0.00	0.00	0.00
0.00	0.00	0.00	0.60	0.39	0.46	0.00	0.00	0.00	0.00	0.06	0.05	0.00	0.01
1.56	0.95	1.30	2.11	1.57	3.23	3.45	2.23	3.70	0.00	1.05	0.95	0.06	0.09
0.39	2.10	1.04	0.30	1.18	1.85	0.57	1.49	2.47	0.00	0.98	0.97	0.06	0.07
3.91	3.24	3.91	4.22	8.27	2.31	0.57	5.95	9.88	7.62	3.03	2.92	0.20	0.23
2.74	2.86	3.39	9.34	11.02	6.92	9.19	12.65	11.11	17.14	2.95	2.44	0.18	0.26
225.74	325.92	380.56	617.65	837.70	751.03	814.70	1006.33	957.06	834.25	229.13	184.69	13.13	20.96
224.96	324.96	379.52	615.24	834.16	746.41	810.68	1001.12	948.42	817.11	227.96	183.76	13.08	20.86

表 6-1-4　河南省肿瘤登记地区 2011 年

部位		病例数	构成（%）	年龄组								
				0-	1-	5-	10-	15-	20-	25-	30-	35-
唇	C00	1	0.02	0.00	0.00	0.00	0.00	0.00	0.00	0.00	0.00	0.00
舌	C01-C02	22	0.42	0.00	0.00	0.00	0.00	0.00	0.00	0.00	0.00	0.00
口	C03-C06	33	0.63	0.00	0.00	0.00	0.00	0.59	1.01	0.00	0.00	0.00
唾液腺	C07-C08	10	0.19	0.00	0.00	0.00	0.00	0.00	0.00	0.00	0.00	0.51
扁桃体	C09	6	0.11	0.00	0.00	0.00	0.00	0.00	0.00	0.00	0.00	0.00
其他的口咽	C10	13	0.25	0.00	0.00	0.00	0.00	0.00	0.00	0.00	0.00	0.00
鼻咽	C11	36	0.69	0.00	0.00	0.00	0.00	0.00	0.50	0.00	1.93	1.02
喉咽	C12-C13	9	0.17	0.00	0.00	0.00	0.00	0.00	0.00	0.67	0.00	0.00
咽,部位不明	C14	7	0.13	0.00	0.00	0.00	0.00	0.00	0.00	0.00	0.00	0.00
食管	C15	416	7.97	0.00	0.00	0.00	0.00	0.00	0.00	0.00	0.00	2.05
胃	C16	499	9.56	0.00	0.00	0.00	0.00	0.00	0.00	0.67	1.29	5.12
小肠	C17	21	0.40	0.00	0.00	0.00	0.00	0.00	0.00	0.00	0.00	0.51
结肠	C18	170	3.26	0.00	0.00	0.00	0.00	0.00	0.50	1.34	0.00	2.05
直肠	C19-C20	184	3.53	0.00	0.00	0.00	0.00	0.00	0.00	0.00	0.00	2.05
肛门	C21	7	0.13	0.00	0.00	0.00	0.00	0.00	0.00	0.00	0.00	0.00
肝脏	C22	552	10.58	0.00	0.00	0.00	0.00	0.00	0.50	2.00	6.44	4.61
胆囊及其他	C23-C24	98	1.88	0.00	0.00	0.00	0.00	0.00	0.00	0.67	0.00	0.00
胰腺	C25	100	1.92	0.00	0.00	0.00	0.00	0.00	0.00	0.00	0.00	2.56
鼻、鼻窦及其他	C30-C31	8	0.15	0.00	0.00	0.00	0.00	0.59	0.00	0.00	0.00	0.00
喉	C32	30	0.57	0.00	0.00	0.00	0.00	0.00	0.00	0.00	0.00	0.00
气管、支气管、肺	C33-C34	1173	22.48	0.00	0.00	0.00	0.00	0.00	2.02	1.34	2.58	6.14
其他的胸腔器官	C37-C38	10	0.19	0.00	0.00	0.00	0.00	0.00	0.00	0.00	0.00	0.00
骨	C40-C41	34	0.65	0.00	0.00	0.00	0.69	0.69	0.00	0.50	0.67	0.64
皮肤的黑色素瘤	C43	6	0.11	0.00	0.00	0.00	0.00	0.00	0.00	0.00	0.00	0.00
其他的皮肤	C44	31	0.59	0.00	0.00	0.00	0.69	0.00	0.00	0.50	1.29	0.51
间皮瘤	C45	3	0.06	0.00	0.00	0.00	0.00	0.00	0.00	0.00	0.00	0.00
卡波西肉瘤	C46	0	0.00	0.00	0.00	0.00	0.00	0.00	0.00	0.00	0.00	0.00
周围神经、其他结缔组织、软组织	C47;C49	9	0.17	0.00	0.00	0.00	0.00	0.00	0.00	0.67	0.00	0.00
乳房	C50	-	-	-	-	-	-	-	-	-	-	-
外阴	C51	-	-	-	-	-	-	-	-	-	-	-
阴道	C52	-	-	-	-	-	-	-	-	-	-	-
子宫颈	C53	-	-	-	-	-	-	-	-	-	-	-
子宫体	C54	-	-	-	-	-	-	-	-	-	-	-
子宫,部位不明	C55	-	-	-	-	-	-	-	-	-	-	-
卵巢	C56	-	-	-	-	-	-	-	-	-	-	-
其他的女性生殖器	C57	-	-	-	-	-	-	-	-	-	-	-
胎盘	C58	-	-	-	-	-	-	-	-	-	-	-
阴茎	C60	-	-	-	-	-	-	-	-	-	-	-
前列腺	C61	-	-	-	-	-	-	-	-	-	-	-
睾丸	C62	-	-	-	-	-	-	-	-	-	-	-
其他的男性生殖器	C63	-	-	-	-	-	-	-	-	-	-	-
肾	C64	89	1.71	0.00	0.00	0.00	0.00	0.00	0.00	0.00	0.64	1.02
肾盂	C65	7	0.13	0.00	0.00	0.00	0.00	0.00	0.00	0.00	0.00	0.00
输尿管	C66	7	0.13	0.00	0.00	0.00	0.00	0.00	0.00	0.00	0.00	0.00
膀胱	C67	97	1.86	0.00	0.00	0.00	0.00	0.00	0.00	0.00	0.00	0.51
其他的泌尿器官	C68	2	0.04	0.00	0.00	0.00	0.00	0.00	0.00	0.00	0.00	0.00
眼	C69	7	0.13	0.00	0.00	0.00	0.00	0.00	0.00	0.00	0.00	0.51
脑、神经系统	C70-C72	89	1.71	0.00	0.00	0.69	0.00	0.00	0.50	1.34	1.29	1.02
甲状腺	C73	74	1.42	0.00	0.00	0.00	0.00	0.00	2.02	5.35	0.64	2.56
肾上腺	C74	5	0.10	0.00	0.00	0.00	0.00	0.00	0.00	0.00	0.00	0.00
其他的内分泌腺	C75	8	0.15	0.00	0.00	0.00	0.00	0.00	0.00	0.00	0.00	0.51
霍奇金病	C81	22	0.42	0.00	0.00	0.00	0.69	0.00	1.01	0.00	0.00	0.00
非霍奇金淋巴瘤	C82-C85;C96	61	1.17	0.00	0.00	0.69	0.00	0.59	0.50	1.34	0.64	0.51
免疫增生性疾病	C88	0	0.00	0.00	0.00	0.00	0.00	0.00	0.00	0.00	0.00	0.00
多发性骨髓瘤	C90	4	0.08	0.00	0.00	0.00	0.00	0.00	0.00	0.00	0.00	0.00
淋巴样白血病	C91	62	1.19	0.00	0.84	2.77	1.38	1.18	0.50	0.00	1.29	1.54
髓样白血病	C92-C94	41	0.79	0.00	0.84	2.08	0.00	0.00	1.51	1.34	0.00	2.05
白血病,未特指	C95	31	0.59	0.00	0.84	2.08	0.69	0.00	0.00	0.00	0.00	0.51
其他的或未指明部位的	O&U	91	1.74	0.00	0.84	0.00	0.00	0.59	0.50	2.00	0.64	2.05
合计	ALL	5218	100.00	0.00	3.38	9.69	4.15	4.72	15.65	28.06	38.63	80.34
所有部位除外 C44	ALLbutC44	5187	99.41	0.00	3.38	8.99	4.15	4.72	15.15	28.06	37.34	79.83

合计发病主要指标（1/10 万）

40-	45-	50-	55-	60-	65-	70-	75-	80-	85-	粗率(1/10万)	世调率(1/10万)	累计率(%) 0~64	0~74
0.00	0.00	0.00	0.00	0.00	0.00	0.00	2.47	0.00	0.00	0.05	0.02	0.00	0.00
0.52	0.59	3.05	3.96	3.39	3.11	5.52	2.47	9.39	0.00	1.00	0.79	0.06	0.10
0.00	1.76	2.29	5.55	5.65	4.67	7.37	9.86	0.00	9.60	1.50	1.24	0.08	0.14
0.00	1.17	0.76	0.79	1.13	0.00	5.52	2.47	0.00	0.00	0.45	0.35	0.02	0.05
1.05	0.00	0.00	0.79	1.13	1.56	1.84	0.00	0.00	0.00	0.27	0.22	0.01	0.03
0.00	1.17	1.52	1.59	2.26	1.56	5.52	2.47	0.00	0.00	0.59	0.48	0.03	0.07
1.57	3.51	0.76	2.38	5.65	4.67	0.00	12.33	14.09	9.60	1.64	1.26	0.09	0.11
0.00	1.17	0.76	0.79	1.13	0.00	0.00	4.93	4.70	0.00	0.41	0.31	0.02	0.02
0.00	0.59	0.00	0.00	1.13	3.11	1.84	2.47	4.70	0.00	0.32	0.26	0.01	0.03
2.09	16.97	22.87	32.51	71.22	99.60	99.45	155.34	201.93	201.67	18.92	15.11	0.74	1.73
7.33	12.29	31.26	47.57	75.74	115.16	130.76	209.59	145.58	211.27	22.69	18.06	0.91	2.14
2.09	0.00	0.00	0.79	3.39	1.56	9.21	2.47	18.78	9.60	0.96	0.72	0.03	0.09
2.09	11.71	10.67	10.31	16.96	40.46	42.36	56.71	89.23	57.62	7.73	6.08	0.28	0.69
4.19	8.19	11.44	18.24	30.52	29.57	64.46	56.71	70.44	9.60	8.37	6.53	0.37	0.84
1.05	0.59	0.76	0.79	1.13	0.00	1.84	0.00	0.00	9.60	0.32	0.25	0.02	0.03
20.42	33.36	57.18	63.43	74.61	90.26	103.13	113.42	187.85	115.24	25.10	19.89	1.31	2.28
0.52	2.93	3.05	8.72	10.17	24.90	34.99	29.59	51.66	86.43	4.46	3.60	0.13	0.43
3.66	3.51	6.10	5.55	6.78	24.90	33.15	29.59	37.57	67.22	4.55	3.61	0.14	0.43
0.00	0.59	0.76	0.79	1.13	1.56	3.68	0.00	0.00	0.00	0.36	0.32	0.02	0.05
0.00	0.00	3.81	3.17	6.78	4.67	9.21	7.40	18.78	0.00	1.36	1.08	0.07	0.14
16.75	41.56	64.04	115.76	176.36	228.76	338.86	431.50	563.54	345.72	53.35	41.68	2.13	4.97
1.05	0.59	0.00	0.79	2.26	1.56	1.84	2.47	4.70	0.00	0.45	0.35	0.02	0.04
0.52	2.34	2.29	4.76	3.39	4.67	5.52	2.47	14.09	19.21	1.55	1.32	0.08	0.13
0.00	0.59	0.00	1.59	1.13	0.00	1.84	0.00	4.70	0.00	0.27	0.20	0.02	0.03
1.57	0.00	1.52	1.59	4.52	7.78	3.68	4.93	18.78	19.21	1.41	1.18	0.06	0.12
0.00	0.00	0.00	0.79	1.13	1.56	0.00	0.00	0.00	0.00	0.14	0.12	0.01	0.02
0.00	0.00	0.00	0.00	0.00	0.00	0.00	0.00	0.00	0.00				
0.00	0.00	1.52	0.79	2.26	0.00	1.84	4.93	0.00	0.00	0.41	0.34	0.03	0.04
—	—	—	—	—	—	—	—	—	—	—	—	—	—
—	—	—	—	—	—	—	—	—	—	—	—	—	—
—	—	—	—	—	—	—	—	—	—	—	—	—	—
—	—	—	—	—	—	—	—	—	—	—	—	—	—
—	—	—	—	—	—	—	—	—	—	—	—	—	—
—	—	—	—	—	—	—	—	—	—	—	—	—	—
—	—	—	—	—	—	—	—	—	—	—	—	—	—
—	—	—	—	—	—	—	—	—	—	—	—	—	—
2.09	5.27	7.62	10.31	5.65	21.79	23.94	32.05	23.48	0.00	4.05	3.13	0.16	0.39
0.00	0.59	0.76	1.59	1.13	0.00	0.00	4.93	0.00	0.00	0.32	0.23	0.02	0.02
0.00	0.00	0.00	0.79	0.00	0.00	7.37	2.47	4.70	0.00	0.32	0.23	0.00	0.04
1.05	2.93	5.34	6.34	20.35	18.67	23.94	39.45	42.27	57.62	4.41	3.54	0.18	0.40
0.00	0.00	0.00	0.00	0.00	1.56	1.84	0.00	0.00	0.00	0.09	0.08	0.00	0.02
0.00	0.00	0.76	0.00	1.13	1.56	1.84	2.47	0.00	9.60	0.32	0.27	0.01	0.03
7.85	5.27	5.34	10.31	7.91	12.45	14.73	19.73	18.78	19.21	4.05	3.19	0.21	0.34
4.71	7.61	6.10	7.14	2.26	12.45	9.21	0.00	9.39	0.00	3.37	2.81	0.19	0.30
0.00	0.00	0.76	0.00	1.13	1.56	0.00	2.47	0.00	0.00	0.23	0.19	0.01	0.02
1.57	1.17	0.76	0.79	2.26	6.22	3.68	7.40	0.00	9.60	1.00	0.85	0.04	0.09
0.52	5.27	2.29	3.17	5.65	9.34	18.42	19.73	32.87	9.60	2.77	2.21	0.11	0.24
0.00	0.00	0.00	0.00	0.00	0.00	0.00	0.00	0.00	0.00	0.00	0.00	0.00	0.00
0.00	0.00	1.52	0.00	0.00	0.00	0.00	4.93	0.00	0.00	0.18	0.13	0.01	0.01
4.71	1.76	3.81	2.38	10.17	14.01	12.89	2.47	4.70	0.00	2.82	2.61	0.16	0.30
1.05	2.34	4.57	0.79	4.52	3.11	3.68	12.33	9.39	0.00	1.86	1.62	0.10	0.14
1.05	3.51	2.29	2.38	6.78	0.00	1.84	4.93	0.00	19.21	1.41	1.32	0.10	0.11
1.57	5.85	4.57	11.10	12.44	17.12	14.73	24.66	23.48	19.21	4.14	3.38	0.21	0.37
163.33	293.83	362.89	488.40	720.12	901.03	1191.55	1459.71	1822.11	1411.70	237.31	188.28	11.06	21.53
161.76	293.83	361.37	486.82	715.60	893.25	1187.87	1454.78	1803.32	1392.49	235.90	187.10	11.00	21.41

表 6-1-5　河南省肿瘤登记地区 2011 年

部位		病例数	构成 （%）	年龄组								
				0-	1-	5-	10-	15-	20-	25-	30-	35-
唇	C00	1	0.04	0.00	0.00	0.00	0.00	0.00	0.00	0.00	0.00	0.00
舌	C01-C02	8	0.29	0.00	0.00	0.00	0.00	0.00	0.00	0.00	0.00	0.00
口	C03-C06	21	0.75	0.00	0.00	0.00	0.00	1.11	0.00	0.00	0.00	0.00
唾液腺	C07-C08	6	0.22	0.00	0.00	0.00	0.00	0.00	0.00	0.00	0.00	0.00
扁桃体	C09	4	0.14	0.00	0.00	0.00	0.00	0.00	0.00	0.00	0.00	0.00
其他的口咽	C10	9	0.32	0.00	0.00	0.00	0.00	0.00	0.00	0.00	0.00	0.00
鼻咽	C11	22	0.79	0.00	0.00	0.00	0.00	0.00	1.00	0.00	2.56	1.00
喉咽	C12-C13	8	0.29	0.00	0.00	0.00	0.00	0.00	0.00	1.33	0.00	0.00
咽,部位不明	C14	6	0.22	0.00	0.00	0.00	0.00	0.00	0.00	0.00	0.00	0.00
食管	C15	254	9.13	0.00	0.00	0.00	0.00	0.00	0.00	0.00	0.00	1.00
胃	C16	354	12.72	0.00	0.00	0.00	0.00	0.00	0.00	1.33	1.28	5.00
小肠	C17	12	0.43	0.00	0.00	0.00	0.00	0.00	0.00	0.00	0.00	1.00
结肠	C18	94	3.38	0.00	0.00	0.00	0.00	0.00	1.00	2.66	0.00	4.00
直肠	C19-C20	108	3.88	0.00	0.00	0.00	0.00	0.00	0.00	0.00	0.00	1.00
肛门	C21	4	0.14	0.00	0.00	0.00	0.00	0.00	0.00	0.00	0.00	0.00
肝脏	C22	370	13.30	0.00	0.00	0.00	0.00	0.00	1.00	2.66	6.41	6.00
胆囊及其他	C23-C24	45	1.62	0.00	0.00	0.00	0.00	0.00	0.00	1.33	0.00	0.00
胰腺	C25	54	1.94	0.00	0.00	0.00	0.00	0.00	0.00	0.00	0.00	2.00
鼻、鼻窦及其他	C30-C31	6	0.22	0.00	0.00	0.00	0.00	1.11	0.00	0.00	0.00	0.00
喉	C32	28	1.01	0.00	0.00	0.00	0.00	0.00	0.00	0.00	0.00	0.00
气管、支气管、肺	C33-C34	819	29.43	0.00	0.00	0.00	0.00	0.00	1.00	2.66	2.56	7.00
其他的胸腔器官	C37-C38	6	0.22	0.00	0.00	0.00	0.00	0.00	0.00	0.00	0.00	0.00
骨	C40-C41	20	0.72	0.00	0.00	0.00	0.00	0.00	0.00	1.33	1.28	0.00
皮肤的黑色素瘤	C43	3	0.11	0.00	0.00	0.00	0.00	0.00	0.00	0.00	0.00	0.00
其他的皮肤	C44	20	0.72	0.00	0.00	1.29	0.00	0.00	0.00	0.00	2.56	0.00
间皮瘤	C45	2	0.07	0.00	0.00	0.00	0.00	0.00	0.00	0.00	0.00	0.00
卡波西肉瘤	C46	0	0.00	0.00	0.00	0.00	0.00	0.00	0.00	0.00	0.00	0.00
周围神经、其他结缔组织、软组织	C47;C49	5	0.18	0.00	0.00	0.00	0.00	0.00	0.00	0.00	0.00	0.00
乳房	C50	-	-	-	-	-	-	-	-	-	-	-
外阴	C51	-	-	-	-	-	-	-	-	-	-	-
阴道	C52	-	-	-	-	-	-	-	-	-	-	-
子宫颈	C53	-	-	-	-	-	-	-	-	-	-	-
子宫体	C54	-	-	-	-	-	-	-	-	-	-	-
子宫,部位不明	C55	-	-	-	-	-	-	-	-	-	-	-
卵巢	C56	-	-	-	-	-	-	-	-	-	-	-
其他的女性生殖器	C57	-	-	-	-	-	-	-	-	-	-	-
胎盘	C58	-	-	-	-	-	-	-	-	-	-	-
阴茎	C60	6	0.22	0.00	0.00	0.00	0.00	0.00	1.00	0.00	0.00	0.00
前列腺	C61	61	2.19	0.00	0.00	0.00	0.00	0.00	0.00	0.00	0.00	0.00
睾丸	C62	6	0.22	0.00	0.00	0.00	1.27	0.00	0.00	0.00	0.00	2.00
其他的男性生殖器	C63	2	0.07	0.00	0.00	0.00	0.00	0.00	0.00	1.33	0.00	0.00
肾	C64	57	2.05	0.00	0.00	0.00	0.00	0.00	0.00	0.00	0.00	0.00
肾盂	C65	5	0.18	0.00	0.00	0.00	0.00	0.00	0.00	0.00	0.00	0.00
输尿管	C66	3	0.11	0.00	0.00	0.00	0.00	0.00	0.00	0.00	0.00	0.00
膀胱	C67	75	2.69	0.00	0.00	0.00	0.00	0.00	0.00	0.00	0.00	1.00
其他的泌尿器官	C68	0	0.00	0.00	0.00	0.00	0.00	0.00	0.00	0.00	0.00	0.00
眼	C69	2	0.07	0.00	0.00	0.00	0.00	0.00	0.00	0.00	0.00	1.00
脑、神经系统	C70-C72	52	1.87	0.00	0.00	1.29	0.00	0.00	1.00	1.33	1.28	2.00
甲状腺	C73	19	0.68	0.00	0.00	0.00	0.00	0.00	0.00	2.66	0.00	0.00
肾上腺	C74	3	0.11	0.00	0.00	0.00	0.00	0.00	0.00	0.00	0.00	1.00
其他的内分泌腺	C75	2	0.07	0.00	0.00	0.00	0.00	0.00	0.00	0.00	0.00	1.00
霍奇金病	C81	13	0.47	0.00	0.00	0.00	1.27	0.00	1.00	0.00	0.00	0.00
非霍奇金淋巴瘤	C82-C85;C96	33	1.19	0.00	0.00	0.00	0.00	0.00	0.00	0.00	1.28	0.00
免疫增生性疾病	C88	0	0.00	0.00	0.00	0.00	0.00	0.00	0.00	0.00	0.00	0.00
多发性骨髓瘤	C90	4	0.14	0.00	0.00	0.00	0.00	0.00	0.00	0.00	0.00	0.00
淋巴样白血病	C91	28	1.01	0.00	0.00	1.29	2.53	1.11	0.00	0.00	1.28	0.00
髓样白血病	C92-C94	25	0.90	0.00	0.00	1.29	0.00	0.00	1.00	2.66	0.00	2.00
白血病,未特指	C95	17	0.61	0.00	1.57	2.58	1.27	0.00	0.00	0.00	0.00	0.00
其他的或未指明部位的	O&U	64	2.30	0.00	1.57	0.00	0.00	1.11	0.00	2.66	0.00	3.00
合计	ALL	2783	100.00	0.00	3.15	7.75	6.33	4.45	8.00	23.95	20.51	43.00
所有部位除外 C44	ALLbutC44	2763	99.28	0.00	3.15	6.46	6.33	4.45	8.00	23.95	17.94	43.00

男性发病主要指标（1/10 万）

40-	45-	50-	55-	60-	65-	70-	75-	80-	85-	粗率(1/10万)	世调率(1/10万)	累计率(%) 0~64	0~74
0.00	0.00	0.00	0.00	0.00	0.00	0.00	5.37	0.00	0.00	0.09	0.05	0.00	0.00
0.00	0.00	0.00	4.69	4.48	0.00	3.75	5.37	10.73	0.00	0.71	0.55	0.05	0.06
0.00	1.14	4.47	9.38	8.96	6.22	7.50	10.74	0.00	0.00	1.86	1.57	0.13	0.19
0.00	1.14	1.49	1.56	2.24	0.00	7.50	0.00	0.00	0.00	0.53	0.45	0.03	0.07
1.02	0.00	0.00	1.56	2.24	3.11	0.00	0.00	0.00	0.00	0.35	0.31	0.02	0.04
0.00	2.29	2.98	0.00	4.48	0.00	7.50	5.37	0.00	0.00	0.80	0.67	0.05	0.09
1.02	3.43	1.49	4.69	8.96	6.22	0.00	16.12	10.73	0.00	1.95	1.58	0.12	0.15
0.00	2.29	1.49	1.56	0.00	0.00	0.00	10.74	10.73	0.00	0.71	0.54	0.03	0.03
0.00	1.14	0.00	0.00	2.24	6.22	3.75	0.00	10.73	0.00	0.53	0.47	0.02	0.07
2.04	20.59	34.31	54.73	78.38	127.57	101.23	188.02	289.82	282.57	22.53	19.05	0.96	2.10
8.17	12.59	40.27	67.24	109.73	171.13	217.46	295.46	257.62	480.36	31.40	26.95	1.23	3.17
3.06	0.00	0.00	1.56	2.24	3.11	7.50	5.37	10.73	28.26	1.06	0.89	0.04	0.09
4.08	10.30	11.93	9.38	17.91	31.11	41.24	69.84	150.28	113.03	8.34	6.86	0.31	0.67
6.13	9.15	8.95	21.89	29.11	40.45	74.99	91.32	96.61	28.26	9.58	7.72	0.38	0.96
2.04	0.00	0.00	1.56	0.00	0.00	3.75	0.00	0.00	0.00	0.35	0.26	0.02	0.04
27.56	35.47	82.04	95.39	98.53	133.79	134.98	139.67	311.29	113.03	32.82	26.91	1.78	3.12
0.00	1.14	0.00	4.69	6.72	24.89	37.49	37.60	85.87	113.03	3.99	3.50	0.07	0.38
1.02	3.43	4.47	6.26	8.96	18.67	48.74	48.35	75.14	56.51	4.79	3.90	0.13	0.47
0.00	1.14	1.49	0.00	2.24	3.11	3.75	0.00	0.00	0.00	0.53	0.50	0.03	0.06
0.00	0.00	7.46	6.26	13.44	9.33	15.00	16.12	32.20	0.00	2.48	2.06	0.14	0.26
20.42	48.05	77.56	153.25	262.00	326.70	532.41	628.53	955.35	706.41	72.65	60.51	2.87	7.17
1.02	0.00	0.00	0.00	2.24	3.11	3.75	5.37	10.73	0.00	0.53	0.43	0.02	0.05
1.02	2.29	2.98	7.82	4.48	6.22	7.50	5.37	0.00	28.26	1.77	1.55	0.11	0.17
0.00	1.14	0.00	1.56	0.00	0.00	3.75	0.00	0.00	0.00	0.27	0.21	0.01	0.03
2.04	0.00	1.49	3.13	4.48	9.33	0.00	10.74	42.94	28.26	1.77	1.53	0.07	0.12
0.00	0.00	0.00	1.56	2.24	0.00	0.00	0.00	0.00	0.00	0.18	0.15	0.02	0.02
0.00	0.00	0.00	0.00	0.00	0.00	0.00	0.00	0.00	0.00	0.00	0.00	0.00	0.00
0.00	0.00	1.49	1.56	4.48	0.00	0.00	5.37	0.00	0.00	0.44	0.37	0.04	0.04
–	–	–	–	–	–	–	–	–	–	–	–	–	–
–	–	–	–	–	–	–	–	–	–	–	–	–	–
–	–	–	–	–	–	–	–	–	–	–	–	–	–
–	–	–	–	–	–	–	–	–	–	–	–	–	–
–	–	–	–	–	–	–	–	–	–	–	–	–	–
1.02	1.14	1.49	0.00	2.24	0.00	0.00	5.37	0.00	0.00	0.53	0.43	0.03	0.03
1.02	1.14	0.00	1.56	8.96	12.45	59.99	75.21	161.01	141.28	5.41	4.39	0.06	0.43
1.02	0.00	1.49	0.00	0.00	0.00	0.00	0.00	10.73	0.00	0.53	0.42	0.03	0.03
0.00	0.00	0.00	1.56	0.00	0.00	0.00	0.00	0.00	0.00	0.18	0.17	0.01	0.01
3.06	5.72	11.93	12.51	6.72	24.89	37.49	48.35	32.20	0.00	5.06	4.03	0.20	0.51
0.00	1.14	1.49	3.13	2.24	0.00	0.00	0.00	0.00	0.00	0.44	0.36	0.04	0.04
0.00	0.00	0.00	0.00	0.00	0.00	3.75	5.37	10.73	0.00	0.27	0.18	0.00	0.02
0.00	5.72	5.97	12.51	31.35	31.11	30.00	75.21	75.14	113.03	6.65	5.68	0.28	0.59
0.00	0.00	0.00	0.00	0.00	0.00	0.00	0.00	0.00	0.00	0.00	0.00	0.00	0.00
0.00	0.00	0.00	0.00	0.00	0.00	0.00	0.00	0.00	28.26	0.18	0.20	0.01	0.01
10.21	2.29	8.95	10.95	8.96	6.22	18.75	26.86	42.94	28.26	4.61	3.69	0.24	0.37
1.02	3.43	5.97	6.26	0.00	9.33	3.75	0.00	10.73	0.00	1.69	1.44	0.10	0.16
0.00	0.00	0.00	0.00	2.24	3.11	0.00	0.00	0.00	0.00	0.27	0.24	0.02	0.03
1.02	1.14	1.49	0.00	4.48	9.33	7.50	0.00	0.00	28.26	1.15	1.15	0.05	0.14
1.02	4.58	4.47	4.69	8.96	9.33	18.75	16.12	53.67	0.00	2.93	2.33	0.13	0.27
0.00	0.00	0.00	0.00	0.00	0.00	0.00	0.00	0.00	0.00	0.00	0.00	0.00	0.00
0.00	0.00	2.98	0.00	0.00	0.00	0.00	10.74	0.00	0.00	0.35	0.26	0.01	0.01
5.10	2.29	2.98	1.56	13.44	12.45	11.25	0.00	0.00	0.00	2.48	2.33	0.16	0.28
2.04	0.00	5.97	1.56	8.96	6.22	7.50	21.49	0.00	0.00	2.22	1.94	0.13	0.20
1.02	1.14	4.47	3.13	8.96	0.00	0.00	5.37	0.00	28.26	1.51	1.56	0.12	0.12
0.00	11.44	8.95	15.64	11.20	28.00	15.00	42.98	32.20	56.51	5.68	4.87	0.28	0.49
108.21	199.08	359.48	539.50	810.62	1095.21	1484.76	1933.92	2790.90	2401.81	246.87	206.70	10.67	23.57
106.17	199.08	357.98	536.37	806.14	1085.87	1484.76	1923.18	2747.96	2373.55	245.10	205.17	10.59	23.45

表 6-1-6　河南省肿瘤登记地区 2011 年

部位		病例数	构成（%）	年龄组								
				0-	1-	5-	10-	15-	20-	25-	30-	35-
唇	C00	0	0.00	0.00	0.00	0.00	0.00	0.00	0.00	0.00	0.00	0.00
舌	C01-C02	14	0.57	0.00	0.00	0.00	0.00	0.00	0.00	0.00	0.00	0.00
口	C03-C06	12	0.49	0.00	0.00	0.00	0.00	0.00	2.04	0.00	0.00	0.00
唾液腺	C07-C08	4	0.16	0.00	0.00	0.00	0.00	0.00	0.00	0.00	0.00	1.05
扁桃体	C09	2	0.08	0.00	0.00	0.00	0.00	0.00	0.00	0.00	0.00	0.00
其他的口咽	C10	4	0.16	0.00	0.00	0.00	0.00	0.00	0.00	0.00	0.00	0.00
鼻咽	C11	14	0.57	0.00	0.00	0.00	0.00	0.00	0.00	0.00	1.29	1.05
喉咽	C12-C13	1	0.04	0.00	0.00	0.00	0.00	0.00	0.00	0.00	0.00	0.00
咽,部位不明	C14	1	0.04	0.00	0.00	0.00	0.00	0.00	0.00	0.00	0.00	0.00
食管	C15	162	6.65	0.00	0.00	0.00	0.00	0.00	0.00	0.00	0.00	3.14
胃	C16	145	5.95	0.00	0.00	0.00	0.00	0.00	0.00	0.00	1.29	5.24
小肠	C17	9	0.37	0.00	0.00	0.00	0.00	0.00	0.00	0.00	0.00	0.00
结肠	C18	76	3.12	0.00	0.00	0.00	0.00	0.00	0.00	0.00	0.00	0.00
直肠	C19-C20	76	3.12	0.00	0.00	0.00	0.00	0.00	0.00	0.00	0.00	3.14
肛门	C21	3	0.12	0.00	0.00	0.00	0.00	0.00	0.00	0.00	0.00	0.00
肝脏	C22	182	7.47	0.00	0.00	0.00	0.00	0.00	0.00	1.34	6.47	3.14
胆囊及其他	C23-C24	53	2.18	0.00	0.00	0.00	0.00	0.00	0.00	0.00	0.00	0.00
胰腺	C25	46	1.89	0.00	0.00	0.00	0.00	0.00	0.00	0.00	0.00	3.14
鼻、鼻窦及其他	C30-C31	2	0.08	0.00	0.00	0.00	0.00	0.00	0.00	0.00	0.00	0.00
喉	C32	2	0.08	0.00	0.00	0.00	0.00	0.00	0.00	0.00	0.00	0.00
气管、支气管、肺	C33-C34	354	14.54	0.00	0.00	0.00	0.00	0.00	3.06	0.00	2.59	5.24
其他的胸腔器官	C37-C38	4	0.16	0.00	0.00	0.00	0.00	0.00	0.00	0.00	0.00	0.00
骨	C40-C41	14	0.57	0.00	0.00	1.49	1.52	0.00	1.02	0.00	0.00	0.00
皮肤的黑色素瘤	C43	3	0.12	0.00	0.00	0.00	0.00	0.00	0.00	0.00	0.00	0.00
其他的皮肤	C44	11	0.45	0.00	0.00	0.00	0.00	0.00	0.00	0.00	0.00	1.05
间皮瘤	C45	1	0.04	0.00	0.00	0.00	0.00	0.00	0.00	0.00	0.00	0.00
卡波西肉瘤	C46	0	0.00	0.00	0.00	0.00	0.00	0.00	0.00	0.00	0.00	0.00
周围神经、其他结缔组织、软组织	C47;C49	4	0.16	0.00	0.00	0.00	0.00	0.00	0.00	1.34	0.00	0.00
乳房	C50	519	21.31	0.00	0.00	0.00	0.00	0.00	0.00	4.03	21.99	34.59
外阴	C51	5	0.21	0.00	0.00	0.00	0.00	0.00	0.00	0.00	0.00	2.10
阴道	C52	1	0.04	0.00	0.00	0.00	0.00	0.00	0.00	0.00	0.00	0.00
子宫颈	C53	191	7.84	0.00	0.00	0.00	0.00	0.00	2.04	6.71	10.35	23.06
子宫体	C54	136	5.59	0.00	0.00	0.00	0.00	0.00	1.02	1.34	3.88	12.58
子宫,部位不明	C55	6	0.25	0.00	0.00	0.00	0.00	0.00	0.00	0.00	0.00	0.00
卵巢	C56	76	3.12	0.00	0.00	0.00	0.00	2.51	2.04	4.03	2.59	6.29
其他的女性生殖器	C57	7	0.29	0.00	0.00	0.00	0.00	0.00	1.02	0.00	0.00	0.00
胎盘	C58	0	0.00	0.00	0.00	0.00	0.00	0.00	0.00	0.00	0.00	0.00
阴茎	C60	-	-	-	-	-	-	-	-	-	-	-
前列腺	C61	-	-	-	-	-	-	-	-	-	-	-
睾丸	C62	-	-	-	-	-	-	-	-	-	-	-
其他的男性生殖器	C63	-	-	-	-	-	-	-	-	-	-	-
肾	C64	32	1.31	0.00	0.00	0.00	0.00	0.00	0.00	0.00	1.29	2.10
肾盂	C65	2	0.08	0.00	0.00	0.00	0.00	0.00	0.00	0.00	0.00	0.00
输尿管	C66	4	0.16	0.00	0.00	0.00	0.00	0.00	0.00	0.00	0.00	0.00
膀胱	C67	22	0.90	0.00	0.00	0.00	0.00	0.00	0.00	0.00	0.00	0.00
其他的泌尿器官	C68	2	0.08	0.00	0.00	0.00	0.00	0.00	0.00	0.00	0.00	0.00
眼	C69	5	0.21	0.00	0.00	0.00	0.00	0.00	0.00	0.00	0.00	0.00
脑、神经系统	C70-C72	37	1.52	0.00	0.00	0.00	0.00	0.00	0.00	1.34	1.29	0.00
甲状腺	C73	55	2.26	0.00	0.00	0.00	0.00	0.00	4.08	8.05	1.29	5.24
肾上腺	C74	2	0.08	0.00	0.00	0.00	0.00	0.00	0.00	0.00	0.00	0.00
其他的内分泌腺	C75	6	0.25	0.00	0.00	0.00	0.00	0.00	0.00	0.00	0.00	0.00
霍奇金病	C81	9	0.37	0.00	0.00	0.00	0.00	0.00	1.02	0.00	0.00	0.00
非霍奇金淋巴瘤	C82-C85;C96	28	1.15	0.00	0.00	1.49	0.00	1.25	1.02	2.68	0.00	0.00
免疫增生性疾病	C88	0	0.00	0.00	0.00	0.00	0.00	0.00	0.00	0.00	0.00	0.00
多发性骨髓瘤	C90	0	0.00	0.00	0.00	0.00	0.00	0.00	0.00	0.00	0.00	0.00
淋巴样白血病	C91	34	1.40	0.00	1.82	4.47	0.00	1.25	1.02	0.00	1.29	3.14
髓样白血病	C92-C94	16	0.66	0.00	1.82	2.98	0.00	0.00	2.04	0.00	0.00	2.10
白血病,未特指	C95	14	0.57	0.00	0.00	1.49	0.00	0.00	0.00	0.00	0.00	1.05
其他的或未指明部位的	O&U	27	1.11	0.00	0.00	0.00	0.00	0.00	1.02	1.34	1.29	1.05
合计	ALL	2435	100.00	0.00	3.64	11.92	1.52	5.01	23.44	32.21	56.92	119.48
所有部位除外 C44	ALLbutC44	2424	99.55	0.00	3.64	11.92	1.52	5.01	22.42	32.21	56.92	118.43

女性发病主要指标（1/10 万）

40–	45–	50–	55–	60–	65–	70–	75–	80–	85–	粗率 （1/10万）	世调率 （1/10万）	累计率（%）	
												0~64	0~74
0.00	0.00	0.00	0.00	0.00	0.00	0.00	0.00	0.00	0.00	0.00	0.00	0.00	0.00
1.07	1.20	6.24	3.22	2.28	6.23	7.24	0.00	8.35	0.00	1.31	1.04	0.07	0.14
0.00	2.40	0.00	1.61	2.28	3.11	7.24	9.12	0.00	14.55	1.12	0.86	0.04	0.09
0.00	1.20	0.00	0.00	0.00	0.00	3.62	4.56	0.00	0.00	0.37	0.25	0.01	0.03
1.07	0.00	0.00	0.00	0.00	0.00	3.62	0.00	0.00	0.00	0.19	0.14	0.01	0.02
0.00	0.00	0.00	3.22	0.00	3.11	3.62	0.00	0.00	0.00	0.37	0.29	0.02	0.05
2.15	3.60	0.00	0.00	2.28	3.11	0.00	9.12	16.70	14.55	1.31	0.92	0.05	0.07
0.00	0.00	0.00	0.00	2.28	0.00	0.00	0.00	0.00	0.00	0.09	0.09	0.01	0.01
0.00	0.00	0.00	0.00	0.00	0.00	0.00	4.56	0.00	0.00	0.09	0.05	0.00	0.00
2.15	13.18	10.92	9.65	63.93	71.61	97.73	127.61	133.58	160.02	15.12	11.44	0.51	1.36
6.45	11.98	21.83	27.34	41.10	59.15	47.05	136.73	58.44	72.74	13.53	10.07	0.58	1.11
1.07	0.00	0.00	0.00	4.57	0.00	10.86	0.00	25.05	0.00	0.84	0.59	0.03	0.08
0.00	13.18	9.36	11.26	15.98	49.81	43.43	45.58	41.74	29.10	7.09	5.52	0.25	0.72
2.15	7.19	14.03	14.47	31.96	18.68	54.29	27.35	50.09	0.00	7.09	5.48	0.36	0.73
0.00	1.20	1.56	0.00	0.00	0.00	0.00	0.00	0.00	14.55	0.28	0.22	0.01	0.01
12.89	31.16	31.19	30.56	50.23	46.70	72.39	91.15	91.84	116.38	16.98	12.92	0.83	1.43
1.07	4.79	6.24	12.87	13.70	24.91	32.58	22.79	25.05	72.74	4.95	3.84	0.19	0.48
6.45	3.60	7.80	4.82	4.57	31.13	18.10	13.67	8.35	72.74	4.29	3.39	0.15	0.40
0.00	0.00	0.00	1.61	0.00	0.00	3.62	0.00	0.00	0.00	0.19	0.14	0.01	0.03
0.00	0.00	0.00	0.00	0.00	0.00	3.62	0.00	8.35	0.00	0.19	0.11	0.00	0.02
12.89	34.75	49.90	77.20	89.04	130.76	152.02	264.35	258.81	160.02	33.04	24.42	1.37	2.79
1.07	1.20	0.00	1.61	2.28	0.00	0.00	0.00	0.00	0.00	0.37	0.29	0.03	0.03
0.00	2.40	1.56	1.61	2.28	3.11	3.62	0.00	25.05	14.55	1.31	1.11	0.06	0.09
1.07	0.00	1.56	0.00	4.57	6.23	7.24	0.00	0.00	14.55	1.03	0.87	0.05	0.11
0.00	0.00	0.00	0.00	0.00	3.11	0.00	0.00	0.00	0.00	0.09	0.09	0.00	0.02
0.00	0.00	0.00	0.00	0.00	0.00	0.00	0.00	0.00	0.00	0.00	0.00	0.00	0.00
0.00	0.00	1.56	0.00	0.00	0.00	3.62	4.56	0.00	0.00	0.37	0.30	0.01	0.03
71.99	117.44	115.40	115.80	125.57	68.49	119.44	109.38	150.28	43.64	48.43	37.01	3.03	3.97
0.00	0.00	0.00	0.00	0.00	0.00	3.62	4.56	8.35	0.00	0.47	0.29	0.01	0.03
0.00	0.00	0.00	0.00	2.28	0.00	0.00	0.00	0.00	0.00	0.09	0.09	0.01	0.01
34.39	46.74	29.63	32.17	36.53	24.91	43.43	22.79	16.70	14.55	17.82	13.80	1.11	1.45
21.49	41.94	17.15	27.34	43.38	28.02	18.10	13.67	0.00	0.00	12.69	10.01	0.85	1.08
1.07	1.20	0.00	0.00	4.57	3.11	0.00	0.00	8.35	0.00	0.56	0.45	0.03	0.05
11.82	7.19	9.36	16.08	20.55	21.79	21.72	18.23	16.70	0.00	7.09	5.67	0.41	0.63
0.00	1.20	0.00	0.00	2.28	0.00	3.62	4.56	8.35	14.55	0.65	0.48	0.02	0.04
0.00	0.00	0.00	0.00	0.00	0.00	0.00	0.00	0.00	0.00	0.00	0.00	0.00	0.00
–	–	–	–	–	–	–	–	–	–	–	–	–	–
–	–	–	–	–	–	–	–	–	–	–	–	–	–
–	–	–	–	–	–	–	–	–	–	–	–	–	–
1.07	4.79	3.12	8.04	4.57	18.68	10.86	18.23	16.70	0.00	2.99	2.26	0.12	0.27
0.00	0.00	0.00	0.00	0.00	0.00	0.00	9.12	0.00	0.00	0.19	0.09	0.00	0.00
0.00	0.00	0.00	1.61	0.00	0.00	10.86	0.00	0.00	0.00	0.37	0.28	0.01	0.06
2.15	0.00	4.68	0.00	9.13	6.23	18.10	9.12	16.70	29.10	2.05	1.60	0.08	0.20
0.00	0.00	0.00	0.00	0.00	3.11	3.62	0.00	0.00	0.00	0.19	0.17	0.00	0.03
0.00	0.00	1.56	0.00	2.28	3.11	3.62	4.56	0.00	0.00	0.47	0.38	0.02	0.05
5.37	8.39	1.56	9.65	6.85	18.68	10.86	13.67	0.00	14.55	3.45	2.74	0.17	0.32
8.60	11.98	6.24	8.04	4.57	15.57	14.48	0.00	8.35	0.00	5.13	4.21	0.29	0.44
0.00	0.00	1.56	0.00	2.28	0.00	0.00	4.56	0.00	0.00	0.19	0.12	0.01	0.01
1.07	0.00	4.68	0.00	2.28	0.00	0.00	4.56	0.00	0.00	0.56	0.44	0.04	0.04
2.15	1.20	0.00	1.61	0.00	3.11	0.00	13.67	0.00	0.00	0.84	0.58	0.03	0.05
0.00	5.99	0.00	1.61	2.28	9.34	18.10	22.79	16.70	14.55	2.61	2.10	0.08	0.22
0.00	0.00	0.00	0.00	0.00	0.00	0.00	0.00	0.00	0.00	0.00	0.00	0.00	0.00
4.30	1.20	4.68	3.22	6.85	15.57	14.48	4.56	8.35	0.00	3.17	2.90	0.16	0.31
0.00	4.79	3.12	0.00	0.00	0.00	0.00	4.56	16.70	0.00	1.49	1.34	0.08	0.08
1.07	5.99	0.00	1.61	4.57	0.00	3.62	4.56	0.00	14.55	1.31	1.07	0.08	0.10
3.22	0.00	0.00	6.43	13.70	6.23	14.48	9.12	16.70	0.00	2.52	1.98	0.14	0.24
221.36	393.07	366.47	435.85	627.85	706.72	908.50	1057.38	1068.63	901.95	227.24	174.71	11.49	19.57
220.28	393.07	364.91	435.85	623.29	700.50	901.26	1057.38	1068.63	887.40	226.21	173.84	11.44	19.45

第六章　附　录

表 6-1-7　河南省肿瘤登记地区 2011 年

部位		病例数	构成(%)	年龄组								
				0-	1-	5-	10-	15-	20-	25-	30-	35-
唇	C00	5	0.02	0.00	0.00	0.00	0.00	0.00	0.10	0.00	0.00	0.00
舌	C01-C02	33	0.11	0.00	0.00	0.12	0.00	0.00	0.00	0.00	0.00	0.10
口	C03-C06	42	0.14	0.00	0.00	0.00	0.00	0.00	0.00	0.00	0.10	0.10
唾液腺	C07-C08	62	0.21	0.00	0.00	0.00	0.00	0.12	0.10	0.11	0.51	0.30
扁桃体	C09	5	0.02	0.00	0.00	0.00	0.00	0.00	0.00	0.00	0.00	0.10
其他的口咽	C10	24	0.08	0.00	0.00	0.00	0.11	0.00	0.00	0.00	0.00	0.00
鼻咽	C11	186	0.64	0.00	0.00	0.00	0.00	0.23	0.31	0.11	0.51	0.89
喉咽	C12-C13	29	0.10	0.00	0.00	0.00	0.00	0.00	0.00	0.11	0.00	0.00
咽,部位不明	C14	33	0.11	0.00	0.00	0.00	0.00	0.00	0.10	0.00	0.00	0.00
食管	C15	5131	17.70	0.00	0.00	0.00	0.00	0.00	0.10	0.11	0.92	3.28
胃	C16	4801	16.56	0.00	0.00	0.00	0.11	0.12	0.82	1.09	2.97	6.16
小肠	C17	101	0.35	0.00	0.00	0.00	0.00	0.00	0.00	0.00	0.21	0.70
结肠	C18	659	2.27	0.00	0.00	0.00	0.00	0.00	0.51	0.55	1.03	1.59
直肠	C19-C20	1194	4.12	0.00	0.00	0.00	0.00	0.00	0.41	1.09	0.82	2.48
肛门	C21	31	0.11	0.00	0.00	0.00	0.00	0.00	0.00	0.00	0.10	0.00
肝脏	C22	3206	11.06	0.00	0.16	0.00	0.22	0.47	0.82	1.31	3.59	9.44
胆囊及其他	C23-C24	324	1.12	0.00	0.00	0.00	0.00	0.00	0.00	0.00	0.31	0.30
胰腺	C25	394	1.36	0.00	0.00	0.00	0.00	0.00	0.21	0.11	0.62	0.80
鼻、鼻窦及其他	C30-C31	37	0.13	0.00	0.00	0.00	0.00	0.00	0.00	0.00	0.10	0.30
喉	C32	154	0.53	0.00	0.16	0.00	0.00	0.00	0.00	0.00	0.21	0.00
气管、支气管、肺	C33-C34	5228	18.03	0.00	0.00	0.00	0.00	0.00	1.03	1.31	3.59	8.25
其他的胸腔器官	C37-C38	68	0.23	0.00	0.00	0.00	0.22	0.12	0.41	0.22	0.00	0.20
骨	C40-C41	268	0.92	0.00	0.16	0.12	0.44	0.70	0.82	0.88	0.82	0.50
皮肤的黑色素瘤	C43	20	0.07	0.00	0.00	0.49	0.00	0.00	0.00	0.11	0.10	0.00
其他的皮肤	C44	144	0.50	0.00	0.16	0.00	0.11	0.00	0.31	0.22	0.41	0.50
间皮瘤	C45	3	0.01	0.00	0.00	0.00	0.00	0.00	0.00	0.00	0.00	0.00
卡波西肉瘤	C46	0	0.00	0.00	0.00	0.00	0.00	0.00	0.00	0.00	0.00	0.00
周围神经、其他结缔组织、软组织	C47;C49	41	0.14	0.00	0.16	0.00	0.00	0.12	0.00	0.00	0.00	0.20
乳房	C50	–	–	–	–	–	–	–	–	–	–	–
外阴	C51	–	–	–	–	–	–	–	–	–	–	–
阴道	C52	–	–	–	–	–	–	–	–	–	–	–
子宫颈	C53	–	–	–	–	–	–	–	–	–	–	–
子宫体	C54	–	–	–	–	–	–	–	–	–	–	–
子宫,部位不明	C55	–	–	–	–	–	–	–	–	–	–	–
卵巢	C56	–	–	–	–	–	–	–	–	–	–	–
其他的女性生殖器	C57	–	–	–	–	–	–	–	–	–	–	–
胎盘	C58	–	–	–	–	–	–	–	–	–	–	–
阴茎	C60	–	–	–	–	–	–	–	–	–	–	–
前列腺	C61	–	–	–	–	–	–	–	–	–	–	–
睾丸	C62	–	–	–	–	–	–	–	–	–	–	–
其他的男性生殖器	C63	–	–	–	–	–	–	–	–	–	–	–
肾	C64	170	0.59	0.00	0.16	0.00	0.00	0.00	0.31	0.33	0.62	1.09
肾盂	C65	15	0.05	0.00	0.00	0.00	0.00	0.00	0.00	0.22	0.00	0.00
输尿管	C66	11	0.04	0.00	0.00	0.00	0.00	0.00	0.00	0.00	0.00	0.00
膀胱	C67	292	1.01	0.00	0.00	0.00	0.00	0.00	0.10	0.11	0.41	0.80
其他的泌尿器官	C68	5	0.02	0.00	0.00	0.00	0.00	0.00	0.00	0.00	0.10	0.00
眼	C69	26	0.09	0.00	0.49	0.36	0.00	0.00	0.00	0.00	0.10	0.10
脑、神经系统	C70-C72	767	2.65	0.00	1.30	1.19	3.06	1.41	2.47	1.64	2.46	3.18
甲状腺	C73	252	0.87	0.00	0.00	0.00	0.00	0.35	0.31	0.99	1.54	2.29
肾上腺	C74	4	0.01	0.00	0.00	0.00	0.00	0.00	0.00	0.11	0.10	0.00
其他的内分泌腺	C75	23	0.08	0.00	0.00	0.00	0.00	0.12	0.21	0.00	0.10	0.10
霍奇金病	C81	74	0.26	0.00	0.00	0.36	0.11	0.00	0.10	0.44	0.10	0.30
非霍奇金淋巴瘤	C82-C85;C96	167	0.58	0.00	0.33	0.00	0.11	0.23	0.62	0.66	0.72	0.40
免疫增生性疾病	C88	0	0.00	0.00	0.00	0.00	0.00	0.00	0.00	0.00	0.00	0.00
多发性骨髓瘤	C90	11	0.04	0.00	0.00	0.00	0.00	0.00	0.00	0.11	0.00	0.00
淋巴样白血病	C91	100	0.34	0.00	0.16	0.48	0.87	0.70	0.72	0.33	0.41	0.50
髓样白血病	C92-C94	108	0.37	0.66	0.98	0.95	0.22	0.59	0.82	0.66	0.72	0.70
白血病,未特指	C95	399	1.38	1.32	3.91	2.98	2.29	2.93	2.78	2.52	1.23	3.18
其他的或未指明部位的	O&U	362	1.25	0.00	0.49	0.36	0.55	0.59	1.13	0.99	0.92	1.19
合计	ALL	28 990	100.00	1.99	9.28	7.03	8.41	8.80	19.76	23.87	38.24	81.79
所有部位除外 C44	ALLbutC44	28 846	99.50	1.99	9.12	7.03	8.30	8.80	19.45	23.65	37.83	81.29

40-	45-	50-	55-	60-	65-	70-	75-	80-	85-	粗率 (1/10万)	世调率 (1/10万)	累计率(%) 0~64	累计率(%) 0~74
0.00	0.11	0.00	0.18	0.00	0.00	0.35	0.48	0.00	0.00	0.04	0.03	0.00	0.00
0.12	0.45	0.30	0.54	1.15	1.62	1.04	1.91	1.71	1.51	0.28	0.24	0.01	0.03
0.35	0.56	1.37	0.71	1.15	0.81	1.73	0.48	4.28	0.00	0.36	0.29	0.02	0.03
0.35	0.56	0.91	1.61	2.54	1.89	2.42	0.48	0.86	1.51	0.53	0.46	0.04	0.06
0.23	0.00	0.00	0.18	0.00	0.00	0.00	0.48	0.00	0.00	0.04	0.03	0.00	0.00
0.00	0.11	0.61	0.89	1.38	0.81	0.69	0.48	0.86	0.00	0.21	0.19	0.02	0.02
1.62	2.45	3.35	5.54	8.07	1.62	5.87	5.26	3.42	6.02	1.59	1.36	0.12	0.15
0.35	0.22	0.46	0.54	0.69	1.35	1.04	1.43	0.86	3.01	0.25	0.21	0.01	0.02
0.23	0.11	0.76	1.25	2.07	1.08	1.04	0.00	0.86	0.00	0.28	0.26	0.02	0.03
10.90	26.42	55.62	137.01	235.56	209.59	267.55	289.39	254.09	225.91	43.85	37.12	2.35	4.74
16.94	26.98	56.22	129.33	205.60	193.10	214.73	270.26	245.54	194.29	41.03	34.55	2.23	4.27
0.58	1.11	2.13	1.43	3.23	3.52	4.83	2.87	4.28	4.52	0.86	0.72	0.05	0.09
4.99	6.80	10.97	18.04	25.12	17.31	21.75	29.18	24.81	30.12	5.63	4.74	0.35	0.54
5.45	11.59	18.74	32.15	45.64	44.62	45.22	57.40	47.91	34.64	10.21	8.62	0.59	1.04
0.12	1.11	0.30	0.36	0.92	0.54	1.38	0.96	2.57	0.00	0.26	0.21	0.01	0.02
19.72	31.21	44.04	85.39	117.09	109.80	125.32	146.85	135.17	135.55	27.40	23.01	1.57	2.74
1.16	2.12	2.90	6.43	8.76	15.42	16.92	22.48	29.09	13.55	2.77	2.22	0.11	0.27
2.20	4.12	5.18	10.18	12.91	14.60	13.81	20.57	18.82	22.59	3.37	2.80	0.18	0.32
0.58	0.11	0.30	0.89	1.38	0.27	1.38	2.39	0.86	1.51	0.32	0.26	0.02	0.03
1.16	0.67	2.29	4.64	6.45	6.76	8.29	4.78	5.13	1.51	1.32	1.15	0.08	0.15
22.97	37.23	57.75	123.97	186.93	210.67	248.56	313.79	285.75	275.61	44.68	37.07	2.22	4.51
0.70	0.22	0.61	1.79	2.77	1.35	2.42	3.35	1.71	3.01	0.58	0.51	0.04	0.06
2.78	2.79	3.20	4.82	8.53	7.84	9.32	8.61	9.41	12.05	2.29	1.99	0.13	0.22
0.00	0.22	0.15	0.36	1.15	0.54	0.35	0.48	0.86	0.00	0.17	0.18	0.01	0.02
0.81	0.89	1.07	3.04	2.77	4.33	5.52	7.17	16.26	16.57	1.23	0.99	0.05	0.10
0.00	0.00	0.00	0.18	0.00	0.00	0.35	0.48	0.00	0.00	0.03	0.02	0.00	0.00
0.00	0.00	0.00	0.00	0.00	0.00	0.00	0.00	0.00	0.00	0.00	0.00	0.00	0.00
0.70	0.45	0.30	1.07	1.15	1.35	1.04	0.96	2.57	1.51	0.35	0.30	0.02	0.03
–	–	–	–	–	–	–	–	–	–	–	–	–	–
–	–	–	–	–	–	–	–	–	–	–	–	–	–
–	–	–	–	–	–	–	–	–	–	–	–	–	–
–	–	–	–	–	–	–	–	–	–	–	–	–	–
–	–	–	–	–	–	–	–	–	–	–	–	–	–
–	–	–	–	–	–	–	–	–	–	–	–	–	–
–	–	–	–	–	–	–	–	–	–	–	–	–	–
–	–	–	–	–	–	–	–	–	–	–	–	–	–
1.86	2.23	3.05	3.75	4.84	4.06	3.45	4.78	9.41	3.01	1.45	1.21	0.09	0.13
0.00	0.00	0.00	0.54	0.00	0.81	0.69	1.43	0.00	1.51	0.13	0.11	0.00	0.01
0.12	0.00	0.15	0.36	0.00	0.81	0.69	0.48	0.86	0.00	0.09	0.08	0.00	0.01
0.93	1.56	3.66	6.61	10.14	10.82	12.08	15.78	23.95	22.59	2.50	2.05	0.12	0.24
0.00	0.11	0.00	0.18	0.23	0.00	0.00	0.48	0.00	0.00	0.04	0.03	0.00	0.00
0.12	0.33	0.15	0.54	0.23	0.27	0.00	1.91	0.86	4.52	0.22	0.21	0.01	0.01
8.12	7.69	10.21	18.40	22.13	20.28	18.99	22.48	18.82	15.06	6.56	5.78	0.42	0.61
3.71	3.23	4.88	5.89	8.07	3.79	4.14	2.39	3.42	4.52	2.15	1.84	0.16	0.20
0.12	0.00	0.00	0.18	0.23	1.35	0.35	0.48	0.00	0.00	0.20	0.17	0.01	0.02
0.58	0.56	0.91	1.79	1.84	2.97	3.45	1.91	1.71	0.00	0.63	0.56	0.04	0.07
1.62	2.01	1.83	3.93	5.53	6.76	3.11	4.78	4.28	6.00	1.43	1.25	0.09	0.14
0.00	0.00	0.00	0.00	0.00	0.00	0.00	0.00	0.00	0.00	0.00	0.00	0.00	0.00
0.23	0.00	0.00	0.36	0.46	0.27	0.69	0.48	0.00	0.00	0.09	0.08	0.01	0.01
1.28	1.11	1.07	1.61	1.15	2.16	2.07	1.91	1.71	0.00	0.85	0.78	0.05	0.07
0.70	1.67	0.91	0.89	1.84	2.16	1.38	2.87	0.00	0.00	0.92	0.90	0.06	0.08
3.83	2.79	4.42	4.82	9.22	3.52	3.45	6.70	11.98	4.52	3.41	3.37	0.23	0.27
2.32	3.46	9.11	9.11	12.91	6.76	10.01	12.44	11.12	21.09	3.09	2.70	0.20	0.28
182.93	269.78	380.78	737.75	1065.10	987.65	1121.99	1328.81	1239.67	1109.99	247.78	209.31	14.16	24.71
182.12	268.89	379.71	734.71	1062.33	983.33	1116.47	1321.63	1223.41	1093.42	246.55	208.32	14.11	24.61

表 6-1-8　河南省肿瘤登记地区 2011 年

部位		病例数	构成（%）	年龄组								
				0-	1-	5-	10-	15-	20-	25-	30-	35-
唇	C00	4	0.03	0.00	0.00	0.00	0.00	0.00	0.20	0.00	0.00	0.00
舌	C01-C02	19	0.12	0.00	0.00	0.00	0.00	0.00	0.20	0.00	0.00	0.19
口	C03-C06	20	0.13	0.00	0.00	0.00	0.00	0.00	0.00	0.00	0.20	0.00
唾液腺	C07-C08	33	0.21	0.00	0.00	0.00	0.00	0.00	0.20	0.00	0.40	0.39
扁桃体	C09	1	0.01	0.00	0.00	0.00	0.00	0.00	0.00	0.00	0.00	0.00
其他的口咽	C10	16	0.10	0.00	0.00	0.00	0.21	0.00	0.00	0.00	0.00	0.58
鼻咽	C11	117	0.73	0.00	0.00	0.00	0.00	0.44	0.20	0.00	0.60	0.58
喉咽	C12-C13	24	0.15	0.00	0.00	0.00	0.00	0.00	0.00	0.21	0.00	0.00
咽,部位不明	C14	26	0.16	0.00	0.00	0.00	0.00	0.00	0.00	0.00	0.00	0.00
食管	C15	3164	19.78	0.00	0.00	0.00	0.00	0.00	0.00	0.21	1.20	4.08
胃	C16	3294	20.60	0.00	0.00	0.00	0.21	0.22	0.61	0.85	4.01	6.61
小肠	C17	59	0.37	0.00	0.00	0.00	0.00	0.00	0.00	0.00	0.20	0.97
结肠	C18	357	2.23	0.00	0.00	0.00	0.00	0.00	0.00	0.21	1.00	2.14
直肠	C19-C20	646	4.04	0.00	0.00	0.00	0.00	0.00	0.61	1.07	0.60	2.53
肛门	C21	16	0.10	0.00	0.00	0.00	0.00	0.00	0.00	0.00	0.00	0.00
肝脏	C22	2214	13.84	0.00	0.00	0.00	0.41	0.22	1.21	2.35	4.61	12.44
胆囊及其他	C23-C24	154	0.96	0.00	0.00	0.00	0.00	0.00	0.00	0.00	0.60	0.58
胰腺	C25	230	1.44	0.00	0.00	0.00	0.00	0.00	0.20	0.21	1.00	0.97
鼻、鼻窦及其他	C30-C31	23	0.14	0.00	0.00	0.00	0.00	0.00	0.00	0.43	0.20	0.19
喉	C32	117	0.73	0.00	0.00	0.00	0.00	0.00	0.00	0.00	0.40	0.00
气管、支气管、肺	C33-C34	3459	21.63	0.00	0.00	0.00	0.00	0.00	1.21	2.13	3.60	9.52
其他的胸腔器官	C37-C38	42	0.26	0.00	0.00	0.00	0.41	0.00	0.61	0.43	0.00	0.00
骨	C40-C41	171	1.07	0.00	0.00	0.22	0.82	1.11	1.01	1.49	1.20	0.78
皮肤的黑色素瘤	C43	8	0.05	0.00	0.00	0.29	0.00	0.00	0.00	0.21	0.20	0.00
其他的皮肤	C44	76	0.48	0.00	0.00	0.00	0.00	0.00	0.61	0.21	0.80	0.19
间皮瘤	C45	0	0.00	0.00	0.00	0.00	0.00	0.00	0.00	0.00	0.00	0.00
卡波西肉瘤	C46	0	0.00	0.00	0.00	0.00	0.00	0.00	0.00	0.00	0.00	0.00
周围神经、其他结缔组织、软组织	C47;C49	20	0.13	0.00	0.29	0.00	0.00	0.00	0.00	0.00	0.00	0.39
乳房	C50	-	-	-	-	-	-	-	-	-	-	-
外阴	C51	-	-	-	-	-	-	-	-	-	-	-
阴道	C52	-	-	-	-	-	-	-	-	-	-	-
子宫颈	C53	-	-	-	-	-	-	-	-	-	-	-
子宫体	C54	-	-	-	-	-	-	-	-	-	-	-
子宫,部位不明	C55	-	-	-	-	-	-	-	-	-	-	-
卵巢	C56	-	-	-	-	-	-	-	-	-	-	-
其他的女性生殖器	C57	-	-	-	-	-	-	-	-	-	-	-
胎盘	C58	-	-	-	-	-	-	-	-	-	-	-
阴茎	C60	25	0.16	0.00	0.00	0.00	0.00	0.00	0.00	0.00	0.00	0.00
前列腺	C61	131	0.82	0.00	0.00	0.00	0.00	0.00	0.00	0.00	0.00	0.19
睾丸	C62	17	0.11	0.00	0.29	0.22	0.00	0.00	0.40	0.21	0.60	0.00
其他的男性生殖器	C63	1	0.01	0.00	0.00	0.00	0.00	0.00	0.00	0.00	0.00	0.00
肾	C64	101	0.63	0.00	0.00	0.00	0.00	0.00	0.00	0.43	0.80	1.75
肾盂	C65	4	0.03	0.00	0.00	0.00	0.00	0.00	0.00	0.00	0.00	0.00
输尿管	C66	6	0.04	0.00	0.00	0.00	0.00	0.00	0.00	0.00	0.00	0.00
膀胱	C67	228	1.43	0.00	0.00	0.00	0.00	0.00	0.00	0.00	0.60	1.17
其他的泌尿器官	C68	2	0.01	0.00	0.00	0.00	0.00	0.00	0.00	0.00	0.00	0.00
眼	C69	6	0.04	0.00	0.29	0.00	0.00	0.00	0.00	0.00	0.00	0.19
脑、神经系统	C70-C72	412	2.58	0.00	1.17	1.32	4.72	1.78	2.42	1.28	2.80	2.53
甲状腺	C73	61	0.38	0.00	0.00	0.00	0.00	0.22	0.20	0.85	0.40	1.17
肾上腺	C74	1	0.01	0.00	0.00	0.00	0.00	0.00	0.00	0.00	0.00	0.00
其他的内分泌腺	C75	10	0.06	0.00	0.00	0.00	0.00	0.00	0.00	0.00	0.00	0.00
霍奇金病	C81	43	0.27	0.00	0.00	0.22	0.21	0.00	0.00	0.43	0.20	0.58
非霍奇金淋巴瘤	C82-C85;C96	100	0.63	0.00	0.29	0.00	0.21	0.00	0.40	1.07	0.80	0.78
免疫增生性疾病	C88	0	0.00	0.00	0.00	0.00	0.00	0.00	0.00	0.00	0.00	0.00
多发性骨髓瘤	C90	7	0.04	0.00	0.00	0.00	0.00	0.00	0.00	0.21	0.00	0.00
淋巴样白血病	C91	63	0.39	0.00	0.29	0.44	0.82	1.11	1.01	0.43	0.60	0.58
髓样白血病	C92-C94	58	0.36	0.00	0.59	0.88	0.41	0.89	0.40	0.64	0.20	0.58
白血病,未特指	C95	209	1.31	1.22	3.52	2.43	2.88	3.99	3.23	2.99	0.80	3.30
其他的或未指明部位的	O&U	190	1.19	0.00	0.59	0.00	0.62	0.67	1.41	1.07	1.00	0.78
合计	ALL	15 993	100.00	1.22	7.62	5.74	11.91	10.65	16.94	19.62	30.24	56.54
所有部位除外 C44	ALLbutC44	15 917	99.52	1.22	7.62	5.74	11.91	10.65	16.34	19.41	29.44	56.35

男性发病主要指标(1/10 万)

40-	45-	50-	55-	60-	65-	70-	75-	80-	85-	粗率(1/10万)	世调率(1/10万)	累计率(%) 0~64	累计率(%) 0~74
0.00	0.22	0.00	0.34	0.00	0.00	0.00	1.03	0.00	0.00	0.07	0.05	0.00	0.00
0.23	0.88	0.00	0.34	1.34	1.62	1.40	3.10	2.09	0.00	0.31	0.26	0.01	0.03
0.23	0.44	1.48	0.69	1.79	0.54	2.09	0.00	2.09	0.00	0.33	0.29	0.02	0.04
0.23	0.66	0.89	1.72	2.68	1.62	3.49	1.03	2.09		0.55	0.48	0.04	0.06
0.00	0.00	0.00	0.34	0.00	0.00	0.00	0.00	0.00	0.00	0.02	0.01	0.00	0.00
0.00	0.22	0.89	0.69	1.79	1.08	0.70	1.03	2.09	0.00	0.27	0.24	0.02	0.03
1.58	3.51	4.16	6.89	11.18	2.70	6.28	6.21	6.26	14.44	1.94	1.74	0.15	0.19
0.68	0.22	0.89	1.03	0.89	2.16	1.40	3.10	2.09	4.81	0.40	0.35	0.02	0.04
0.45	0.22	1.48	1.72	2.24	2.16	2.09	0.00	2.09	0.00	0.43	0.39	0.03	0.05
11.73	34.88	70.67	180.88	279.48	254.79	344.87	347.64	325.77	380.37	52.41	46.63	2.92	5.91
22.10	34.01	74.53	180.53	289.32	283.40	305.08	381.78	348.74	279.26	54.57	48.24	3.06	6.01
0.68	1.10	2.67	1.38	3.13	4.86	7.68	2.07	4.18	4.81	0.98	0.86	0.05	0.11
6.09	7.46	10.69	21.02	28.62	19.97	21.64	31.04	25.06	38.52	5.91	5.20	0.39	0.59
4.51	12.29	18.41	31.70	54.11	49.66	53.76	68.29	58.47	38.52	10.70	9.41	0.63	1.15
0.23	1.10	0.30	0.34	1.34	1.08	1.40	0.00	2.09	0.00	0.27	0.23	0.02	0.03
27.73	45.63	62.06	117.83	160.53	151.15	168.95	211.07	196.30	221.48	36.68	32.12	2.18	3.78
1.35	2.85	1.78	4.82	8.05	16.19	20.25	16.55	27.15	14.44	2.55	2.19	0.10	0.28
2.93	5.05	6.24	14.47	16.55	15.11	13.26	21.73	16.71	28.89	3.81	3.35	0.24	0.38
0.68	0.00	0.59	1.38	0.89	0.54	2.09	2.07	2.09	4.81	0.38	0.33	0.02	0.03
2.03	0.44	2.67	7.58	10.28	11.88	12.57	6.21	8.35	0.00	1.94	1.73	0.12	0.24
28.19	43.88	70.37	158.48	252.65	287.18	354.65	450.07	430.18	520.01	57.30	50.30	2.85	6.06
0.45	0.00	0.89	2.41	3.13	2.70	2.79	5.17	2.09	4.81	0.70	0.64	0.04	0.07
3.16	3.51	4.75	5.86	10.73	9.72	9.77	9.31	12.53	24.07	2.83	2.58	0.17	0.27
0.00	0.00	0.00	0.00	0.45	0.54	0.70	1.03	2.09	0.00	0.13	0.13	0.01	0.01
0.90	0.66	1.19	3.10	2.24	4.32	7.68	8.28	25.06	14.44	1.26	1.06	0.05	0.11
0.00	0.00	0.00	0.00	0.00	0.00	0.00	0.00	0.00	0.00	0.00	0.00	0.00	0.00
1.13	0.44	0.30	0.69	0.89	0.54	0.70	1.03	4.18	0.00	0.33	0.29	0.02	0.03
—	—	—	—	—	—	—	—	—	—	—	—	—	—
—	—	—	—	—	—	—	—	—	—	—	—	—	—
—	—	—	—	—	—	—	—	—	—	—	—	—	—
—	—	—	—	—	—	—	—	—	—	—	—	—	—
—	—	—	—	—	—	—	—	—	—	—	—	—	—
—	—	—	—	—	—	—	—	—	—	—	—	—	—
—	—	—	—	—	—	—	—	—	—	—	—	—	—
0.23	0.22	0.89	0.69	2.24	2.70	2.79	4.14	0.00	0.00	0.41	0.37	0.02	0.05
0.00	0.44	0.89	2.07	5.37	9.18	18.85	32.07	43.85	52.96	2.17	1.84	0.04	0.18
0.23	0.44	0.30	0.69	0.45	0.54	0.70	0.00	0.00	0.00	0.28	0.27	0.02	0.03
0.00	0.00	0.00	0.34	0.00	0.00	0.00	0.00	0.00	0.00	0.02	0.01	0.00	0.00
1.80	1.76	4.45	3.79	4.92	7.02	5.58	5.17	12.53	0.00	1.67	1.42	0.10	0.16
0.00	0.00	0.00	0.34	0.00	0.00	0.70	2.07	0.00	0.00	0.07	0.05	0.00	0.01
0.23	0.00	0.30	0.34	0.00	1.08	0.00	1.03	0.00	0.00	0.10	0.08	0.00	0.01
1.35	2.41	5.94	9.65	14.76	16.19	22.34	28.97	48.03	33.70	3.78	3.25	0.18	0.37
0.00	0.22	0.00	0.00	0.00	0.00	0.00	1.03	0.00	0.00	0.03	0.02	0.00	0.00
0.00	0.00	0.30	0.00	0.00	0.00	0.00	1.03	2.09	4.81	0.10	0.10	0.00	0.00
9.02	8.56	7.72	19.64	21.02	21.05	24.43	25.87	27.15	24.07	6.83	6.15	0.42	0.65
0.90	1.54	1.48	3.10	4.02	2.16	3.49	2.07	4.18	0.00	1.01	0.88	0.07	0.10
0.00	0.00	0.00	0.00	0.00	0.00	0.00	0.00	0.00	0.00	0.02	0.01	0.00	0.00
0.00	0.44	0.30	0.34	0.00	1.08	0.70	0.00	0.00	0.00	0.17	0.15	0.01	0.02
0.68	0.44	1.19	2.07	3.58	3.78	2.79	1.03	0.00	0.00	0.71	0.65	0.05	0.08
1.80	2.19	1.78	4.82	8.05	8.10	4.19	5.17	2.09	0.00	1.66	1.49	0.11	0.17
0.45	0.00	0.00	0.00	0.45	0.00	1.40	1.03	0.00	0.00	0.12	0.10	0.01	0.01
1.58	1.32	1.48	1.38	1.79	3.24	2.79	2.07	0.00	0.00	1.04	0.98	0.06	0.09
0.90	1.76	1.19	1.38	2.24	2.16	2.09	5.17	0.00	0.00	0.96	0.91	0.06	0.08
3.16	2.85	4.16	4.82	9.39	4.32	3.49	7.24	12.53	0.00	3.46	3.44	0.24	0.27
2.03	3.51	8.02	8.27	15.20	6.48	11.87	11.38	12.53	24.07	3.15	2.88	0.22	0.31
141.60	227.73	378.30	810.34	1237.76	1215.66	1454.19	1715.43	1674.78	1738.17	264.93	234.27	14.77	28.12
140.70	227.08	377.11	807.24	1235.53	1211.34	1446.51	1707.16	1649.72	1723.72	263.67	233.22	14.72	28.01

表6-1-9 河南省肿瘤登记地区 2011 年

部位		病例数	构成(%)	年龄组								
				0-	1-	5-	10-	15-	20-	25-	30-	35-
唇	C00	1	0.01	0.00	0.00	0.00	0.00	0.00	0.00	0.00	0.00	0.00
舌	C01-C02	14	0.11	0.00	0.00	0.26	0.00	0.00	0.00	0.00	0.00	0.00
口	C03-C06	22	0.17	0.00	0.00	0.00	0.00	0.00	0.00	0.00	0.00	0.20
唾液腺	C07-C08	29	0.22	0.00	0.00	0.00	0.00	0.25	0.00	0.22	0.63	0.20
扁桃体	C09	4	0.03	0.00	0.00	0.00	0.00	0.00	0.00	0.00	0.00	0.20
其他的口咽	C10	8	0.06	0.00	0.00	0.00	0.00	0.00	0.00	0.00	0.00	0.00
鼻咽	C11	69	0.53	0.00	0.00	0.00	0.00	0.00	0.42	0.22	0.42	1.22
喉咽	C12-C13	5	0.04	0.00	0.00	0.00	0.00	0.00	0.00	0.00	0.00	0.00
咽,部位不明	C14	7	0.05	0.00	0.00	0.00	0.00	0.00	0.21	0.00	0.00	0.00
食管	C15	1967	15.13	0.00	0.00	0.00	0.00	0.00	0.21	0.00	0.63	2.44
胃	C16	1507	11.59	0.00	0.00	0.00	0.00	0.00	1.05	1.35	1.89	5.70
小肠	C17	42	0.32	0.00	0.00	0.00	0.00	0.00	0.00	0.00	0.21	0.41
结肠	C18	302	2.32	0.00	0.00	0.00	0.00	0.00	1.05	0.90	1.05	1.02
直肠	C19-C20	548	4.22	0.00	0.00	0.00	0.00	0.00	0.21	1.12	1.05	2.44
肛门	C21	15	0.12	0.00	0.00	0.00	0.00	0.00	0.00	0.00	0.21	0.00
肝脏	C22	992	7.63	0.00	0.37	0.00	0.00	0.75	0.42	0.22	2.52	6.31
胆囊及其他	C23-C24	170	1.31	0.00	0.00	0.00	0.00	0.00	0.00	0.00	0.00	0.00
胰腺	C25	164	1.26	0.00	0.00	0.00	0.00	0.00	0.21	0.00	0.21	0.61
鼻、鼻窦及其他	C30-C31	14	0.11	0.00	0.00	0.00	0.00	0.00	0.00	0.00	0.00	0.41
喉	C32	37	0.28	0.00	0.37	0.00	0.00	0.00	0.00	0.00	0.00	0.00
气管、支气管、肺	C33-C34	1769	13.61	0.00	0.00	0.00	0.00	0.00	0.84	0.45	3.57	6.92
其他的胸腔器官	C37-C38	26	0.20	0.00	0.00	0.00	0.00	0.25	0.21	0.00	0.00	0.41
骨	C40-C41	97	0.75	0.00	0.00	0.37	0.00	0.00	0.63	0.22	0.42	0.20
皮肤的黑色素瘤	C43	12	0.09	0.00	0.00	0.73	0.00	0.00	0.00	0.00	0.00	0.00
其他的皮肤	C44	68	0.52	0.00	0.00	0.37	0.00	0.23	0.00	0.22	0.00	0.81
间皮瘤	C45	3	0.02	0.00	0.00	0.00	0.00	0.00	0.00	0.00	0.00	0.00
卡波西肉瘤	C46	0	0.00	0.00	0.00	0.00	0.00	0.00	0.00	0.00	0.00	0.00
周围神经、其他结缔组织、软组织	C47;C49	21	0.16	0.00	0.00	0.00	0.00	0.25	0.00	0.00	0.00	0.00
乳房	C50	2133	16.41	0.00	0.00	0.00	0.00	0.00	3.78	7.65	12.18	36.41
外阴	C51	16	0.12	0.00	0.00	0.00	0.00	0.00	0.00	0.45	0.00	0.20
阴道	C52	6	0.05	0.00	0.00	0.00	0.00	0.00	0.00	0.00	0.00	0.00
子宫颈	C53	892	6.86	0.00	0.00	0.00	0.00	0.00	0.42	3.82	7.14	16.48
子宫体	C54	314	2.42	0.00	0.00	0.00	0.00	0.00	0.84	0.90	1.26	4.27
子宫,部位不明	C55	96	0.74	0.00	0.00	0.00	0.00	0.00	0.00	0.22	0.00	1.83
卵巢	C56	323	2.49	0.00	0.00	0.00	0.00	0.00	2.10	1.35	1.89	5.09
其他的女性生殖器	C57	15	0.12	0.00	0.00	0.00	0.00	0.00	0.42	0.00	0.42	0.20
胎盘	C58	4	0.03	0.00	0.00	0.00	0.00	0.00	0.21	0.22	0.42	0.00
阴茎	C60	–	–	–	–	–	–	–	–	–	–	–
前列腺	C61	–	–	–	–	–	–	–	–	–	–	–
睾丸	C62	–	–	–	–	–	–	–	–	–	–	–
其他的男性生殖器	C63	–	–	–	–	–	–	–	–	–	–	–
肾	C64	69	0.53	0.00	0.37	0.00	0.00	0.00	0.42	0.22	0.42	0.41
肾盂	C65	11	0.08	0.00	0.00	0.00	0.00	0.00	0.21	0.45	0.00	0.00
输尿管	C66	5	0.04	0.00	0.00	0.00	0.00	0.00	0.00	0.00	0.00	0.00
膀胱	C67	64	0.49	0.00	0.00	0.00	0.00	0.00	0.00	0.22	0.21	0.41
其他的泌尿器官	C68	3	0.02	0.00	0.00	0.00	0.00	0.00	0.00	0.00	0.21	0.00
眼	C69	20	0.15	0.00	0.73	0.78	0.00	0.00	0.00	0.00	0.21	0.00
脑、神经系统	C70-C72	355	2.73	0.00	1.47	1.04	1.17	1.00	2.52	2.02	2.10	3.86
甲状腺	C73	191	1.47	0.00	0.00	0.00	0.00	0.50	0.42	1.12	2.73	3.46
肾上腺	C74	3	0.02	0.00	0.00	0.00	0.00	0.00	0.00	0.22	0.00	0.00
其他的内分泌腺	C75	13	0.10	0.00	0.00	0.00	0.00	0.25	0.00	0.00	0.00	0.20
霍奇金病	C81	31	0.24	0.00	0.00	0.52	0.00	0.00	0.21	0.45	0.00	0.00
非霍奇金淋巴瘤	C82-C85;C96	67	0.52	0.00	0.37	0.00	0.00	0.50	0.84	0.22	0.63	0.00
免疫增生性疾病	C88	0	0.00	0.00	0.00	0.00	0.00	0.00	0.00	0.00	0.00	0.00
多发性骨髓瘤	C90	4	0.03	0.00	0.00	0.00	0.00	0.00	0.00	0.00	0.00	0.00
淋巴样白血病	C91	37	0.28	0.00	0.00	0.52	0.93	0.25	0.42	0.22	0.21	0.41
髓样白血病	C92-C94	50	0.38	1.45	1.47	1.04	0.00	0.25	1.26	0.67	1.26	0.81
白血病,未特指	C95	190	1.46	1.45	4.40	3.63	1.63	1.74	2.31	2.02	1.68	3.05
其他的或未指明部位的	O&U	172	1.32	0.00	0.00	0.37	0.78	0.47	0.50	0.84	0.84	1.63
合计	ALL	12 997	100.00	2.90	11.36	8.55	4.43	6.73	22.70	28.34	46.63	108.21
所有部位除外 C44	ALLbutC44	12 929	99.48	2.90	11.00	8.55	4.20	6.73	22.70	28.12	46.63	107.40

女性发病主要指标（1/10 万）

40–	45–	50–	55–	60–	65–	70–	75–	80–	85–	粗率 （1/10 万）	世调率 （1/10 万）	累计率（%）	
												0～64	0～74
0.00	0.00	0.00	0.00	0.00	0.00	0.68	0.00	0.00	0.00	0.02	0.01	0.00	0.00
0.00	0.00	0.63	0.74	0.95	1.63	0.68	0.89	1.45	2.19	0.25	0.21	0.01	0.02
0.48	0.68	1.25	0.74	0.48	1.08	1.37	0.89	5.80	0.00	0.39	0.29	0.02	0.03
0.48	0.45	0.94	1.48	2.38	2.17	1.37	0.00	0.00	2.19	0.51	0.45	0.04	0.05
0.48	0.00	0.00	0.00	0.00	0.00	0.89	0.00	0.00	0.00	0.07	0.05	0.00	0.00
0.00	0.00	0.31	1.11	0.95	0.54	0.68	0.00	0.00	0.00	0.14	0.13	0.01	0.02
1.67	1.36	2.50	4.08	4.76	0.54	5.46	4.45	1.45	2.19	1.22	1.00	0.08	0.11
0.00	0.23	0.00	0.00	0.48	0.54	0.68	0.00	0.00	2.19	0.09	0.07	0.00	0.01
0.00	0.00	0.00	0.74	1.90	0.00	0.00	0.00	0.00	0.00	0.12	0.12	0.01	0.01
10.03	17.68	39.75	89.77	188.84	164.21	191.91	239.31	204.35	155.61	34.73	27.95	1.75	3.53
11.47	19.72	36.93	74.19	116.54	102.43	126.35	174.36	173.92	155.61	26.61	20.99	1.34	2.49
0.48	1.13	1.56	1.48	3.33	2.17	2.05	3.56	4.35	4.38	0.74	0.59	0.04	0.06
3.82	6.12	11.27	14.84	21.41	14.63	21.85	27.58	24.64	26.30	5.33	4.30	0.31	0.49
6.45	10.88	19.09	32.65	36.63	39.56	36.88	48.04	40.58	32.87	9.68	7.85	0.55	0.93
0.00	1.13	0.31	0.37	0.48	0.00	1.37	1.78	2.90	0.00	0.26	0.19	0.01	0.02
11.23	16.32	25.04	50.45	70.88	68.29	82.64	91.63	92.75	96.43	17.52	14.00	0.92	1.68
0.96	1.36	4.07	8.16	9.51	14.63	13.66	27.58	30.44	13.15	3.00	2.26	0.12	0.26
1.43	3.17	4.07	5.56	9.04	14.09	14.34	19.57	20.29	19.72	2.90	2.24	0.12	0.26
0.24	0.91	1.88	1.48	2.38	1.63	4.10	3.56	2.90	2.19	0.65	0.54	0.04	0.06
17.44	30.37	44.44	86.81	117.02	133.86	144.79	196.61	185.51	164.37	31.24	24.60	1.54	2.93
0.96	0.45	0.31	1.11	2.38	0.00	2.05	1.78	1.45	2.19	0.46	0.38	0.03	0.04
2.39	2.04	1.56	3.71	6.18	5.96	8.88	8.01	7.25	6.57	1.71	1.41	0.09	0.16
0.00	0.45	0.31	0.74	1.90	0.54	0.00	0.00	0.00	0.00	0.21	0.24	0.02	0.02
0.72	1.13	0.94	2.97	3.33	4.34	3.41	6.23	10.15	17.53	1.20	0.93	0.05	0.09
0.00	0.00	0.00	0.37	0.00	0.00	0.68	0.89	0.00	0.00	0.04	0.04	0.00	0.01
0.00	0.00	0.00	0.00	0.00	0.00	0.00	0.00	0.00	0.00	0.00		0.00	0.00
0.24	0.45	0.31	1.48	1.43	2.17	1.37	0.89	1.45	2.19	0.37	0.32	0.02	0.04
77.16	99.04	88.57	116.11	112.26	60.16	45.07	40.92	30.44	17.53	37.66	31.32	2.77	3.29
0.24	0.00	0.63	1.11	2.38	0.54	0.00	0.89	0.00	0.00	0.28	0.26	0.03	0.03
0.00	0.00	0.00	0.74	0.48	1.08	0.68	0.00	0.00	0.00	0.11	0.09	0.01	0.01
30.58	41.48	32.86	50.45	41.38	31.98	23.22	9.79	17.39	6.57	15.75	13.04	1.12	1.40
12.18	12.47	12.21	21.15	13.32	14.09	6.15	8.90	1.45	6.57	5.54	4.61	0.39	0.49
1.67	3.63	2.19	4.82	9.51	7.05	3.41	0.89	2.90	4.38	1.70	1.45	0.12	0.17
5.73	12.24	12.21	19.66	25.21	11.38	6.83	8.01	8.70	8.77	5.70	4.82	0.43	0.52
0.24	0.68	0.31	1.11	0.00	0.54	0.00	0.89	0.00	0.00	0.26	0.21	0.02	0.02
0.00	0.00	0.00	0.00	0.00	0.00	0.00	0.00	0.00	0.00	0.07	0.06	0.00	0.00
–	–	–	–	–	–	–	–	–	–	–	–	–	–
–	–	–	–	–	–	–	–	–	–	–	–	–	–
–	–	–	–	–	–	–	–	–	–	–	–	–	–
–	–	–	–	–	–	–	–	–	–	–	–	–	–
1.91	2.72	1.56	3.71	4.76	1.08	1.37	4.45	7.25	4.38	1.22	0.99	0.08	0.09
0.00	0.00	0.00	0.74	0.00	1.63	0.68	0.89	0.00	2.19	0.19	0.16	0.01	0.02
0.00	0.00	0.00	0.37	0.00	0.54	1.37	0.00	1.45	0.00	0.09	0.07	0.00	0.01
0.48	0.68	1.25	3.34	5.23	5.42	2.05	4.45	7.25	17.53	1.13	0.90	0.06	0.10
0.00	0.00	0.00	0.37	0.48	0.00	0.00	0.00	1.45	0.00	0.05	0.05	0.01	0.01
0.24	0.68	0.00	1.11	0.48	0.54	0.00	2.67	0.00	4.38	0.35	0.34	0.02	0.02
7.17	6.80	12.83	17.06	23.31	19.51	13.66	19.57	13.04	10.96	6.27	5.43	0.41	0.58
6.69	4.99	8.45	8.90	12.37	5.42	4.78	2.67	2.90	6.57	3.37	2.85	0.25	0.30
0.24	0.00	0.00	0.37	0.00	0.00	0.00	0.00	0.00	0.00	0.05	0.05	0.00	0.00
0.24	0.45	0.31	0.74	0.48	1.63	0.00	0.89	0.00	0.00	0.23	0.20	0.01	0.02
0.48	0.68	0.63	1.48	0.00	2.17	4.10	2.67	2.90	0.00	0.55	0.45	0.02	0.05
1.43	1.81	1.88	2.97	2.85	5.42	2.05	4.45	5.80	0.00	1.18	1.00	0.07	0.10
0.00	0.00	0.00	0.74	0.48	0.54	0.00	0.00	0.00	0.00	0.07	0.06	0.00	0.01
0.96	0.91	0.63	1.85	0.48	1.08	1.37	1.78	2.90	0.00	0.65	0.58	0.04	0.05
0.48	1.59	0.63	0.37	1.43	2.17	0.68	0.89	0.00	0.00	0.88	0.90	0.06	0.07
4.54	2.72	4.69	4.82	9.04	2.71	3.41	6.23	11.59	6.57	3.35	3.28	0.23	0.26
2.63	3.40	4.07	10.02	10.46	7.05	8.20	13.34	10.15	19.72	3.04	2.53	0.18	0.26
226.71	313.22	383.39	659.58	881.42	758.74	797.01	996.37	937.69	824.06	229.49	187.07	13.50	21.28
225.99	312.08	382.45	656.61	878.09	754.41	793.59	990.14	927.55	806.52	228.29	186.14	13.44	21.18

表 6-1-10 河南省肿瘤登记地区 2011 年

部位		病例数	构成（%）	0–	1–	5–	10–	15–	20–	25–	30–	35–
唇	C00	13	0.06	0.00	0.00	0.00	0.00	0.00	0.00	0.00	0.00	0.00
舌	C01–C02	31	0.14	0.00	0.00	0.00	0.00	0.00	0.00	0.00	0.00	0.00
口	C03–C06	37	0.17	0.00	0.00	0.00	0.00	0.00	0.00	0.00	0.00	0.00
唾液腺	C07–C08	20	0.09	0.00	0.00	0.00	0.00	0.00	0.00	0.00	0.00	0.00
扁桃体	C09	4	0.02	0.00	0.00	0.00	0.00	0.00	0.00	0.00	0.00	0.00
其他的口咽	C10	19	0.09	0.00	0.00	0.00	0.00	0.00	0.00	0.00	0.00	0.00
鼻咽	C11	99	0.45	0.00	0.00	0.00	0.00	0.00	0.09	0.00	0.35	0.42
喉咽	C12–C13	14	0.06	0.00	0.00	0.00	0.00	0.00	0.00	0.00	0.00	0.08
咽,部位不明	C14	31	0.14	0.00	0.00	0.00	0.00	0.00	0.09	0.00	0.00	0.00
食管	C15	3871	17.45	0.00	0.00	0.10	0.00	0.00	0.09	0.00	0.44	0.58
胃	C16	3852	17.36	0.00	0.00	0.00	0.00	0.00	0.10	0.26	0.38	0.88	2.41
小肠	C17	48	0.22	0.00	0.00	0.00	0.00	0.00	0.00	0.00	0.09	0.08
结肠	C18	443	2.00	0.00	0.00	0.00	0.00	0.10	0.09	0.00	0.27	0.25
直肠	C19–C20	804	3.62	0.00	0.00	0.00	0.09	0.00	0.09	0.47	0.53	1.00
肛门	C21	14	0.06	0.00	0.00	0.00	0.00	0.00	0.00	0.00	0.00	0.00
肝脏	C22	3227	14.55	0.00	0.00	0.00	0.09	0.10	0.34	0.94	2.03	5.66
胆囊及其他	C23–C24	276	1.24	0.00	0.00	0.00	0.00	0.00	0.00	0.00	0.00	0.17
胰腺	C25	387	1.74	0.00	0.00	0.00	0.00	0.00	0.17	0.00	0.00	0.50
鼻、鼻窦及其他	C30–C31	20	0.09	0.00	0.00	0.00	0.00	0.00	0.00	0.00	0.09	0.08
喉	C32	117	0.53	0.00	0.00	0.00	0.00	0.00	0.00	0.00	0.00	0.00
气管、支气管、肺	C33–C34	5085	22.92	0.00	0.00	0.00	0.00	0.00	0.51	0.47	1.68	3.50
其他的胸腔器官	C37–C38	31	0.14	0.00	0.00	0.00	0.00	0.00	0.00	0.00	0.00	0.00
骨	C40–C41	173	0.78	0.00	0.00	0.00	0.09	0.20	0.09	0.00	0.27	0.33
皮肤的黑色素瘤	C43	16	0.07	0.00	0.00	0.00	0.00	0.00	0.00	0.00	0.00	0.00
其他的皮肤	C44	64	0.29	0.00	0.00	0.00	0.00	0.00	0.00	0.00	0.09	0.00
间皮瘤	C45	6	0.03	0.00	0.00	0.00	0.00	0.00	0.09	0.00	0.00	0.00
卡波西肉瘤	C46	2	0.01	0.00	0.00	0.00	0.00	0.00	0.10	0.00	0.00	0.00
周围神经、其他结缔组织、软组织	C47;C49	15	0.07	0.00	0.00	0.00	0.00	0.00	0.09	0.00	0.00	0.00
乳房	C50	–	–	–	–	–	–	–	–	–	–	–
外阴	C51	–	–	–	–	–	–	–	–	–	–	–
阴道	C52	–	–	–	–	–	–	–	–	–	–	–
子宫颈	C53	–	–	–	–	–	–	–	–	–	–	–
子宫体	C54	–	–	–	–	–	–	–	–	–	–	–
子宫,部位不明	C55	–	–	–	–	–	–	–	–	–	–	–
卵巢	C56	–	–	–	–	–	–	–	–	–	–	–
其他的女性生殖器	C57	–	–	–	–	–	–	–	–	–	–	–
胎盘	C58	–	–	–	–	–	–	–	–	–	–	–
阴茎	C60	–	–	–	–	–	–	–	–	–	–	–
前列腺	C61	–	–	–	–	–	–	–	–	–	–	–
睾丸	C62	–	–	–	–	–	–	–	–	–	–	–
其他的男性生殖器	C63	–	–	–	–	–	–	–	–	–	–	–
肾	C64	89	0.40	0.00	0.00	0.10	0.00	0.00	0.09	0.00	0.18	0.08
肾盂	C65	9	0.04	0.00	0.00	0.00	0.00	0.00	0.00	0.00	0.09	0.00
输尿管	C66	3	0.01	0.00	0.00	0.00	0.00	0.00	0.00	0.00	0.00	0.00
膀胱	C67	217	0.98	0.00	0.00	0.00	0.00	0.00	0.00	0.00	0.09	0.17
其他的泌尿器官	C68	1	0.00	0.00	0.00	0.00	0.00	0.00	0.00	0.00	0.00	0.00
眼	C69	6	0.03	0.00	0.27	0.10	0.00	0.00	0.00	0.00	0.00	0.00
脑、神经系统	C70–C72	421	1.90	0.00	0.41	0.41	1.23	0.78	0.94	0.47	0.44	0.83
甲状腺	C73	64	0.29	0.00	0.00	0.00	0.00	0.00	0.09	0.00	0.18	0.00
肾上腺	C74	5	0.02	0.00	0.00	0.00	0.00	0.00	0.00	0.00	0.09	0.00
其他的内分泌腺	C75	9	0.04	0.00	0.00	0.00	0.00	0.00	0.00	0.00	0.09	0.00
霍奇金病	C81	45	0.20	0.00	0.00	0.00	0.00	0.20	0.00	0.19	0.00	0.00
非霍奇金淋巴瘤	C82–C85;C96	136	0.61	0.00	0.14	0.00	0.00	0.00	0.00	0.19	0.35	0.42
免疫增生性疾病	C88	0	0.00	0.00	0.00	0.00	0.00	0.00	0.00	0.00	0.00	0.00
多发性骨髓瘤	C90	12	0.05	0.00	0.00	0.00	0.00	0.00	0.00	0.00	0.00	0.00
淋巴样白血病	C91	80	0.36	0.00	0.27	0.10	0.19	0.29	0.26	0.19	0.18	0.75
髓样白血病	C92–C94	95	0.43	0.00	0.00	0.20	0.19	0.20	0.43	0.38	0.27	0.33
白血病,未特指	C95	247	1.11	0.57	0.68	1.02	1.04	0.88	1.54	1.32	0.71	1.08
其他的或未指明部位的	O&U	256	1.15	0.00	0.14	0.00	0.28	0.29	0.09	0.66	0.18	0.42
合计	ALL	22 185	100.00	0.57	1.91	2.24	3.30	3.33	5.73	7.15	12.03	26.05
所有部位除外 C44	ALLbutC44	22 121	99.71	0.57	1.91	2.24	3.30	3.33	5.73	7.15	11.94	26.05

合计死亡主要指标(1/10 万)

40-	45-	50-	55-	60-	65-	70-	75-	80-	85-	粗率(1/10万)	世调率(1/10万)	累计率(%) 0~64	累计率(%) 0~74
0.00	0.19	0.38	0.44	0.38	0.00	0.29	0.00	1.45	0.00	0.09	0.08	0.01	0.01
0.09	0.19	0.13	1.02	0.96	1.38	1.45	0.80	1.45	0.00	0.22	0.19	0.01	0.03
0.00	0.09	0.51	0.73	0.96	0.92	1.16	1.20	6.51	2.60	0.27	0.21	0.01	0.02
0.00	0.00	0.38	0.29	0.57	1.15	0.58	1.60	0.72	0.00	0.14	0.12	0.01	0.01
0.19	0.00	0.13	0.00	0.00	0.00	0.00	0.40	0.00	0.00	0.03	0.02	0.00	0.00
0.00	0.19	0.38	0.44	0.38	0.46	0.29	2.00	0.72	0.00	0.14	0.11	0.01	0.01
0.38	0.75	1.40	2.04	1.72	1.15	5.52	4.41	3.62	3.91	0.71	0.57	0.04	0.07
0.00	0.00	0.00	0.58	0.38	0.23	0.29	0.80	1.45	1.30	0.10	0.08	0.01	0.01
0.00	0.09	0.63	0.73	1.34	1.38	1.16	0.40	0.72	0.00	0.20	0.16	0.01	0.01
4.08	10.58	17.52	62.83	123.30	141.01	184.90	242.37	303.95	279.91	27.85	22.55	1.10	2.73
9.40	14.05	24.89	56.86	115.26	134.55	173.27	244.78	278.62	249.97	27.71	22.39	1.12	2.66
0.09	0.00	0.25	0.87	1.15	1.38	2.33	3.20	2.89	6.51	0.35	0.28	0.01	0.03
1.52	2.15	3.05	7.29	11.87	10.37	16.57	28.44	41.97	37.76	3.19	2.51	0.13	0.27
3.89	3.28	6.60	9.77	22.40	24.19	34.02	44.07	58.62	70.30	5.78	4.68	0.24	0.53
0.09	0.09	0.25	0.44	0.38	0.23	0.00	0.00	0.72	3.91	0.10	0.09	0.01	0.01
16.43	23.13	31.49	61.96	94.58	97.00	121.52	137.41	159.94	169.25	23.22	19.15	1.18	2.28
1.04	0.94	1.52	4.67	5.55	8.06	12.79	16.43	29.67	24.74	1.99	1.55	0.07	0.17
1.80	2.81	3.94	5.83	10.15	8.76	18.90	19.23	25.33	23.43	2.78	2.24	0.13	0.27
0.00	0.00	0.28	0.38	0.15	0.77	0.69	0.58	0.80	0.72	0.14	0.12	0.01	0.01
0.38	0.28	0.63	1.75	4.02	4.38	7.56	6.41	5.07	3.91	0.84	0.70	0.04	0.10
10.83	18.64	30.99	74.50	125.02	189.39	264.27	332.11	346.65	328.08	36.59	29.36	1.33	3.60
0.38	0.00	0.00	0.44	1.53	0.69	2.04	1.20	1.45	1.30	0.22	0.19	0.01	0.03
0.85	1.03	1.40	3.21	5.17	5.76	5.81	8.41	7.24	7.81	1.24	1.04	0.06	0.12
0.00	0.19	0.00	0.29	0.57	0.46	0.87	0.80	0.00	1.30	0.12	0.10	0.01	0.01
0.00	0.28	0.38	0.58	0.96	1.38	2.04	3.20	10.86	15.62	0.46	0.35	0.01	0.03
0.00	0.00	0.13	0.15	0.38	0.23	0.00	0.00	0.00	0.00	0.04	0.04	0.00	0.00
0.09	0.00	0.00	0.00	0.00	0.00	0.00	0.00	0.00	0.00	0.01	0.01	0.00	0.00
0.00	0.00	0.13	0.44	0.00	0.69	0.58	0.00	2.89	1.30	0.11	0.08	0.00	0.01
—	—	—	—	—	—	—	—	—	—	—	—	—	—
—	—	—	—	—	—	—	—	—	—	—	—	—	—
—	—	—	—	—	—	—	—	—	—	—	—	—	—
—	—	—	—	—	—	—	—	—	—	—	—	—	—
—	—	—	—	—	—	—	—	—	—	—	—	—	—
—	—	—	—	—	—	—	—	—	—	—	—	—	—
—	—	—	—	—	—	—	—	—	—	—	—	—	—
—	—	—	—	—	—	—	—	—	—	—	—	—	—
—	—	—	—	—	—	—	—	—	—	—	—	—	—
—	—	—	—	—	—	—	—	—	—	—	—	—	—
—	—	—	—	—	—	—	—	—	—	—	—	—	—
—	—	—	—	—	—	—	—	—	—	—	—	—	—
—	—	—	—	—	—	—	—	—	—	—	—	—	—
—	—	—	—	—	—	—	—	—	—	—	—	—	—
—	—	—	—	—	—	—	—	—	—	—	—	—	—
—	—	—	—	—	—	—	—	—	—	—	—	—	—
0.47	0.56	0.89	1.17	2.30	2.30	2.91	4.41	8.68	3.91	0.64	0.51	0.03	0.06
0.00	0.09	0.00	0.15	0.00	0.00	0.58	1.20	0.00	1.30	0.06	0.05	0.00	0.00
0.00	0.00	0.00	0.00	0.00	0.00	0.00	0.00	0.40	1.45	0.02	0.01	0.00	0.00
0.47	0.66	1.65	3.79	4.59	5.07	9.01	15.22	23.88	19.53	1.56	1.20	0.06	0.13
0.00	0.00	0.13	0.15	0.00	0.00	0.00	0.00	0.00	1.30	0.04	0.06	0.00	0.00
2.75	3.75	3.94	7.00	8.42	7.37	14.54	17.63	22.43	16.92	3.03	2.54	0.16	0.27
0.19	0.47	0.89	1.31	1.91	1.61	2.62	2.40	3.62	1.30	0.46	0.38	0.03	0.05
0.00	0.09	0.00	0.15	0.00	0.23	0.00	0.40	0.00	0.00	0.04	0.03	0.00	0.00
0.09	0.00	0.13	0.00	0.19	0.00	0.29	0.00	0.72	3.91	0.06	0.05	0.00	0.00
0.19	0.19	0.89	0.29	1.15	0.46	3.20	1.60	1.45	2.60	0.32	0.28	0.02	0.03
0.09	1.12	0.89	2.48	2.87	4.84	3.78	5.61	10.13	10.42	0.98	0.80	0.04	0.09
0.09	0.09	0.63	0.15	0.19	0.46	1.16	0.80	0.00	0.00	0.09	0.07	0.00	0.01
0.95	0.66	0.63	1.17	0.96	1.15	2.33	1.60	2.17	1.30	0.58	0.50	0.03	0.05
0.57	0.75	0.38	1.02	2.49	1.38	5.52	3.20	1.45	1.30	0.68	0.59	0.04	0.07
1.23	1.78	1.65	3.35	4.79	4.15	3.78	7.61	7.24	6.51	1.78	1.62	0.11	0.14
0.28	1.69	2.03	4.52	7.08	6.22	8.43	15.22	10.86	26.04	1.84	1.54	0.09	0.16
75.02	108.91	161.79	367.38	618.40	718.62	957.08	1216.67	1436.53	1402.16	159.62	129.95	6.96	15.34
75.02	108.63	161.40	366.80	617.44	717.24	955.04	1213.46	1425.68	1386.54	159.16	129.60	6.95	15.31

表 6-1-11　河南省肿瘤登记地区 2011 年

部位		病例数	构成 （％）	年龄组								
				0-	1-	5-	10-	15-	20-	25-	30-	35-
唇	C00	10	0.07	0.00	0.00	0.00	0.00	0.00	0.00	0.00	0.00	0.00
舌	C01-C02	17	0.13	0.00	0.00	0.00	0.00	0.00	0.00	0.00	0.00	0.00
口	C03-C06	18	0.13	0.00	0.00	0.00	0.00	0.00	0.00	0.00	0.00	0.00
唾液腺	C07-C08	11	0.08	0.00	0.00	0.00	0.00	0.00	0.00	0.00	0.00	0.00
扁桃体	C09	1	0.01	0.00	0.00	0.00	0.00	0.00	0.00	0.00	0.00	0.00
其他的口咽	C10	14	0.10	0.00	0.00	0.00	0.00	0.00	0.00	0.00	0.00	0.00
鼻咽	C11	61	0.45	0.00	0.00	0.00	0.00	0.00	0.00	0.00	0.52	0.49
喉咽	C12-C13	9	0.07	0.00	0.00	0.00	0.00	0.00	0.00	0.00	0.00	0.16
咽,部位不明	C14	26	0.19	0.00	0.00	0.00	0.00	0.00	0.00	0.00	0.00	0.00
食管	C15	2421	17.89	0.00	0.00	0.19	0.00	0.00	0.17	0.00	0.69	0.81
胃	C16	2639	19.50	0.00	0.00	0.00	0.00	0.19	0.17	0.55	1.21	3.42
小肠	C17	26	0.19	0.00	0.00	0.00	0.00	0.00	0.00	0.00	0.00	0.16
结肠	C18	240	1.77	0.00	0.00	0.00	0.00	0.19	0.17	0.00	0.17	0.49
直肠	C19-C20	457	3.38	0.00	0.00	0.00	0.00	0.00	0.17	0.74	0.87	0.81
肛门	C21	3	0.02	0.00	0.00	0.00	0.00	0.00	0.00	0.00	0.00	0.00
肝脏	C22	2275	16.81	0.00	0.00	0.00	0.18	0.19	0.67	1.47	3.12	9.44
胆囊及其他	C23-C24	139	1.03	0.00	0.00	0.00	0.00	0.00	0.00	0.00	0.00	0.16
胰腺	C25	228	1.68	0.00	0.00	0.00	0.00	0.00	0.00	0.00	0.35	0.81
鼻、鼻窦及其他	C30-C31	13	0.10	0.00	0.00	0.00	0.00	0.00	0.00	0.00	0.17	0.00
喉	C32	88	0.65	0.00	0.00	0.00	0.00	0.00	0.00	0.00	0.00	0.16
气管、支气管、肺	C33-C34	3473	25.66	0.00	0.00	0.00	0.18	0.00	0.84	0.74	2.42	4.56
其他的胸腔器官	C37-C38	19	0.14	0.00	0.00	0.00	0.00	0.00	0.00	0.00	0.00	0.00
骨	C40-C41	115	0.85	0.00	0.00	0.00	0.00	0.37	0.00	0.00	0.52	0.33
皮肤的黑色素瘤	C43	10	0.07	0.00	0.00	0.00	0.00	0.00	0.17	0.00	0.00	0.00
其他的皮肤	C44	38	0.28	0.00	0.00	0.00	0.00	0.00	0.00	0.00	0.17	0.00
间皮瘤	C45	3	0.02	0.00	0.00	0.00	0.00	0.00	0.17	0.00	0.00	0.00
卡波西肉瘤	C46	0	0.00	0.00	0.00	0.00	0.00	0.00	0.00	0.00	0.00	0.00
周围神经、其他结缔组织、软组织	C47;C49	8	0.06	0.00	0.00	0.00	0.00	0.00	0.00	0.18	0.00	0.00
乳房	C50	-	-	-	-	-	-	-	-	-	-	-
外阴	C51	-	-	-	-	-	-	-	-	-	-	-
阴道	C52	-	-	-	-	-	-	-	-	-	-	-
子宫颈	C53	-	-	-	-	-	-	-	-	-	-	-
子宫体	C54	-	-	-	-	-	-	-	-	-	-	-
子宫,部位不明	C55	-	-	-	-	-	-	-	-	-	-	-
卵巢	C56	-	-	-	-	-	-	-	-	-	-	-
其他的女性生殖器	C57	-	-	-	-	-	-	-	-	-	-	-
胎盘	C58	-	-	-	-	-	-	-	-	-	-	-
阴茎	C60	4	0.03	0.00	0.00	0.00	0.00	0.00	0.00	0.00	0.00	0.00
前列腺	C61	104	0.77	0.00	0.00	0.00	0.00	0.00	0.00	0.00	0.00	0.00
睾丸	C62	4	0.03	0.00	0.00	0.00	0.00	0.00	0.00	0.00	0.00	0.00
其他的男性生殖器	C63	1	0.01	0.00	0.00	0.00	0.00	0.00	0.00	0.00	0.00	0.00
肾	C64	62	0.46	0.00	0.00	0.19	0.00	0.00	0.17	0.00	0.00	0.16
肾盂	C65	6	0.04	0.00	0.00	0.00	0.00	0.00	0.00	0.00	0.17	0.00
输尿管	C66	3	0.02	0.00	0.00	0.00	0.00	0.00	0.00	0.00	0.00	0.00
膀胱	C67	174	1.29	0.00	0.00	0.00	0.00	0.00	0.00	0.00	0.17	0.00
其他的泌尿器官	C68	1	0.01	0.00	0.00	0.00	0.00	0.00	0.00	0.00	0.00	0.00
眼	C69	0	0.00	0.00	0.00	0.00	0.00	0.00	0.00	0.00	0.00	0.00
脑、神经系统	C70-C72	249	1.84	0.00	0.25	0.57	1.77	1.30	0.67	0.74	0.87	0.65
甲状腺	C73	17	0.13	0.00	0.00	0.00	0.00	0.00	0.00	0.00	0.00	0.00
肾上腺	C74	3	0.02	0.00	0.00	0.00	0.00	0.00	0.00	0.00	0.17	0.00
其他的内分泌腺	C75	4	0.03	0.00	0.00	0.00	0.00	0.00	0.00	0.00	0.00	0.00
霍奇金病	C81	27	0.20	0.00	0.00	0.00	0.00	0.19	0.00	0.37	0.00	0.00
非霍奇金淋巴瘤	C82-C85;C96	86	0.64	0.00	0.25	0.00	0.00	0.00	0.17	0.18	0.52	0.65
免疫增生性疾病	C88	0	0.00	0.00	0.00	0.00	0.00	0.00	0.00	0.00	0.00	0.00
多发性骨髓瘤	C90	9	0.07	0.00	0.00	0.00	0.00	0.00	0.00	0.00	0.00	0.00
淋巴样白血病	C91	45	0.33	0.00	0.49	0.19	0.18	0.37	0.00	0.18	0.17	0.98
髓样白血病	C92-C94	58	0.43	0.00	0.00	0.19	0.18	0.19	0.50	0.37	0.35	0.16
白血病,未特指	C95	139	1.03	0.00	0.99	1.13	1.24	0.93	1.51	1.84	0.35	1.30
其他的或未指明部位的	O&U	167	1.23	0.00	0.00	0.00	0.00	0.00	0.00	0.00	0.35	0.65
合计	ALL	13 535	100.00	0.00	2.22	2.45	3.89	4.07	5.54	8.09	13.34	26.52
所有部位除外 C44	ALLbutC44	13 497	99.72	0.00	2.22	2.45	3.89	4.07	5.54	8.09	13.16	26.52

男性死亡主要指标(1/10 万)

40–	45–	50–	55–	60–	65–	70–	75–	80–	85–	粗率(1/10万)	世调率(1/10万)	累计率(%) 0~64	累计率(%) 0~74
0.00	0.37	0.50	0.56	0.75	0.00	0.59	0.00	1.75	0.00	0.14	0.12	0.01	0.01
0.00	0.18	0.25	0.85	1.12	1.38	1.77	1.74	1.75	0.00	0.24	0.20	0.01	0.03
0.00	0.18	0.74	0.56	1.12	0.00	1.18	0.87	6.99	8.23	0.25	0.22	0.01	0.02
0.00	0.00	0.00	0.28	0.75	0.92	0.59	3.47	1.75	0.00	0.15	0.12	0.01	0.01
0.18	0.00	0.00	0.00	0.00	0.00	0.00	0.00	0.00	0.00	0.01	0.01	0.00	0.00
0.00	0.37	0.74	0.28	0.37	0.92	0.00	3.47	1.75	0.00	0.20	0.16	0.01	0.01
0.37	1.10	1.24	2.26	2.98	0.92	5.89	6.94	6.99	8.23	0.85	0.71	0.04	0.08
0.00	0.00	0.00	1.13	0.37	0.46	1.77	0.00	3.50	0.00	0.13	0.10	0.01	0.01
0.00	0.18	1.24	1.86	2.76	1.77	0.87	1.75	0.00	0.00	0.36	0.33	0.02	0.04
5.17	14.36	21.30	84.13	153.94	180.78	244.83	312.32	407.32	431.96	33.79	29.52	1.40	3.53
12.74	18.96	32.94	78.21	155.43	203.32	251.90	349.62	421.31	382.59	36.84	31.90	1.52	3.80
0.18	0.00	0.25	1.13	1.12	1.84	2.35	3.47	3.50	8.23	0.36	0.32	0.01	0.04
2.59	2.58	3.22	8.75	11.93	12.88	18.24	33.83	40.21	37.02	3.35	2.84	0.15	0.31
3.88	3.68	7.92	11.86	23.48	25.30	42.96	56.39	82.16	98.73	6.38	5.52	0.27	0.61
0.00	0.18	0.25	0.00	0.00	0.00	0.00	0.00	1.75	0.00	0.04	0.03	0.00	0.00
22.90	35.16	47.79	91.47	136.79	135.24	159.49	196.07	225.51	271.52	31.76	27.65	1.75	3.22
1.29	1.10	1.24	5.08	5.96	9.66	14.71	14.75	26.22	32.91	1.94	1.68	0.07	0.20
2.40	3.13	4.71	6.78	14.16	11.50	20.60	22.56	31.47	24.68	3.18	2.74	0.16	0.32
0.00	0.18	0.25	0.28	0.75	0.92	1.18	1.74	6.99	8.23	0.18	0.15	0.01	0.02
0.74	0.18	0.99	2.54	6.34	5.98	12.95	9.54	6.99	8.23	1.23	1.08	0.05	0.15
12.74	21.17	39.13	101.36	166.24	267.26	387.26	497.97	548.92	604.74	48.48	41.77	1.75	5.02
0.55	0.00	0.00	0.28	1.86	0.92	1.77	2.60	3.50	0.00	0.27	0.23	0.01	0.03
1.11	1.29	2.23	4.52	6.34	8.28	8.83	9.54	10.49	12.34	1.61	1.41	0.08	0.17
0.00	0.37	0.00	0.56	0.75	0.00	1.18	0.87	0.00	0.00	0.14	0.12	0.01	0.02
0.00	0.37	0.74	0.85	1.12	1.38	2.94	5.21	13.99	16.46	0.53	0.45	0.02	0.04
0.00	0.00	0.00	0.00	0.75	0.00	0.00	0.00	0.00	0.00	0.04	0.04	0.00	0.00
0.00	0.00	0.00	0.56	0.00	0.46	0.00	0.00	5.24	4.11	0.11	0.10	0.00	0.01
–	–	–	–	–	–	–	–	–	–	–	–	–	–
–	–	–	–	–	–	–	–	–	–	–	–	–	–
–	–	–	–	–	–	–	–	–	–	–	–	–	–
–	–	–	–	–	–	–	–	–	–	–	–	–	–
–	–	–	–	–	–	–	–	–	–	–	–	–	–
–	–	–	–	–	–	–	–	–	–	–	–	–	–
0.00	0.00	0.00	0.28	0.00	0.46	0.59	0.87	0.00	0.00	0.06	0.05	0.00	0.01
0.00	0.00	0.25	0.85	1.86	6.44	10.59	19.95	31.47	90.51	1.45	1.34	0.01	0.10
0.00	0.18	0.00	0.00	0.37	0.46	0.00	0.00	1.75	0.00	0.06	0.05	0.00	0.01
0.18	0.00	0.00	0.00	0.00	0.00	0.00	0.00	0.00	0.00	0.01	0.01	0.00	0.00
0.37	0.74	1.24	1.98	2.98	4.14	5.89	5.21	12.24	4.11	0.87	0.74	0.04	0.09
0.00	0.00	0.00	0.28	0.00	0.00	0.59	2.60	0.00	0.00	0.04	0.03	0.00	0.01
0.74	0.92	2.97	5.65	6.71	6.90	17.66	26.89	45.45	49.37	2.43	2.06	0.09	0.21
0.00	0.00	0.00	0.00	0.00	0.00	0.00	0.00	0.00	0.00	0.00	0.00	0.00	0.00
2.96	3.68	5.20	8.47	11.18	10.12	16.48	18.22	26.22	32.91	3.48	3.12	0.19	0.32
0.00	0.00	0.50	0.56	1.49	0.92	1.18	0.87	6.99	0.00	0.24	0.20	0.01	0.02
0.00	0.18	0.00	0.00	0.00	0.46	0.00	0.00	0.00	0.00	0.04	0.04	0.00	0.00
0.18	0.00	0.25	0.00	0.00	0.00	0.59	0.00	0.00	4.11	0.06	0.06	0.00	0.01
0.18	0.18	1.49	0.28	1.49	0.46	4.12	0.87	1.75	4.11	0.38	0.35	0.02	0.04
0.18	1.47	1.24	3.11	4.47	5.06	4.71	6.94	13.99	16.46	1.20	1.05	0.06	0.11
0.18	0.18	0.00	0.28	0.37	0.46	1.77	0.87	0.00	0.00	0.13	0.11	0.01	0.02
1.29	0.37	0.74	1.13	1.49	2.30	2.35	0.87	0.00	4.11	0.63	0.59	0.04	0.06
0.74	0.74	0.74	0.56	3.35	1.84	7.65	6.07	1.75	0.00	0.81	0.71	0.04	0.09
1.11	2.03	1.98	3.67	6.34	4.14	4.71	6.94	12.24	4.11	1.94	1.83	0.12	0.17
0.18	2.03	2.97	5.65	9.32	7.36	13.54	26.89	8.74	41.14	2.33	2.06	0.11	0.22
75.35	118.01	187.21	438.74	747.71	925.99	1275.95	1661.36	2020.87	2200.92	188.93	164.10	8.16	19.17
75.35	117.64	186.47	437.89	746.59	924.61	1273.01	1656.15	2006.89	2184.47	188.40	163.65	8.15	19.14

表 6-1-12　河南省肿瘤登记地区 2011 年

部位		病例数	构成(%)	0-	1-	5-	10-	15-	20-	25-	30-	35-
唇	C00	3	0.03	0.00	0.00	0.00	0.00	0.00	0.00	0.00	0.00	0.00
舌	C01-C02	14	0.16	0.00	0.00	0.00	0.00	0.00	0.00	0.00	0.00	0.00
口	C03-C06	19	0.22	0.00	0.00	0.00	0.00	0.00	0.00	0.00	0.00	0.00
唾液腺	C07-C08	9	0.10	0.00	0.00	0.00	0.00	0.00	0.00	0.00	0.00	0.00
扁桃体	C09	3	0.03	0.00	0.00	0.00	0.00	0.00	0.00	0.00	0.00	0.00
其他的口咽	C10	5	0.06	0.00	0.00	0.00	0.00	0.00	0.00	0.00	0.00	0.00
鼻咽	C11	38	0.44	0.00	0.00	0.00	0.00	0.00	0.17	0.00	0.18	0.34
喉咽	C12-C13	5	0.06	0.00	0.00	0.00	0.00	0.00	0.00	0.00	0.00	0.00
咽,部位不明	C14	5	0.06	0.00	0.00	0.00	0.00	0.00	0.17	0.00	0.00	0.00
食管	C15	1450	16.76	0.00	0.00	0.00	0.00	0.00	0.00	0.00	0.18	0.34
胃	C16	1213	14.02	0.00	0.00	0.00	0.00	0.00	0.35	0.19	0.54	1.36
小肠	C17	22	0.25	0.00	0.00	0.00	0.00	0.00	0.00	0.00	0.18	0.00
结肠	C18	203	2.35	0.00	0.00	0.00	0.00	0.00	0.00	0.00	0.36	0.00
直肠	C19-C20	347	4.01	0.00	0.00	0.00	0.20	0.00	0.19	0.18	1.19
肛门	C21	11	0.13	0.00	0.00	0.00	0.00	0.00	0.00	0.00	0.00	0.00
肝脏	C22	952	11.01	0.00	0.00	0.00	0.00	0.00	0.00	0.39	0.90	1.70
胆囊及其他	C23-C24	137	1.58	0.00	0.00	0.00	0.00	0.00	0.00	0.00	0.00	0.17
胰腺	C25	159	1.84	0.00	0.00	0.00	0.00	0.00	0.00	0.35	0.00	0.17
鼻、鼻窦及其他	C30-C31	7	0.08	0.00	0.00	0.00	0.00	0.00	0.00	0.00	0.00	0.00
喉	C32	29	0.34	0.00	0.00	0.00	0.00	0.00	0.00	0.00	0.00	0.00
气管、支气管、肺	C33-C34	1612	18.64	0.00	0.00	0.00	0.00	0.00	0.17	0.19	0.90	2.38
其他的胸腔器官	C37-C38	12	0.14	0.00	0.00	0.00	0.00	0.00	0.00	0.00	0.00	0.00
骨	C40-C41	58	0.67	0.00	0.00	0.00	0.20	0.00	0.17	0.00	0.00	0.34
皮肤的黑色素瘤	C43	6	0.07	0.00	0.00	0.00	0.00	0.00	0.00	0.00	0.00	0.00
其他的皮肤	C44	26	0.30	0.00	0.00	0.00	0.00	0.00	0.00	0.00	0.00	0.00
间皮瘤	C45	3	0.03	0.00	0.00	0.00	0.00	0.00	0.00	0.00	0.00	0.00
卡波西肉瘤	C46	2	0.02	0.00	0.00	0.00	0.00	0.00	0.21	0.00	0.00	0.00
周围神经、其他结缔组织、软组织	C47;C49	7	0.08	0.00	0.00	0.00	0.00	0.00	0.00	0.00	0.00	0.00
乳房	C50	887	10.25	0.00	0.00	0.00	0.00	0.00	0.00	1.93	1.99	6.64
外阴	C51	1	0.01	0.00	0.00	0.00	0.00	0.00	0.00	0.00	0.00	0.00
阴道	C52	1	0.01	0.00	0.00	0.00	0.00	0.00	0.00	0.00	0.00	0.00
子宫颈	C53	372	4.30	0.00	0.00	0.00	0.00	0.00	0.00	0.19	1.08	3.58
子宫体	C54	171	1.98	0.00	0.00	0.00	0.00	0.00	0.52	0.39	1.63	1.19
子宫,部位不明	C55	53	0.61	0.00	0.00	0.00	0.00	0.00	0.00	0.00	0.00	1.02
卵巢	C56	163	1.88	0.00	0.00	0.00	0.22	0.00	0.00	0.39	0.00	1.53
其他的女性生殖器	C57	0	0.00	0.00	0.00	0.00	0.00	0.00	0.00	0.00	0.00	0.00
胎盘	C58	0	0.00	0.00	0.00	0.00	0.00	0.00	0.00	0.00	0.00	0.00
阴茎	C60	-	-	-	-	-	-	-	-	-	-	-
前列腺	C61	-	-	-	-	-	-	-	-	-	-	-
睾丸	C62	-	-	-	-	-	-	-	-	-	-	-
其他的男性生殖器	C63	-	-	-	-	-	-	-	-	-	-	-
肾	C64	27	0.31	0.00	0.00	0.00	0.00	0.00	0.00	0.00	0.36	0.00
肾盂	C65	3	0.03	0.00	0.00	0.00	0.00	0.00	0.00	0.00	0.00	0.00
输尿管	C66	0	0.00	0.00	0.00	0.00	0.00	0.00	0.00	0.00	0.00	0.00
膀胱	C67	43	0.50	0.00	0.00	0.00	0.00	0.00	0.00	0.00	0.00	0.34
其他的泌尿器官	C68	0	0.00	0.00	0.00	0.00	0.00	0.00	0.00	0.00	0.00	0.00
眼	C69	6	0.07	0.00	0.61	0.22	0.00	0.00	0.00	0.00	0.00	0.00
脑、神经系统	C70-C72	172	1.99	0.00	0.61	0.22	0.61	0.21	1.22	0.19	0.00	1.02
甲状腺	C73	47	0.54	0.00	0.00	0.00	0.00	0.00	0.17	0.00	0.36	0.00
肾上腺	C74	2	0.02	0.00	0.00	0.00	0.00	0.00	0.00	0.00	0.00	0.00
其他的内分泌腺	C75	5	0.06	0.00	0.00	0.00	0.00	0.00	0.00	0.00	0.18	0.00
霍奇金病	C81	18	0.21	0.00	0.00	0.00	0.22	0.00	0.00	0.00	0.00	0.00
非霍奇金淋巴瘤	C82-C85;C96	50	0.58	0.00	0.00	0.00	0.00	0.21	0.00	0.19	0.18	0.17
免疫增生性疾病	C88	0	0.00	0.00	0.00	0.00	0.00	0.00	0.00	0.00	0.00	0.00
多发性骨髓瘤	C90	3	0.03	0.00	0.00	0.00	0.00	0.00	0.00	0.00	0.00	0.00
淋巴样白血病	C91	35	0.40	0.00	0.00	0.00	0.20	0.21	0.52	0.19	0.18	0.51
髓样白血病	C92-C94	37	0.43	0.00	0.00	0.22	0.20	0.21	0.35	0.39	0.18	0.51
白血病,未特指	C95	108	1.25	1.24	0.31	0.88	0.81	0.83	1.57	0.77	1.08	0.85
其他的或未指明部位的	O&U	89	1.03	0.00	0.00	0.00	0.40	0.42	0.17	0.58	0.00	0.17
合计	ALL	8650	100.00	1.24	1.53	1.99	2.63	2.49	5.92	6.16	10.66	25.55
所有部位除外 C44	ALLbutC44	8624	99.70	1.24	1.53	1.99	2.63	2.49	5.92	6.16	10.66	25.55

女性死亡主要指标(1/10 万)

40-	45-	50-	55-	60-	65-	70-	75-	80-	85-	粗率 (1/10 万)	世调率 (1/10 万)	累计率(%) 0~64	累计率(%) 0~74
0.00	0.00	0.26	0.30	0.00	0.00	0.00	0.00	1.23	0.00	0.04	0.03	0.00	0.00
0.20	0.19	0.00	1.21	0.79	1.38	1.15	0.00	1.23	0.00	0.21	0.17	0.01	0.02
0.00	0.00	0.26	0.90	0.79	1.85	1.15	1.49	6.17	0.00	0.28	0.20	0.01	0.02
0.00	0.00	0.78	0.30	0.39	1.38	0.57	0.00	0.00	0.00	0.13	0.12	0.01	0.02
0.20	0.00	0.26	0.00	0.00	0.00	0.00	0.74	0.00	0.00	0.04	0.03	0.00	0.00
0.00	0.00	0.00	0.60	0.39	0.00	0.57	0.74	0.00	0.00	0.07	0.06	0.00	0.01
0.39	0.38	1.56	1.81	0.39	1.38	5.17	2.23	1.23	1.90	0.56	0.44	0.03	0.06
0.00	0.00	0.00	0.00	0.39	0.00	0.57	1.49	0.00	1.90	0.07	0.05	0.00	0.00
2.93	6.67	13.55	40.09	90.93	101.09	126.40	182.36	230.93	209.52	21.53	16.11	0.77	1.91
5.86	8.96	16.42	34.06	72.83	65.55	96.52	154.82	177.83	188.56	18.01	13.42	0.70	1.51
0.00	0.00	0.26	0.60	1.18	0.92	2.30	2.98	2.47	5.71	0.33	0.24	0.01	0.03
0.39	1.72	2.87	5.73	11.81	7.85	14.94	23.82	43.22	38.09	3.01	2.17	0.11	0.23
3.91	2.86	5.21	7.54	21.26	23.08	25.28	33.49	41.99	57.14	5.15	3.96	0.21	0.45
0.20	0.00	0.26	0.90	0.79	0.46	0.00	0.00	0.00	5.71	0.16	0.13	0.01	0.01
9.58	10.67	14.34	30.45	49.99	58.62	84.46	87.09	113.61	121.90	14.14	10.83	0.59	1.31
0.78	0.76	1.82	4.22	5.12	6.46	10.92	17.86	32.11	20.95	2.03	1.42	0.06	0.15
1.17	2.48	3.13	4.82	5.90	6.00	17.24	16.38	20.99	22.86	2.36	1.75	0.09	0.21
0.00	0.19	0.52	0.00	0.79	0.00	0.46	0.00	1.23	0.00	0.10	0.09	0.01	0.01
0.00	0.38	0.26	0.90	1.57	2.77	2.30	3.72	3.70	1.90	0.43	0.33	0.02	0.04
8.79	16.01	22.42	45.82	81.49	111.25	144.21	189.80	203.76	199.99	23.93	18.07	0.89	2.17
0.20	0.00	0.00	0.60	1.18	0.46	2.30	0.00	0.00	1.90	0.18	0.15	0.01	0.02
0.59	0.76	0.52	1.81	3.94	3.23	2.87	7.44	4.94	5.71	0.86	0.67	0.04	0.07
0.00	0.00	0.00	0.00	0.39	0.92	0.57	0.74	0.00	1.90	0.09	0.07	0.00	0.01
0.00	0.19	0.00	0.30	0.79	1.38	1.15	1.49	8.64	15.24	0.39	0.25	0.01	0.02
0.00	0.00	0.26	0.30	0.00	0.46	0.00	0.00	0.00	0.00	0.04	0.04	0.00	0.01
0.20	0.00	0.00	0.00	0.00	0.00	0.00	0.00	0.00	0.00	0.03	0.03	0.00	0.00
0.00	0.00	0.26	0.30	0.00	0.92	1.15	0.00	1.23	0.00	0.10	0.08	0.00	0.01
20.13	18.87	21.11	46.72	55.51	42.93	37.92	31.26	32.11	40.00	13.17	10.88	0.86	1.27
0.00	0.00	0.00	0.30	0.00	0.00	0.00	0.00	0.00	0.00	0.01	0.01	0.00	0.00
0.00	0.00	0.00	0.30	0.00	0.00	0.00	0.00	0.00	0.00	0.01	0.01	0.00	0.00
8.40	10.29	7.82	19.59	21.65	18.46	13.79	11.16	16.05	9.52	5.52	4.53	0.36	0.52
2.93	2.67	7.30	6.63	12.20	7.39	7.47	2.98	4.94	5.71	2.54	2.15	0.18	0.25
0.39	0.38	1.56	1.81	0.79	7.85	3.45	1.49	1.23	5.71	0.79	0.64	0.03	0.09
0.78	3.81	3.39	10.55	13.78	9.69	5.17	5.21	6.17	3.81	2.42	2.06	0.17	0.25
0.00	0.00	0.00	0.00	0.00	0.00	0.00	0.00	0.00	0.00	0.00	0.00	0.00	0.00
—	—	—	—	—	—	—	—	—	—	—	—	—	—
—	—	—	—	—	—	—	—	—	—	—	—	—	—
—	—	—	—	—	—	—	—	—	—	—	—	—	—
—	—	—	—	—	—	—	—	—	—	—	—	—	—
0.59	0.38	0.52	0.30	1.57	0.46	0.00	3.72	6.17	3.81	0.40	0.28	0.02	0.02
0.00	0.19	0.00	0.00	0.00	0.00	0.57	0.00	0.00	1.90	0.04	0.03	0.00	0.00
0.20	0.38	0.26	1.81	2.36	3.23	0.57	5.21	8.64	5.71	0.64	0.47	0.03	0.05
0.00	0.00	0.26	0.30	0.00	0.00	0.00	0.00	0.00	1.90	0.09	0.12	0.01	0.00
2.54	3.81	2.61	5.43	5.51	4.62	12.64	17.12	19.76	9.52	2.55	1.99	0.12	0.21
0.39	0.95	1.30	2.11	2.36	2.31	4.02	3.72	1.23	1.90	0.70	0.56	0.04	0.07
0.00	0.00	0.00	0.30	0.00	0.00	0.00	0.74	0.00	0.00	0.03	0.02	0.00	0.00
0.00	0.00	0.00	0.00	0.39	0.00	0.00	0.00	1.23	3.81	0.07	0.05	0.00	0.00
0.20	0.19	0.26	0.30	0.79	0.46	2.30	2.23	1.23	1.90	0.27	0.22	0.01	0.02
0.00	0.76	0.52	1.81	1.18	4.62	2.87	4.47	7.41	7.62	0.74	0.56	0.03	0.06
0.00	0.00	0.00	0.00	0.79	0.46	0.57	0.74	0.00	0.00	0.04	0.03	0.00	0.01
0.59	0.95	0.52	1.21	0.39	0.00	2.30	2.23	3.70	0.00	0.52	0.40	0.03	0.04
0.39	0.76	0.00	1.51	1.57	0.92	3.45	0.74	1.23	1.90	0.55	0.47	0.03	0.05
1.37	1.52	1.30	3.01	3.15	4.15	2.87	8.19	3.70	7.62	1.60	1.40	0.09	0.12
0.39	1.33	1.04	3.32	4.72	5.08	3.45	5.21	12.35	19.05	1.32	1.05	0.06	0.11
74.66	99.49	135.02	291.19	481.84	510.53	645.79	835.14	1023.75	1032.34	128.43	98.96	5.70	11.48
74.66	99.30	135.02	290.89	481.05	509.15	644.64	833.65	1015.10	1017.10	128.05	98.71	5.69	11.46

表 6-1-13　河南省城市肿瘤登记地区 2011 年

部位		病例数	构成 （%）	年龄组								
				0–	1–	5–	10–	15–	20–	25–	30–	35–
唇	C00	1	0.03	0.00	0.00	0.00	0.00	0.00	0.00	0.00	0.00	0.00
舌	C01–C02	8	0.25	0.00	0.00	0.00	0.00	0.00	0.00	0.00	0.00	0.00
口	C03–C06	15	0.48	0.00	0.00	0.00	0.00	0.00	0.00	0.00	0.00	0.00
唾液腺	C07–C08	5	0.16	0.00	0.00	0.00	0.00	0.00	0.00	0.00	0.00	0.00
扁桃体	C09	2	0.06	0.00	0.00	0.00	0.00	0.00	0.00	0.00	0.00	0.00
其他的口咽	C10	6	0.19	0.00	0.00	0.00	0.00	0.00	0.00	0.00	0.00	0.00
鼻咽	C11	17	0.54	0.00	0.00	0.00	0.00	0.00	0.00	0.00	0.64	0.51
喉咽	C12–C13	2	0.06	0.00	0.00	0.00	0.00	0.00	0.00	0.00	0.00	0.00
咽，部位不明	C14	5	0.16	0.00	0.00	0.00	0.00	0.00	0.00	0.00	0.00	0.00
食管	C15	301	9.55	0.00	0.00	0.00	0.00	0.00	0.00	0.00	0.00	0.00
胃	C16	313	9.93	0.00	0.00	0.00	0.00	0.00	0.00	0.67	0.64	2.05
小肠	C17	5	0.16	0.00	0.00	0.00	0.00	0.00	0.00	0.00	0.00	0.00
结肠	C18	97	3.08	0.00	0.00	0.00	0.00	0.59	0.50	0.00	1.93	0.51
直肠	C19–C20	116	3.68	0.00	0.00	0.00	0.69	0.00	0.00	0.67	1.29	1.02
肛门	C21	6	0.19	0.00	0.00	0.00	0.00	0.00	0.00	0.00	0.00	0.00
肝脏	C22	409	12.98	0.00	0.00	0.00	0.00	0.00	0.50	1.34	2.58	4.61
胆囊及其他	C23–C24	69	2.19	0.00	0.00	0.00	0.00	0.00	0.00	0.00	0.00	0.00
胰腺	C25	78	2.47	0.00	0.00	0.00	0.00	0.00	0.00	0.00	0.00	1.02
鼻、鼻窦及其他	C30–C31	3	0.10	0.00	0.00	0.00	0.00	0.00	0.00	0.00	0.00	0.00
喉	C32	14	0.44	0.00	0.00	0.00	0.00	0.00	0.00	0.00	0.00	0.00
气管、支气管、肺	C33–C34	938	29.76	0.00	0.00	0.00	0.00	0.00	1.01	2.00	6.44	5.63
其他的胸腔器官	C37–C38	4	0.13	0.00	0.00	0.00	0.00	0.00	0.00	0.00	0.00	0.00
骨	C40–C41	12	0.38	0.00	0.00	0.00	0.00	0.00	0.00	0.00	0.00	0.00
皮肤的黑色素瘤	C43	7	0.22	0.00	0.00	0.00	0.00	0.00	0.00	0.00	0.00	0.00
其他的皮肤	C44	7	0.22	0.00	0.00	0.00	0.00	0.00	0.00	0.00	0.00	0.00
间皮瘤	C45	3	0.10	0.00	0.00	0.00	0.00	0.00	0.00	0.00	0.00	0.00
卡波西肉瘤	C46	2	0.06	0.00	0.00	0.00	0.00	0.59	0.00	0.00	0.00	0.00
周围神经、其他结缔组织、软组织	C47;C49	2	0.06	0.00	0.00	0.00	0.00	0.00	0.00	0.00	0.00	0.00
乳房	C50	–	–	–	–	–	–	–	–	–	–	–
外阴	C51	–	–	–	–	–	–	–	–	–	–	–
阴道	C52	–	–	–	–	–	–	–	–	–	–	–
子宫颈	C53	–	–	–	–	–	–	–	–	–	–	–
子宫体	C54	–	–	–	–	–	–	–	–	–	–	–
子宫，部位不明	C55	–	–	–	–	–	–	–	–	–	–	–
卵巢	C56	–	–	–	–	–	–	–	–	–	–	–
其他的女性生殖器	C57	–	–	–	–	–	–	–	–	–	–	–
胎盘	C58	–	–	–	–	–	–	–	–	–	–	–
阴茎	C60	–	–	–	–	–	–	–	–	–	–	–
前列腺	C61	–	–	–	–	–	–	–	–	–	–	–
睾丸	C62	–	–	–	–	–	–	–	–	–	–	–
其他的男性生殖器	C63	–	–	–	–	–	–	–	–	–	–	–
肾	C64	25	0.79	0.00	0.00	0.00	0.00	0.00	0.00	0.00	0.00	0.00
肾盂	C65	3	0.10	0.00	0.00	0.00	0.00	0.00	0.00	0.00	0.00	0.00
输尿管	C66	2	0.06	0.00	0.00	0.00	0.00	0.00	0.00	0.00	0.00	0.00
膀胱	C67	63	2.00	0.00	0.00	0.00	0.00	0.00	0.00	0.00	0.64	0.51
其他的泌尿器官	C68	0	0.00	0.00	0.00	0.00	0.00	0.00	0.00	0.00	0.00	0.00
眼	C69	1	0.03	0.00	0.00	0.00	0.00	0.00	0.00	0.00	0.00	0.00
脑、神经系统	C70–C72	34	1.08	0.00	0.00	0.69	0.00	0.00	0.00	0.00	0.64	0.00
甲状腺	C73	12	0.38	0.00	0.00	0.00	0.00	0.00	0.50	0.00	0.00	0.00
肾上腺	C74	3	0.10	0.00	0.00	0.00	0.00	0.00	0.00	0.00	0.00	0.00
其他的内分泌腺	C75	1	0.03	0.00	0.00	0.00	0.00	0.00	0.00	0.00	0.00	0.00
霍奇金病	C81	1	0.03	0.00	0.00	0.00	0.00	0.00	0.00	0.00	0.00	0.00
非霍奇金淋巴瘤	C82–C85;C96	43	1.36	0.00	0.00	0.00	0.00	0.59	0.00	0.67	1.29	1.02
免疫增生性疾病	C88	0	0.00	0.00	0.00	0.00	0.00	0.00	0.00	0.00	0.00	0.00
多发性骨髓瘤	C90	8	0.25	0.00	0.00	0.00	0.00	0.00	0.00	0.00	0.00	0.00
淋巴样白血病	C91	28	0.89	0.00	0.00	0.00	0.69	0.59	0.50	0.00	0.00	2.05
髓样白血病	C92–C94	26	0.82	0.00	0.00	0.00	0.00	0.00	2.02	0.67	0.00	0.51
白血病，未特指	C95	34	1.08	0.00	0.00	0.00	0.00	0.00	0.50	0.00	0.64	1.02
其他的或未指明部位的	O&U	81	2.57	0.00	0.84	0.00	0.00	1.18	0.00	0.00	0.64	0.00
合计	ALL	3152	100.00	0.00	0.84	0.69	1.38	3.54	6.06	8.02	19.96	27.12
所有部位除外 C44	ALLbutC44	3145	99.78	0.00	0.84	0.69	1.38	3.54	6.06	8.02	19.96	27.12

合计死亡主要指标(1/10 万)

40-	45-	50-	55-	60-	65-	70-	75-	80-	85-	粗率(1/10万)	世调率(1/10万)	累计率(%) 0~64	0~74
0.00	0.00	0.00	0.00	0.00	0.00	1.84	0.00	0.00	0.00	0.05	0.04	0.00	0.01
0.00	0.00	0.00	3.17	1.13	1.56	1.84	2.47	0.00	0.00	0.36	0.28	0.02	0.04
0.00	0.00	2.29	1.59	3.39	1.56	1.84	4.93	4.70	19.21	0.68	0.57	0.04	0.05
0.00	0.00	1.52	0.00	1.13	0.00	1.84	2.47	0.00	0.00	0.23	0.18	0.01	0.02
0.52	0.00	0.76	0.00	0.00	0.00	0.00	0.00	0.00	0.00	0.09	0.07	0.01	0.01
0.00	0.59	0.00	0.00	2.26	0.00	1.84	4.93	0.00	0.00	0.27	0.21	0.01	0.02
0.52	0.00	0.76	1.59	1.13	3.11	9.21	4.93	4.70	0.00	0.77	0.60	0.03	0.09
0.00	0.00	0.00	0.00	1.13	0.00	0.00	2.47	0.00	0.00	0.09	0.07	0.01	0.01
0.00	0.00	0.00	0.00	0.00	0.00	1.84	0.00	4.70	2.47	0.23	0.18	0.01	0.02
2.62	5.85	5.34	17.44	35.05	66.92	121.55	145.48	154.97	240.08	13.69	10.74	0.33	1.27
3.66	9.37	8.39	19.03	27.13	46.69	97.61	202.19	164.37	240.08	14.23	10.66	0.35	1.08
0.00	0.00	0.00	0.79	1.13	0.00	1.84	4.93	0.00	0.00	0.23	0.16	0.01	0.02
3.14	3.51	3.81	6.34	6.78	14.01	14.73	61.64	56.35	57.62	4.41	3.26	0.14	0.28
0.00	5.27	12.96	5.55	12.44	14.01	33.15	39.45	70.44	76.83	5.28	4.15	0.20	0.44
0.00	0.00	1.52	0.00	1.13	1.56	0.00	0.00	0.00	19.21	0.27	0.26	0.01	0.02
13.61	15.80	31.26	42.02	56.52	65.36	92.08	113.42	187.85	172.86	18.60	14.59	0.84	1.63
1.57	1.76	3.05	5.55	5.65	9.34	20.26	29.59	56.35	57.62	3.14	2.35	0.09	0.24
1.57	1.76	4.57	1.59	6.78	14.01	33.15	39.45	28.18	67.22	3.55	2.78	0.09	0.32
0.00	0.00	0.00	0.79	1.13	3.11	5.52	9.86	14.09	0.00	0.64	0.45	0.01	0.05
9.95	29.27	40.41	80.08	127.75	149.39	333.34	384.65	479.01	393.74	42.66	33.01	1.51	3.93
0.00	0.00	0.00	0.00	1.13	0.00	3.68	0.00	4.70	0.00	0.18	0.14	0.01	0.02
0.00	1.17	0.76	3.96	1.13	3.11	1.84	0.00	0.00	0.00	0.55	0.44	0.04	0.06
0.00	0.00	0.00	1.59	1.13	0.00	3.68	4.93	0.00	0.00	0.32	0.23	0.01	0.03
0.00	0.00	0.00	0.00	0.00	0.00	0.00	12.33	9.39	0.00	0.32	0.17	0.00	0.02
0.00	0.00	0.76	0.00	1.13	1.56	0.00	0.00	0.00	0.00	0.14	0.13	0.01	0.02
0.52	0.00	0.00	0.00	0.00	0.00	0.00	0.00	0.00	0.00	0.09	0.08	0.01	0.01
0.00	0.00	0.00	0.00	0.00	0.00	0.00	0.00	9.39	0.00	0.09	0.05	0.00	0.00
—	—	—	—	—	—	—	—	—	—	—	—	—	—
—	—	—	—	—	—	—	—	—	—	—	—	—	—
—	—	—	—	—	—	—	—	—	—	—	—	—	—
—	—	—	—	—	—	—	—	—	—	—	—	—	—
—	—	—	—	—	—	—	—	—	—	—	—	—	—
—	—	—	—	—	—	—	—	—	—	—	—	—	—
—	—	—	—	—	—	—	—	—	—	—	—	—	—
—	—	—	—	—	—	—	—	—	—	—	—	—	—
0.52	1.17	1.52	2.38	3.39	3.11	5.52	12.33	18.78	0.00	1.14	0.83	0.04	0.09
0.00	0.59	0.00	0.00	0.00	0.00	0.00	4.93	0.00	0.00	0.14	0.08	0.00	0.00
0.00	0.00	0.00	0.00	0.00	0.00	0.00	0.00	9.39	0.00	0.09	0.05	0.00	0.00
0.52	1.76	1.52	2.38	7.91	10.89	14.73	29.59	61.05	48.02	2.87	2.16	0.08	0.20
0.00	0.00	0.76	0.00	0.00	0.00	0.00	0.00	0.00	0.00	0.05	0.04	0.00	0.01
0.00	3.51	3.05	2.38	3.39	3.11	12.89	4.93	18.78	9.60	1.55	1.24	0.07	0.15
0.00	0.00	1.52	0.79	2.26	1.56	7.37	0.00	4.70	0.00	0.55	0.46	0.03	0.07
0.00	0.59	0.00	0.00	0.00	1.56	0.00	2.47	0.00	0.00	0.14	0.11	0.00	0.01
0.52	0.00	0.00	0.00	0.00	0.00	0.00	0.00	0.00	0.00	0.05	0.03	0.00	0.00
0.00	0.00	0.00	0.00	0.00	0.00	2.47	0.00	0.00	0.00	0.05	0.02	0.00	0.00
0.52	1.17	3.05	1.59	5.65	6.22	11.05	14.79	18.78	28.81	1.96	1.58	0.08	0.16
0.52	0.59	0.00	0.00	0.00	3.11	3.68	4.93	0.00	0.00	0.36	0.28	0.01	0.04
1.05	2.34	2.29	1.59	1.13	3.11	7.37	4.93	4.70	0.00	1.27	1.02	0.06	0.11
1.05	1.76	0.76	1.59	4.52	3.11	9.21	2.47	0.00	0.00	1.18	1.00	0.06	0.13
0.52	1.76	1.52	1.59	2.26	7.78	9.21	17.26	0.00	28.81	1.55	1.24	0.05	0.13
0.00	2.34	2.29	4.76	10.17	12.45	25.78	46.85	37.57	57.62	3.68	2.91	0.11	0.30
63.87	125.26	164.67	243.41	382.11	490.20	948.45	1272.31	1507.47	1632.57	143.35	111.25	5.23	12.43
63.87	125.26	164.67	243.41	382.11	490.20	948.45	1259.99	1498.07	1632.57	143.03	111.08	5.23	12.43

表 6-1-14　河南省城市肿瘤登记地区 2011 年

部位		病例数	构成（%）	年龄组								
				0-	1-	5-	10-	15-	20-	25-	30-	35-
唇	C00	1	0.05	0.00	0.00	0.00	0.00	0.00	0.00	0.00	0.00	0.00
舌	C01-C02	4	0.21	0.00	0.00	0.00	0.00	0.00	0.00	0.00	0.00	0.00
口	C03-C06	10	0.52	0.00	0.00	0.00	0.00	0.00	0.00	0.00	0.00	0.00
唾液腺	C07-C08	3	0.16	0.00	0.00	0.00	0.00	0.00	0.00	0.00	0.00	0.00
扁桃体	C09	1	0.05	0.00	0.00	0.00	0.00	0.00	0.00	0.00	0.00	0.00
其他的口咽	C10	3	0.16	0.00	0.00	0.00	0.00	0.00	0.00	0.00	0.00	0.00
鼻咽	C11	13	0.68	0.00	0.00	0.00	0.00	0.00	0.00	0.00	1.28	1.00
喉咽	C12-C13	0	0.00	0.00	0.00	0.00	0.00	0.00	0.00	0.00	0.00	0.00
咽，部位不明	C14	5	0.26	0.00	0.00	0.00	0.00	0.00	0.00	0.00	0.00	0.00
食管	C15	174	9.07	0.00	0.00	0.00	0.00	0.00	0.00	0.00	0.00	0.00
胃	C16	228	11.88	0.00	0.00	0.00	0.00	0.00	0.00	1.33	1.28	3.00
小肠	C17	2	0.10	0.00	0.00	0.00	0.00	0.00	0.00	0.00	0.00	0.00
结肠	C18	57	2.97	0.00	0.00	0.00	0.00	1.11	1.00	0.00	1.28	1.00
直肠	C19-C20	68	3.54	0.00	0.00	0.00	0.00	0.00	0.00	1.33	2.56	0.00
肛门	C21	1	0.05	0.00	0.00	0.00	0.00	0.00	0.00	0.00	0.00	0.00
肝脏	C22	297	15.48	0.00	0.00	0.00	0.00	0.00	1.00	2.66	5.13	7.00
胆囊及其他	C23-C24	31	1.62	0.00	0.00	0.00	0.00	0.00	0.00	0.00	0.00	0.00
胰腺	C25	41	2.14	0.00	0.00	0.00	0.00	0.00	0.00	0.00	0.00	1.00
鼻、鼻窦及其他	C30-C31	3	0.16	0.00	0.00	0.00	0.00	0.00	0.00	0.00	0.00	0.00
喉	C32	12	0.63	0.00	0.00	0.00	0.00	0.00	0.00	0.00	0.00	0.00
气管、支气管、肺	C33-C34	656	34.18	0.00	0.00	0.00	0.00	0.00	1.00	2.66	11.53	6.00
其他的胸腔器官	C37-C38	3	0.16	0.00	0.00	0.00	0.00	0.00	0.00	0.00	0.00	0.00
骨	C40-C41	12	0.63	0.00	0.00	0.00	0.00	0.00	0.00	0.00	0.00	0.00
皮肤的黑色素瘤	C43	5	0.26	0.00	0.00	0.00	0.00	0.00	0.00	0.00	0.00	0.00
其他的皮肤	C44	7	0.36	0.00	0.00	0.00	0.00	0.00	0.00	0.00	0.00	0.00
间皮瘤	C45	1	0.05	0.00	0.00	0.00	0.00	0.00	0.00	0.00	0.00	0.00
卡波西肉瘤	C46	0	0.00	0.00	0.00	0.00	0.00	0.00	0.00	0.00	0.00	0.00
周围神经、其他结缔组织、软组织	C47;C49	2	0.10	0.00	0.00	0.00	0.00	0.00	0.00	0.00	0.00	0.00
乳房	C50	-	-	-	-	-	-	-	-	-	-	-
外阴	C51	-	-	-	-	-	-	-	-	-	-	-
阴道	C52	-	-	-	-	-	-	-	-	-	-	-
子宫颈	C53	-	-	-	-	-	-	-	-	-	-	-
子宫体	C54	-	-	-	-	-	-	-	-	-	-	-
子宫，部位不明	C55	-	-	-	-	-	-	-	-	-	-	-
卵巢	C56	-	-	-	-	-	-	-	-	-	-	-
其他的女性生殖器	C57	-	-	-	-	-	-	-	-	-	-	-
胎盘	C58	-	-	-	-	-	-	-	-	-	-	-
阴茎	C60	1	0.05	0.00	0.00	0.00	0.00	0.00	0.00	0.00	0.00	0.00
前列腺	C61	28	1.46	0.00	0.00	0.00	0.00	0.00	0.00	0.00	0.00	0.00
睾丸	C62	1	0.05	0.00	0.00	0.00	0.00	0.00	0.00	0.00	0.00	0.00
其他的男性生殖器	C63	0	0.00	0.00	0.00	0.00	0.00	0.00	0.00	0.00	0.00	0.00
肾	C64	22	1.15	0.00	0.00	0.00	0.00	0.00	0.00	0.00	0.00	0.00
肾盂	C65	2	0.10	0.00	0.00	0.00	0.00	0.00	0.00	0.00	0.00	0.00
输尿管	C66	2	0.10	0.00	0.00	0.00	0.00	0.00	0.00	0.00	0.00	0.00
膀胱	C67	50	2.61	0.00	0.00	0.00	0.00	0.00	0.00	0.00	1.28	0.00
其他的泌尿器官	C68	0	0.00	0.00	0.00	0.00	0.00	0.00	0.00	0.00	0.00	0.00
眼	C69	0	0.00	0.00	0.00	0.00	0.00	0.00	0.00	0.00	0.00	0.00
脑、神经系统	C70-C72	18	0.94	0.00	0.00	1.29	0.00	0.00	0.00	0.00	1.28	0.00
甲状腺	C73	2	0.10	0.00	0.00	0.00	0.00	0.00	0.00	0.00	0.00	0.00
肾上腺	C74	2	0.10	0.00	0.00	0.00	0.00	0.00	0.00	0.00	0.00	0.00
其他的内分泌腺	C75	1	0.05	0.00	0.00	0.00	0.00	0.00	0.00	0.00	0.00	0.00
霍奇金病	C81	1	0.05	0.00	0.00	0.00	0.00	0.00	0.00	0.00	0.00	0.00
非霍奇金淋巴瘤	C82-C85;C96	27	1.41	0.00	0.00	0.00	0.00	0.00	0.00	0.00	2.56	2.00
免疫增生性疾病	C88	0	0.00	0.00	0.00	0.00	0.00	0.00	0.00	0.00	0.00	0.00
多发性骨髓瘤	C90	5	0.26	0.00	0.00	0.00	0.00	0.00	0.00	0.00	0.00	0.00
淋巴样白血病	C91	16	0.83	0.00	0.00	1.27	1.11	0.00	0.00	0.00	0.00	2.00
髓样白血病	C92-C94	16	0.83	0.00	0.00	0.00	0.00	0.00	3.00	0.00	0.00	1.00
白血病，未特指	C95	20	1.04	0.00	0.00	0.00	0.00	0.00	1.00	0.00	0.00	0.00
其他的或未指明部位的	O&U	62	3.23	0.00	1.57	0.00	0.00	0.00	0.00	0.00	1.28	0.00
合计	ALL	1919	100.00	0.00	1.57	1.29	1.27	2.23	7.00	7.98	29.48	25.00
所有部位除外 C44	ALLbutC44	1912	99.64	0.00	1.57	1.29	1.27	2.23	7.00	7.98	29.48	25.00

男性死亡主要指标（1/10 万）

40-	45-	50-	55-	60-	65-	70-	75-	80-	85-	粗率(1/10万)	世调率(1/10万)	累计率(%) 0~64	0~74
0.00	0.00	0.00	0.00	0.00	0.00	3.75	0.00	0.00	0.00	0.09	0.07	0.00	0.02
0.00	0.00	0.00	3.13	0.00	0.00	3.75	5.37	0.00	0.00	0.35	0.25	0.02	0.03
0.00	0.00	4.47	3.13	4.48	0.00	0.00	5.37	0.00	56.51	0.89	0.86	0.06	0.06
0.00	0.00	0.00	0.00	2.24	0.00	3.75	5.37	0.00	0.00	0.27	0.22	0.01	0.03
1.02	0.00	0.00	0.00	0.00	0.00	0.00	0.00	0.00	0.00	0.09	0.06	0.01	0.01
0.00	1.14	0.00	0.00	2.24	0.00	0.00	5.37	0.00	0.00	0.27	0.21	0.02	0.02
1.02	0.00	1.49	3.13	2.24	3.11	11.25	5.37	10.73	0.00	1.15	0.91	0.05	0.12
0.00	0.00	0.00	0.00	0.00	6.22	3.75	5.37	10.73	0.00	0.44	0.37	0.00	0.05
3.06	6.86	5.97	25.02	33.59	93.34	149.98	171.90	161.01	367.34	15.44	13.40	0.37	1.59
4.08	6.86	11.93	21.89	44.79	74.67	149.98	349.18	300.56	395.59	20.23	16.50	0.48	1.60
0.00	0.00	0.00	1.56	0.00	0.00	0.00	5.37	0.00	0.00	0.18	0.12	0.01	0.01
5.10	5.72	4.47	6.26	11.20	15.56	15.00	69.84	64.41	84.77	5.06	4.10	0.19	0.34
0.00	8.01	13.42	7.82	13.44	9.33	41.24	59.09	107.34	84.77	6.03	4.92	0.23	0.49
0.00	0.00	1.49	0.00	0.00	0.00	0.00	0.00	0.00	0.00	0.09	0.07	0.01	0.01
21.44	21.74	55.19	67.24	89.57	93.34	97.48	161.16	300.56	254.31	26.35	21.78	1.35	2.31
0.00	1.14	2.98	6.26	2.24	9.33	30.00	21.49	75.14	28.26	2.75	2.17	0.06	0.26
2.04	0.00	4.47	1.56	8.96	21.78	22.50	69.84	32.20	28.26	3.64	2.93	0.09	0.31
0.00	0.00	0.00	0.00	0.00	6.22	3.75	0.00	0.00	0.00	0.27	0.26	0.00	0.05
0.00	0.00	0.00	1.56	2.24	3.11	11.25	21.49	21.47	0.00	1.06	0.79	0.02	0.09
7.15	35.47	50.71	115.72	179.14	230.24	483.67	564.06	815.80	791.18	58.19	48.49	2.05	5.62
0.00	0.00	0.00	0.00	2.24	0.00	3.75	0.00	10.73	0.00	0.27	0.22	0.01	0.03
0.00	2.29	1.49	7.82	2.24	6.22	3.75	0.00	0.00	0.00	1.06	0.88	0.07	0.12
0.00	0.00	0.00	3.13	2.24	0.00	3.75	5.37	0.00	0.00	0.44	0.34	0.03	0.05
0.00	0.00	0.00	0.00	2.24	0.00	0.00	26.86	21.47	0.00	0.62	0.38	0.00	0.00
0.00	0.00	0.00	0.00	0.00	0.00	0.00	0.00	0.00	0.00	0.09	0.09	0.00	0.01
0.00	0.00	0.00	0.00	0.00	0.00	0.00	0.00	21.47	0.00	0.18	0.11	0.00	0.00
—	—	—	—	—	—	—	—	—	—	—	—	—	—
—	—	—	—	—	—	—	—	—	—	—	—	—	—
—	—	—	—	—	—	—	—	—	—	—	—	—	—
—	—	—	—	—	—	—	—	—	—	—	—	—	—
—	—	—	—	—	—	—	—	—	—	—	—	—	—
—	—	—	—	—	—	—	—	—	—	—	—	—	—
—	—	—	—	—	—	—	—	—	—	—	—	—	—
0.00	0.00	0.00	1.56	0.00	0.00	0.00	0.00	0.00	0.00	0.09	0.06	0.01	0.01
0.00	0.00	1.49	1.56	2.24	6.22	18.75	21.49	64.41	226.05	2.48	2.46	0.03	0.15
0.00	0.00	0.00	0.00	0.00	0.00	0.00	0.00	10.73	0.00	0.09	0.05	0.00	0.00
1.02	1.14	2.98	4.69	6.72	6.22	11.25	16.12	42.94	0.00	1.95	1.52	0.08	0.17
0.00	0.00	0.00	0.00	0.00	0.00	0.00	10.74	21.47	0.00	0.18	0.11	0.00	0.00
0.00	1.14	2.98	4.69	13.44	15.56	30.00	53.72	107.34	113.03	4.44	3.73	0.12	0.35
0.00	0.00	0.00	0.00	0.00	0.00	0.00	0.00	0.00	0.00	0.00	0.00	0.00	0.00
0.00	3.43	1.49	1.56	2.24	3.11	11.25	10.74	42.94	0.00	1.60	1.28	0.06	0.13
0.00	0.00	1.49	0.00	0.00	0.00	0.00	0.00	10.73	0.00	0.18	0.13	0.01	0.01
0.00	1.14	0.00	0.00	0.00	3.11	3.75	0.00	0.00	0.00	0.18	0.16	0.01	0.02
1.02	0.00	0.00	0.00	0.00	0.00	0.00	5.37	0.00	0.00	0.09	0.06	0.01	0.01
1.02	1.14	4.47	3.13	6.72	6.22	11.25	16.12	32.20	56.51	2.40	2.04	0.11	0.19
0.00	0.00	0.00	0.00	0.00	0.00	0.00	0.00	0.00	0.00	0.00	0.00	0.00	0.00
1.02	1.14	0.00	0.00	0.00	3.11	3.75	5.37	0.00	0.00	0.44	0.35	0.01	0.05
2.04	2.29	4.47	1.56	0.00	6.22	7.50	0.00	0.00	0.00	1.42	1.22	0.07	0.14
0.00	1.14	1.49	1.56	6.72	0.00	18.75	5.37	0.00	0.00	1.42	1.20	0.07	0.17
0.00	2.29	1.49	3.13	4.48	9.33	15.00	21.49	0.00	28.26	1.77	1.53	0.06	0.18
0.00	3.43	4.47	9.38	15.68	18.67	41.24	91.32	42.94	84.77	5.50	4.60	0.18	0.48
51.04	107.55	184.96	308.06	463.53	653.39	1211.05	1821.11	2329.33	2599.60	170.23	141.37	5.95	15.28
51.04	107.55	184.96	308.06	463.53	653.39	1211.05	1794.25	2307.86	2599.60	169.61	141.00	5.95	15.28

表 6-1-15　河南省城市肿瘤登记地区 2011 年

部位		病例数	构成 （%）	0-	1-	5-	10-	15-	20-	25-	30-	年龄组 35-
唇	C00	0	0.00	0.00	0.00	0.00	0.00	0.00	0.00	0.00	0.00	0.00
舌	C01-C02	4	0.32	0.00	0.00	0.00	0.00	0.00	0.00	0.00	0.00	0.00
口	C03-C06	5	0.41	0.00	0.00	0.00	0.00	0.00	0.00	0.00	0.00	0.00
唾液腺	C07-C08	2	0.16	0.00	0.00	0.00	0.00	0.00	0.00	0.00	0.00	0.00
扁桃体	C09	1	0.08	0.00	0.00	0.00	0.00	0.00	0.00	0.00	0.00	0.00
其他的口咽	C10	3	0.24	0.00	0.00	0.00	0.00	0.00	0.00	0.00	0.00	0.00
鼻咽	C11	4	0.32	0.00	0.00	0.00	0.00	0.00	0.00	0.00	0.00	0.00
喉咽	C12-C13	2	0.16	0.00	0.00	0.00	0.00	0.00	0.00	0.00	0.00	0.00
咽,部位不明	C14	0	0.00	0.00	0.00	0.00	0.00	0.00	0.00	0.00	0.00	0.00
食管	C15	127	10.30	0.00	0.00	0.00	0.00	0.00	0.00	0.00	0.00	0.00
胃	C16	85	6.89	0.00	0.00	0.00	0.00	0.00	0.00	0.00	0.00	1.05
小肠	C17	3	0.24	0.00	0.00	0.00	0.00	0.00	0.00	0.00	0.00	0.00
结肠	C18	40	3.24	0.00	0.00	0.00	0.00	0.00	0.00	0.00	2.59	0.00
直肠	C19-C20	48	3.89	0.00	0.00	0.00	1.52	0.00	0.00	0.00	0.00	2.10
肛门	C21	5	0.41	0.00	0.00	0.00	0.00	0.00	0.00	0.00	0.00	0.00
肝脏	C22	112	9.08	0.00	0.00	0.00	0.00	0.00	0.00	0.00	0.00	2.10
胆囊及其他	C23-C24	38	3.08	0.00	0.00	0.00	0.00	0.00	0.00	0.00	0.00	0.00
胰腺	C25	37	3.00	0.00	0.00	0.00	0.00	0.00	0.00	0.00	0.00	1.05
鼻、鼻窦及其他	C30-C31	0	0.00	0.00	0.00	0.00	0.00	0.00	0.00	0.00	0.00	0.00
喉	C32	2	0.16	0.00	0.00	0.00	0.00	0.00	0.00	0.00	0.00	0.00
气管、支气管、肺	C33-C34	282	22.87	0.00	0.00	0.00	0.00	0.00	1.02	1.34	1.29	5.24
其他的胸腔器官	C37-C38	1	0.08	0.00	0.00	0.00	0.00	0.00	0.00	0.00	0.00	0.00
骨	C40-C41	0	0.00	0.00	0.00	0.00	0.00	0.00	0.00	0.00	0.00	0.00
皮肤的黑色素瘤	C43	2	0.16	0.00	0.00	0.00	0.00	0.00	0.00	0.00	0.00	0.00
其他的皮肤	C44	0	0.00	0.00	0.00	0.00	0.00	0.00	0.00	0.00	0.00	0.00
间皮瘤	C45	2	0.16	0.00	0.00	0.00	0.00	0.00	0.00	0.00	0.00	0.00
卡波西肉瘤	C46	2	0.16	0.00	0.00	0.00	0.00	1.25	0.00	0.00	0.00	0.00
周围神经、其他结缔组织、软组织	C47；C49	0	0.00	0.00	0.00	0.00	0.00	0.00	0.00	0.00	0.00	0.00
乳房	C50	157	12.73	0.00	0.00	0.00	0.00	0.00	0.00	1.34	0.00	4.19
外阴	C51	0	0.00	0.00	0.00	0.00	0.00	0.00	0.00	0.00	0.00	0.00
阴道	C52	0	0.00	0.00	0.00	0.00	0.00	0.00	0.00	0.00	0.00	0.00
子宫颈	C53	67	5.43	0.00	0.00	0.00	0.00	0.00	0.00	0.00	3.88	1.05
子宫体	C54	48	3.89	0.00	0.00	0.00	0.00	0.00	1.02	2.68	1.29	6.29
子宫,部位不明	C55	2	0.16	0.00	0.00	0.00	0.00	0.00	0.00	0.00	0.00	0.00
卵巢	C56	33	2.68	0.00	0.00	0.00	0.00	0.00	0.00	0.00	0.00	1.05
其他的女性生殖器	C57	0	0.00	0.00	0.00	0.00	0.00	0.00	0.00	0.00	0.00	0.00
胎盘	C58	0	0.00	0.00	0.00	0.00	0.00	0.00	0.00	0.00	0.00	0.00
阴茎	C60	-	-	-	-	-	-	-	-	-	-	-
前列腺	C61	-	-	-	-	-	-	-	-	-	-	-
睾丸	C62	-	-	-	-	-	-	-	-	-	-	-
其他的男性生殖器	C63	-	-	-	-	-	-	-	-	-	-	-
肾	C64	3	0.24	0.00	0.00	0.00	0.00	0.00	0.00	0.00	0.00	0.00
肾盂	C65	1	0.08	0.00	0.00	0.00	0.00	0.00	0.00	0.00	0.00	0.00
输尿管	C66	0	0.00	0.00	0.00	0.00	0.00	0.00	0.00	0.00	0.00	0.00
膀胱	C67	13	1.05	0.00	0.00	0.00	0.00	0.00	0.00	0.00	0.00	1.05
其他的泌尿器官	C68	0	0.00	0.00	0.00	0.00	0.00	0.00	0.00	0.00	0.00	0.00
眼	C69	1	0.08	0.00	0.00	0.00	0.00	0.00	0.00	0.00	0.00	0.00
脑、神经系统	C70-C72	16	1.30	0.00	0.00	0.00	0.00	0.00	0.00	0.00	0.00	0.00
甲状腺	C73	10	0.81	0.00	0.00	0.00	0.00	0.00	1.02	0.00	0.00	0.00
肾上腺	C74	1	0.08	0.00	0.00	0.00	0.00	0.00	0.00	0.00	0.00	0.00
其他的内分泌腺	C75	0	0.00	0.00	0.00	0.00	0.00	0.00	0.00	0.00	0.00	0.00
霍奇金病	C81	0	0.00	0.00	0.00	0.00	0.00	0.00	0.00	0.00	0.00	0.00
非霍奇金淋巴瘤	C82-C85；C96	16	1.30	0.00	0.00	0.00	0.00	1.25	0.00	1.34	0.00	0.00
免疫增生性疾病	C88	0	0.00	0.00	0.00	0.00	0.00	0.00	0.00	0.00	0.00	0.00
多发性骨髓瘤	C90	3	0.24	0.00	0.00	0.00	0.00	0.00	0.00	0.00	0.00	0.00
淋巴样白血病	C91	12	0.97	0.00	0.00	0.00	0.00	0.00	1.02	0.00	0.00	2.10
髓样白血病	C92-C94	10	0.81	0.00	0.00	0.00	0.00	0.00	1.02	1.34	0.00	0.00
白血病,未特指	C95	14	1.14	0.00	0.00	0.00	0.00	0.00	0.00	0.00	1.29	2.10
其他的或未指明部位的	O&U	19	1.54	0.00	0.00	0.00	0.00	2.51	0.00	0.00	0.00	0.00
合计	ALL	1233	100.00	0.00	0.00	0.00	1.52	5.01	5.09	8.05	10.35	29.35
所有部位除外 C44	ALLbutC44	1233	100.00	0.00	0.00	0.00	1.52	5.01	5.09	8.05	10.35	29.35

女性死亡主要指标（1/10 万）

40-	45-	50-	55-	60-	65-	70-	75-	80-	85-	粗率 (1/10万)	世调率 (1/10万)	累计率(%) 0~64	累计率(%) 0~74
0.00	0.00	0.00	0.00	0.00	0.00	0.00	0.00	0.00	0.00	0.00	0.00	0.00	0.00
0.00	0.00	0.00	3.22	2.28	3.11	0.00	0.00	0.00	0.00	0.37	0.31	0.03	0.04
0.00	0.00	0.00	0.00	2.28	3.11	3.62	4.56	8.35	0.00	0.47	0.34	0.01	0.05
0.00	0.00	3.12	0.00	0.00	0.00	0.00	0.00	0.00	0.00	0.19	0.16	0.02	0.02
0.00	0.00	1.56	0.00	0.00	0.00	0.00	0.00	0.00	0.00	0.09	0.08	0.01	0.01
0.00	0.00	0.00	0.00	2.28	0.00	3.62	4.56	0.00	0.00	0.28	0.21	0.01	0.03
0.00	0.00	0.00	0.00	2.28	0.00	3.11	7.24	4.56	0.00	0.00	0.37	0.28	0.00	0.05
0.00	0.00	0.00	0.00	0.00	0.00	0.00	4.56	0.00	0.00	0.19	0.14	0.00	0.01
2.15	4.79	4.68	9.65	36.53	40.47	94.11	123.06	150.28	174.57	11.85	8.45	0.29	0.96
3.22	11.98	4.68	16.08	9.13	18.68	47.05	77.48	58.44	160.02	7.93	5.59	0.23	0.56
0.00	0.00	0.00	0.00	2.28	0.00	3.62	4.56	0.00	0.00	0.28	0.21	0.01	0.03
1.07	1.20	3.12	6.43	2.28	12.45	14.48	54.69	50.09	43.64	3.73	2.47	0.08	0.22
0.00	2.40	12.48	3.22	11.42	18.68	25.34	22.79	41.74	72.74	4.48	3.48	0.17	0.39
0.00	0.00	1.56	0.00	2.28	0.00	0.00	0.00	0.00	29.10	0.47	0.41	0.02	0.03
5.37	9.59	6.24	16.08	22.83	37.36	86.87	72.92	100.18	130.93	10.45	7.63	0.31	0.93
3.22	2.40	3.12	4.82	9.13	9.34	10.86	36.46	41.74	72.74	3.55	2.49	0.11	0.21
1.07	3.60	4.68	1.61	4.57	6.23	43.43	13.67	25.05	87.29	3.45	2.58	0.08	0.33
0.00	0.00	0.00	0.00	0.00	3.11	0.00	0.00	8.35	0.00	0.19	0.14	0.00	0.02
12.89	22.77	29.63	43.42	75.34	68.49	188.21	232.44	217.06	189.12	26.32	19.13	0.96	2.25
0.00	0.00	0.00	0.00	0.00	0.00	3.62	0.00	0.00	0.00	0.09	0.07	0.00	0.02
0.00	0.00	0.00	0.00	0.00	0.00	0.00	0.00	0.00	0.00	0.00	0.00	0.00	0.00
0.00	0.00	0.00	0.00	0.00	0.00	3.62	4.56	0.00	0.00	0.19	0.12	0.00	0.02
0.00	0.00	1.56	0.00	0.00	3.11	0.00	0.00	0.00	0.00	0.19	0.17	0.01	0.02
1.07	0.00	0.00	0.00	0.00	0.00	0.00	0.00	0.00	0.00	0.19	0.18	0.01	0.01
0.00	0.00	0.00	0.00	0.00	0.00	0.00	0.00	0.00	0.00	0.00	0.00	0.00	0.00
13.97	41.94	28.07	35.38	29.68	34.25	61.53	59.25	50.09	58.19	14.65	11.11	0.77	1.25
0.00	0.00	0.00	0.00	0.00	0.00	0.00	0.00	0.00	0.00	0.00	0.00	0.00	0.00
18.27	16.78	9.36	14.47	18.26	9.34	7.24	9.12	16.70	0.00	6.25	4.78	0.41	0.49
8.60	2.40	14.03	4.82	29.68	0.00	7.24	0.00	8.35	0.00	4.48	3.68	0.35	0.39
0.00	0.00	0.00	1.61	0.00	0.00	3.62	0.00	0.00	0.00	0.19	0.14	0.01	0.03
2.15	7.19	4.68	8.04	11.42	12.45	14.48	4.56	16.70	0.00	3.08	2.43	0.17	0.31
0.00	0.00	0.00	0.00	0.00	0.00	0.00	0.00	0.00	0.00	0.00	0.00	0.00	0.00
–	–	–	–	–	–	–	–	–	–	–	–	–	–
–	–	–	–	–	–	–	–	–	–	–	–	–	–
–	–	–	–	–	–	–	–	–	–	–	–	–	–
0.00	1.20	0.00	0.00	0.00	0.00	0.00	9.12	0.00	0.00	0.28	0.16	0.01	0.01
0.00	1.20	0.00	0.00	0.00	0.00	0.00	0.00	0.00	0.00	0.09	0.07	0.01	0.01
0.00	0.00	0.00	0.00	0.00	0.00	0.00	0.00	0.00	0.00	0.00	0.00	0.00	0.00
1.07	2.40	0.00	0.00	2.28	6.23	0.00	9.12	25.05	14.55	1.21	0.84	0.03	0.07
0.00	0.00	0.00	0.00	0.00	0.00	0.00	0.00	0.00	0.00	0.00	0.00	0.00	0.00
0.00	0.00	1.56	0.00	0.00	0.00	0.00	0.00	0.00	0.00	0.09	0.08	0.01	0.01
0.00	3.60	4.68	3.22	4.57	3.11	14.48	0.00	0.00	14.55	1.49	1.22	0.08	0.17
0.00	0.00	1.56	1.61	4.57	3.11	14.48	0.00	0.00	0.00	0.93	0.79	0.04	0.13
0.00	0.00	0.00	0.00	0.00	0.00	0.00	4.56	0.00	0.00	0.09	0.05	0.00	0.00
0.00	0.00	0.00	0.00	0.00	0.00	0.00	0.00	0.00	0.00	0.00	0.00	0.00	0.00
0.00	1.20	1.56	0.00	4.57	6.23	10.86	13.67	8.35	14.55	1.49	1.21	0.05	0.14
0.00	0.00	0.00	0.00	0.00	3.11	3.62	4.56	0.00	0.00	0.28	0.21	0.00	0.03
0.00	2.40	0.00	1.61	2.28	0.00	7.24	9.12	8.35	0.00	1.12	0.78	0.05	0.08
2.15	2.40	0.00	1.61	2.28	6.23	0.00	0.00	0.00	0.00	0.93	0.80	0.05	0.09
1.07	1.20	1.56	0.00	0.00	6.23	3.62	13.67	0.00	29.10	1.31	0.96	0.04	0.09
0.00	0.00	0.00	0.00	4.57	6.23	10.86	9.12	33.39	43.64	1.77	1.36	0.04	0.13
77.37	143.81	143.47	176.91	299.09	326.90	694.95	806.71	868.26	1134.71	115.07	85.29	4.50	9.61
77.37	143.81	143.47	176.91	299.09	326.90	694.95	806.71	868.26	1134.71	115.07	85.29	4.50	9.61

表 6-1-16　河南省农村肿瘤登记地区 2011 年

部位		病例数	构成（%）	年龄组								
				0-	1-	5-	10-	15-	20-	25-	30-	35-
唇	C00	12	0.06	0.00	0.00	0.00	0.00	0.00	0.00	0.00	0.00	0.00
舌	C01-C02	23	0.12	0.00	0.00	0.00	0.00	0.00	0.00	0.00	0.00	0.00
口	C03-C06	22	0.12	0.00	0.00	0.00	0.00	0.00	0.00	0.00	0.00	0.00
唾液腺	C07-C08	15	0.08	0.00	0.00	0.00	0.00	0.00	0.00	0.00	0.00	0.00
扁桃体	C09	2	0.01	0.00	0.00	0.00	0.00	0.00	0.00	0.00	0.00	0.00
其他的口咽	C10	13	0.07	0.00	0.00	0.00	0.00	0.00	0.00	0.00	0.00	0.00
鼻咽	C11	82	0.43	0.00	0.00	0.00	0.00	0.00	0.10	0.00	0.31	0.40
喉咽	C12-C13	12	0.06	0.00	0.00	0.00	0.00	0.00	0.00	0.00	0.00	0.10
咽,部位不明	C14	26	0.14	0.00	0.00	0.00	0.00	0.00	0.10	0.00	0.00	0.00
食管	C15	3570	18.76	0.00	0.00	0.12	0.00	0.00	0.10	0.00	0.51	0.70
胃	C16	3539	18.59	0.00	0.00	0.00	0.00	0.12	0.31	0.33	0.92	2.48
小肠	C17	43	0.23	0.00	0.00	0.00	0.00	0.00	0.00	0.00	0.10	0.10
结肠	C18	346	1.82	0.00	0.00	0.00	0.00	0.00	0.00	0.00	0.00	0.20
直肠	C19-C20	688	3.61	0.00	0.00	0.00	0.00	0.00	0.00	0.44	0.41	0.99
肛门	C21	8	0.04	0.00	0.00	0.00	0.00	0.00	0.00	0.00	0.00	0.00
肝脏	C22	2818	14.81	0.00	0.00	0.00	0.11	0.12	0.31	0.88	1.95	5.86
胆囊及其他	C23-C24	207	1.09	0.00	0.00	0.00	0.00	0.00	0.00	0.00	0.00	0.20
胰腺	C25	309	1.62	0.00	0.00	0.00	0.00	0.00	0.21	0.00	0.21	0.40
鼻、鼻窦及其他	C30-C31	17	0.09	0.00	0.00	0.00	0.00	0.00	0.00	0.00	0.10	0.00
喉	C32	103	0.54	0.00	0.00	0.00	0.00	0.00	0.00	0.00	0.00	0.10
气管、支气管、肺	C33-C34	4147	21.79	0.00	0.00	0.00	0.11	0.00	0.41	0.22	0.92	3.08
其他的胸腔器官	C37-C38	27	0.14	0.00	0.00	0.00	0.00	0.00	0.00	0.00	0.00	0.00
骨	C40-C41	161	0.85	0.00	0.00	0.00	0.11	0.23	0.10	0.00	0.31	0.40
皮肤的黑色素瘤	C43	9	0.05	0.00	0.00	0.00	0.00	0.00	0.00	0.00	0.00	0.00
其他的皮肤	C44	57	0.30	0.00	0.00	0.00	0.00	0.00	0.00	0.00	0.10	0.00
间皮瘤	C45	3	0.02	0.00	0.00	0.00	0.00	0.00	0.00	0.00	0.00	0.00
卡波西肉瘤	C46	0	0.00	0.00	0.00	0.00	0.00	0.00	0.00	0.00	0.00	0.00
周围神经、其他结缔组织、软组织	C47;C49	13	0.07	0.00	0.00	0.00	0.00	0.00	0.00	0.11	0.00	0.00
乳房	C50	-	-	-	-	-	-	-	-	-	-	-
外阴	C51	-	-	-	-	-	-	-	-	-	-	-
阴道	C52	-	-	-	-	-	-	-	-	-	-	-
子宫颈	C53	-	-	-	-	-	-	-	-	-	-	-
子宫体	C54	-	-	-	-	-	-	-	-	-	-	-
子宫,部位不明	C55	-	-	-	-	-	-	-	-	-	-	-
卵巢	C56	-	-	-	-	-	-	-	-	-	-	-
其他的女性生殖器	C57	-	-	-	-	-	-	-	-	-	-	-
胎盘	C58	-	-	-	-	-	-	-	-	-	-	-
阴茎	C60	-	-	-	-	-	-	-	-	-	-	-
前列腺	C61	-	-	-	-	-	-	-	-	-	-	-
睾丸	C62	-	-	-	-	-	-	-	-	-	-	-
其他的男性生殖器	C63	-	-	-	-	-	-	-	-	-	-	-
肾	C64	64	0.34	0.00	0.00	0.12	0.00	0.00	0.10	0.00	0.21	0.10
肾盂	C65	6	0.03	0.00	0.00	0.00	0.00	0.00	0.00	0.00	0.10	0.00
输尿管	C66	1	0.01	0.00	0.00	0.00	0.00	0.00	0.00	0.00	0.00	0.00
膀胱	C67	154	0.81	0.00	0.00	0.00	0.00	0.00	0.00	0.00	0.00	0.10
其他的泌尿器官	C68	1	0.01	0.00	0.00	0.00	0.00	0.00	0.00	0.00	0.00	0.00
眼	C69	5	0.03	0.00	0.33	0.12	0.00	0.00	0.00	0.00	0.00	0.00
脑、神经系统	C70-C72	387	2.03	0.00	0.49	0.36	1.42	0.94	1.13	0.55	0.41	0.99
甲状腺	C73	52	0.27	0.00	0.00	0.00	0.00	0.00	0.00	0.00	0.21	0.00
肾上腺	C74	2	0.01	0.00	0.00	0.00	0.00	0.00	0.00	0.00	0.10	0.00
其他的内分泌腺	C75	8	0.04	0.00	0.00	0.00	0.00	0.00	0.00	0.00	0.10	0.00
霍奇金病	C81	44	0.23	0.00	0.00	0.12	0.00	0.23	0.00	0.22	0.00	0.00
非霍奇金淋巴瘤	C82-C85;C96	93	0.49	0.00	0.16	0.00	0.00	0.00	0.10	0.11	0.21	0.30
免疫增生性疾病	C88	0	0.00	0.00	0.00	0.00	0.00	0.00	0.00	0.00	0.00	0.00
多发性骨髓瘤	C90	4	0.02	0.00	0.00	0.00	0.00	0.00	0.00	0.00	0.00	0.00
淋巴样白血病	C91	52	0.27	0.00	0.33	0.12	0.11	0.23	0.21	0.22	0.21	0.50
髓样白血病	C92-C94	69	0.36	0.00	0.00	0.24	0.22	0.23	0.10	0.33	0.31	0.30
白血病,未特指	C95	213	1.12	0.66	0.81	1.19	1.20	1.06	1.75	1.53	0.72	1.09
其他的或未指明部位的	O&U	175	0.92	0.00	0.00	0.00	0.33	0.12	0.10	0.77	0.10	0.50
合计	ALL	19 033	100.00	0.66	2.12	2.50	3.60	3.29	5.66	7.01	10.76	25.84
所有部位除外 C44	ALLbutC44	18 976	99.70	0.66	2.12	2.50	3.60	3.29	5.66	7.01	10.66	25.84

合计死亡主要指标(1/10 万)

40-	45-	50-	55-	60-	65-	70-	75-	80-	85-	粗率(1/10万)	世调率(1/10万)	累计率(%) 0~64	0~74
0.00	0.22	0.46	0.54	0.46	0.00	0.00	0.00	1.71	0.00	0.10	0.08	0.01	0.01
0.12	0.22	0.15	0.54	0.92	1.35	1.38	0.48	1.71	0.00	0.20	0.17	0.01	0.02
0.00	0.11	0.15	0.54	0.46	0.81	1.04	0.48	6.84	0.00	0.19	0.14	0.01	0.02
0.00	0.00	0.15	0.36	0.46	1.35	0.35	1.43	0.86	0.00	0.13	0.11	0.00	0.01
0.12	0.00	0.00	0.00	0.00	0.00	0.00	0.48	0.00	0.00	0.02	0.01	0.00	0.00
0.00	0.11	0.46	0.54	0.00	0.54	0.00	1.43	0.86	0.00	0.11	0.09	0.01	0.01
0.35	0.89	1.52	2.14	1.84	0.81	4.83	4.30	3.42	4.52	0.70	0.56	0.04	0.07
0.00	0.00	0.00	0.71	0.23	0.27	0.35	0.48	1.71	1.51	0.10	0.08	0.01	0.01
0.00	0.11	0.11	0.76	0.89	1.61	1.08	1.04	0.00	0.00	0.22	0.21	0.02	0.03
4.41	11.48	19.96	73.06	141.29	153.88	196.78	261.17	331.09	286.16	30.51	24.87	1.26	3.01
10.67	14.94	28.19	65.38	133.22	149.82	187.46	253.04	299.44	251.52	30.25	24.69	1.28	2.97
0.12	0.00	0.30	0.89	1.15	1.62	2.42	2.87	3.42	7.53	0.37	0.30	0.01	0.03
1.16	1.90	2.90	7.50	12.91	9.74	16.92	22.00	39.35	34.64	2.96	2.38	0.13	0.27
4.76	2.90	5.33	10.72	24.43	25.96	34.18	44.96	56.47	69.28	5.88	4.80	0.25	0.55
0.12	0.11	0.00	0.54	0.23	0.00	0.00	0.00	0.86	1.51	0.07	0.06	0.00	0.00
17.05	24.53	31.54	66.45	102.34	102.50	127.04	142.06	154.85	168.68	24.09	20.06	1.26	2.40
0.93	0.78	1.22	4.47	5.53	7.84	11.39	13.87	24.81	19.58	1.77	1.40	0.07	0.16
1.86	3.01	3.81	6.79	10.83	7.84	16.23	15.31	24.81	16.57	2.64	2.16	0.14	0.26
0.00	0.33	0.46	0.18	0.92	0.27	0.35	0.96	0.86	0.00	0.15	0.12	0.01	0.01
0.46	0.33	0.76	1.96	4.61	4.60	7.94	5.74	3.42	4.52	0.88	0.75	0.04	0.10
11.02	16.61	29.10	73.24	124.46	196.34	251.33	321.92	322.54	317.79	35.44	28.66	1.30	3.53
0.46	0.00	0.00	0.54	1.61	0.81	1.73	1.43	0.86	1.51	0.23	0.20	0.01	0.03
1.04	1.00	1.52	3.04	5.99	6.22	6.56	10.04	8.56	9.04	1.38	1.15	0.07	0.13
0.00	0.22	0.00	0.00	0.46	0.54	0.35	0.00	0.00	1.51	0.08	0.07	0.00	0.01
0.00	0.33	0.46	0.71	1.15	1.62	2.42	1.43	11.12	18.07	0.49	0.38	0.01	0.03
0.00	0.00	0.00	0.00	0.23	0.00	0.00	0.00	0.00	0.00	0.03	0.02	0.00	0.00
0.00	0.00	0.15	0.54	0.00	0.81	0.69	0.00	1.71	1.51	0.11	0.09	0.00	0.01
–	–	–	–	–	–	–	–	–	–	–	–	–	–
–	–	–	–	–	–	–	–	–	–	–	–	–	–
–	–	–	–	–	–	–	–	–	–	–	–	–	–
–	–	–	–	–	–	–	–	–	–	–	–	–	–
–	–	–	–	–	–	–	–	–	–	–	–	–	–
–	–	–	–	–	–	–	–	–	–	–	–	–	–
–	–	–	–	–	–	–	–	–	–	–	–	–	–
–	–	–	–	–	–	–	–	–	–	–	–	–	–
–	–	–	–	–	–	–	–	–	–	–	–	–	–
0.46	0.45	0.76	0.89	2.07	2.16	2.42	2.87	6.84	4.52	0.55	0.45	0.03	0.05
0.00	0.00	0.00	0.18	0.00	0.00	0.69	0.48	0.00	1.51	0.05	0.04	0.00	0.00
0.46	0.45	1.68	4.11	3.92	4.06	7.94	12.44	17.11	15.06	1.32	1.03	0.05	0.11
0.00	0.00	0.00	0.00	0.00	0.00	0.00	0.48	0.00	0.00	0.01	0.00	0.00	0.00
0.00	0.00	0.00	0.18	0.00	0.00	0.00	0.00	0.00	1.51	0.04	0.06	0.00	0.00
3.36	3.79	4.11	8.04	9.45	8.11	14.84	20.09	23.10	18.07	3.31	2.80	0.17	0.29
0.23	0.56	0.76	1.43	1.84	1.62	1.73	2.87	3.42	1.51	0.44	0.37	0.03	0.04
0.00	0.00	0.00	0.18	0.00	0.00	0.00	0.00	0.00	0.00	0.02	0.01	0.00	0.00
0.00	0.00	0.15	0.00	0.23	0.00	0.35	0.00	0.86	4.52	0.07	0.06	0.00	0.00
0.23	0.22	1.07	0.36	1.38	0.54	3.80	1.43	1.71	3.01	0.38	0.33	0.02	0.04
0.00	1.11	0.46	2.68	2.30	4.60	2.42	3.83	8.56	7.53	0.79	0.66	0.04	0.07
0.00	0.00	0.00	0.18	0.23	0.00	0.69	0.00	0.00	0.00	0.03	0.03	0.00	0.01
0.93	0.33	0.30	1.07	0.92	0.81	1.38	0.96	1.71	1.51	0.44	0.40	0.03	0.04
0.46	0.56	0.30	0.89	2.07	1.08	4.83	3.35	1.71	1.51	0.59	0.51	0.03	0.06
1.39	1.78	1.68	3.75	5.30	3.52	2.76	5.74	8.56	3.01	1.82	1.70	0.12	0.15
0.35	1.56	1.98	4.47	6.45	5.14	5.18	9.09	5.99	21.09	1.50	1.28	0.08	0.14
77.49	105.79	161.21	395.31	666.58	758.32	958.70	1205.87	1423.61	1366.03	162.68	133.76	7.33	15.92
77.49	105.46	160.75	394.60	665.43	756.70	956.28	1204.44	1412.49	1347.95	162.19	133.38	7.32	15.89

表 6-1-17　河南省农村肿瘤登记地区 2011 年

部位		病例数	构成(%)	年龄组								
				0-	1-	5-	10-	15-	20-	25-	30-	35-
唇	C00	9	0.08	0.00	0.00	0.00	0.00	0.00	0.00	0.00	0.00	0.00
舌	C01-C02	13	0.11	0.00	0.00	0.00	0.00	0.00	0.00	0.00	0.00	0.00
口	C03-C06	8	0.07	0.00	0.00	0.00	0.00	0.00	0.00	0.00	0.00	0.00
唾液腺	C07-C08	8	0.07	0.00	0.00	0.00	0.00	0.00	0.00	0.00	0.00	0.00
扁桃体	C09	0	0.00	0.00	0.00	0.00	0.00	0.00	0.00	0.00	0.00	0.00
其他的口咽	C10	11	0.09	0.00	0.00	0.00	0.00	0.00	0.00	0.00	0.00	0.00
鼻咽	C11	48	0.41	0.00	0.00	0.00	0.00	0.00	0.00	0.00	0.40	0.39
喉咽	C12-C13	9	0.08	0.00	0.00	0.00	0.00	0.00	0.00	0.00	0.00	0.19
咽,部位不明	C14	21	0.18	0.00	0.00	0.00	0.00	0.00	0.00	0.00	0.00	0.00
食管	C15	2247	19.34	0.00	0.00	0.22	0.00	0.20	0.00	0.00	0.80	0.97
胃	C16	2411	20.76	0.00	0.00	0.00	0.00	0.22	0.20	0.43	1.20	3.50
小肠	C17	24	0.21	0.00	0.00	0.00	0.00	0.00	0.00	0.00	0.00	0.19
结肠	C18	183	1.58	0.00	0.00	0.00	0.00	0.00	0.00	0.00	0.00	0.39
直肠	C19-C20	389	3.35	0.00	0.00	0.00	0.00	0.00	0.20	0.64	0.60	0.97
肛门	C21	2	0.02	0.00	0.00	0.00	0.00	0.00	0.00	0.00	0.00	0.00
肝脏	C22	1978	17.03	0.00	0.00	0.00	0.21	0.22	0.61	1.28	2.80	9.91
胆囊及其他	C23-C24	108	0.93	0.00	0.00	0.00	0.00	0.00	0.00	0.00	0.00	0.19
胰腺	C25	187	1.61	0.00	0.00	0.00	0.00	0.00	0.00	0.00	0.40	0.78
鼻、鼻窦及其他	C30-C31	10	0.09	0.00	0.00	0.00	0.00	0.00	0.00	0.00	0.20	0.00
喉	C32	76	0.65	0.00	0.00	0.00	0.00	0.00	0.00	0.00	0.00	0.19
气管、支气管、肺	C33-C34	2817	24.25	0.00	0.00	0.00	0.21	0.00	0.81	0.43	1.00	4.27
其他的胸腔器官	C37-C38	16	0.14	0.00	0.00	0.00	0.00	0.00	0.00	0.00	0.00	0.00
骨	C40-C41	103	0.89	0.00	0.00	0.00	0.00	0.44	0.00	0.00	0.60	0.39
皮肤的黑色素瘤	C43	5	0.04	0.00	0.00	0.00	0.00	0.00	0.00	0.20	0.00	0.00
其他的皮肤	C44	31	0.27	0.00	0.00	0.00	0.00	0.00	0.00	0.20	0.00	0.00
间皮瘤	C45	2	0.02	0.00	0.00	0.00	0.00	0.00	0.20	0.00	0.00	0.00
卡波西肉瘤	C46	0	0.00	0.00	0.00	0.00	0.00	0.00	0.00	0.00	0.00	0.00
周围神经、其他结缔组织、软组织	C47;C49	6	0.05	0.00	0.00	0.00	0.00	0.00	0.00	0.21	0.00	0.00
乳房	C50	—	—	—	—	—	—	—	—	—	—	—
外阴	C51	—	—	—	—	—	—	—	—	—	—	—
阴道	C52	—	—	—	—	—	—	—	—	—	—	—
子宫颈	C53	—	—	—	—	—	—	—	—	—	—	—
子宫体	C54	—	—	—	—	—	—	—	—	—	—	—
子宫,部位不明	C55	—	—	—	—	—	—	—	—	—	—	—
卵巢	C56	—	—	—	—	—	—	—	—	—	—	—
其他的女性生殖器	C57	—	—	—	—	—	—	—	—	—	—	—
胎盘	C58	—	—	—	—	—	—	—	—	—	—	—
阴茎	C60	3	0.03	0.00	0.00	0.00	0.00	0.00	0.00	0.00	0.00	0.00
前列腺	C61	76	0.65	0.00	0.00	0.00	0.00	0.00	0.00	0.00	0.00	0.00
睾丸	C62	3	0.03	0.00	0.00	0.00	0.00	0.00	0.00	0.00	0.00	0.00
其他的男性生殖器	C63	1	0.01	0.00	0.00	0.00	0.00	0.00	0.00	0.00	0.00	0.00
肾	C64	40	0.34	0.00	0.00	0.22	0.00	0.00	0.00	0.20	0.00	0.19
肾盂	C65	4	0.03	0.00	0.00	0.00	0.00	0.00	0.00	0.00	0.00	0.00
输尿管	C66	1	0.01	0.00	0.00	0.00	0.00	0.00	0.00	0.00	0.00	0.00
膀胱	C67	124	1.07	0.00	0.00	0.00	0.00	0.00	0.00	0.00	0.00	0.00
其他的泌尿器官	C68	1	0.01	0.00	0.00	0.00	0.00	0.00	0.00	0.00	0.00	0.00
眼	C69	0	0.00	0.00	0.00	0.00	0.00	0.00	0.00	0.00	0.00	0.00
脑、神经系统	C70-C72	231	1.99	0.00	0.29	0.44	2.05	1.55	0.81	0.85	0.80	0.78
甲状腺	C73	15	0.13	0.00	0.00	0.00	0.00	0.00	0.00	0.00	0.20	0.00
肾上腺	C74	1	0.01	0.00	0.00	0.00	0.00	0.00	0.00	0.00	0.00	0.00
其他的内分泌腺	C75	3	0.03	0.00	0.00	0.00	0.00	0.00	0.00	0.00	0.00	0.00
霍奇金病	C81	26	0.22	0.00	0.00	0.00	0.00	0.22	0.00	0.43	0.00	0.00
非霍奇金淋巴瘤	C82-C85;C96	59	0.51	0.00	0.29	0.00	0.00	0.00	0.20	0.21	0.20	0.39
免疫增生性疾病	C88	0	0.00	0.00	0.00	0.00	0.00	0.00	0.00	0.00	0.00	0.00
多发性骨髓瘤	C90	4	0.03	0.00	0.00	0.00	0.00	0.00	0.00	0.00	0.00	0.00
淋巴样白血病	C91	29	0.25	0.00	0.59	0.22	0.00	0.00	0.22	0.00	0.21	0.20	0.78
髓样白血病	C92-C94	42	0.36	0.00	0.00	0.22	0.21	0.22	0.00	0.43	0.40	0.00
白血病,未特指	C95	119	1.02	0.00	1.17	1.32	1.44	1.11	1.61	2.13	0.40	1.55
其他的或未指明部位的	O&U	105	0.90	0.00	0.00	0.00	0.00	0.00	0.00	0.85	0.20	0.78
合计	ALL	11 616	100.00	0.00	2.34	2.65	4.31	4.44	5.24	8.10	10.81	26.81
所有部位除外 C44	ALLbutC44	11 585	99.73	0.00	2.34	2.65	4.31	4.44	5.24	8.10	10.61	26.81

男性死亡主要指标（1/10 万）

40-	45-	50-	55-	60-	65-	70-	75-	80-	85-	粗率 (1/10 万)	世调率 (1/10 万)	累计率(%)	
												0~64	0~74
0.00	0.44	0.59	0.69	0.89	0.00	0.00	0.00	2.09	0.00	0.15	0.13	0.01	0.01
0.00	0.22	0.30	0.34	1.34	1.62	1.40	1.03	2.09	0.00	0.22	0.19	0.01	0.03
0.00	0.22	0.00	0.00	0.45	0.00	1.40	0.00	8.35	0.00	0.13	0.10	0.00	0.01
0.00	0.00	0.00	0.34	0.45	1.08	0.00	3.10	2.09	0.00	0.13	0.11	0.00	0.01
0.00	0.00	0.00	0.00	0.00	0.00	0.00	0.00	0.00	0.00	0.00	0.00	0.00	0.00
0.00	0.22	0.89	0.34	0.00	1.08	0.00	3.10	2.09	0.00	0.18	0.15	0.01	0.01
0.23	1.32	1.19	2.07	3.13	0.54	4.89	7.24	6.26	9.63	0.80	0.67	0.04	0.07
0.00	0.00	0.00	1.38	0.45	0.54	0.00	0.00	4.18	0.00	0.15	0.12	0.01	0.01
0.00	0.22	1.48	1.38	2.24	2.16	1.40	0.00	0.00	0.00	0.35	0.32	0.03	0.04
5.64	15.80	24.35	97.16	177.97	195.95	262.49	339.36	455.24	442.97	37.22	32.67	1.62	3.91
14.66	21.28	37.12	90.61	177.53	225.64	270.87	349.71	444.80	380.37	39.94	34.90	1.73	4.22
0.23	0.00	0.30	1.03	1.34	2.16	2.79	3.10	4.18	9.63	0.40	0.36	0.02	0.04
2.03	1.97	2.97	9.30	12.07	12.42	18.85	26.90	35.50	28.89	3.03	2.61	0.14	0.30
4.74	2.85	6.83	12.75	25.49	28.07	43.28	55.87	77.27	101.11	6.44	5.65	0.28	0.63
0.00	0.22	0.00	0.00	0.00	0.00	0.00	2.09	0.00	0.00	0.03	0.02	0.00	0.00
23.22	37.74	46.32	96.81	146.22	142.51	171.04	202.79	210.91	274.45	32.77	28.80	1.83	3.39
1.58	1.10	0.89	4.82	6.71	9.72	11.87	13.45	16.71	33.70	1.79	1.59	0.08	0.18
2.48	3.73	4.75	7.92	15.20	9.72	20.25	13.45	31.32	24.07	3.10	2.71	0.18	0.33
0.00	0.44	0.30	0.34	0.89	0.00	0.70	2.07	0.00	0.00	0.17	0.14	0.01	0.01
0.90	0.22	1.19	2.76	7.15	6.48	13.26	7.24	4.18	9.63	1.26	1.14	0.06	0.16
13.98	18.43	36.82	98.19	163.66	273.69	369.31	485.25	497.00	572.97	46.67	40.49	1.69	4.90
0.68	0.00	0.00	0.34	1.79	1.08	1.40	3.10	2.09	0.00	0.27	0.23	0.01	0.03
1.35	1.10	2.38	3.79	7.15	8.64	9.77	11.38	12.53	14.44	1.71	1.51	0.09	0.18
0.00	0.44	0.00	0.00	0.45	0.00	0.70	0.00	0.00	0.00	0.08	0.07	0.01	0.01
0.00	0.44	0.89	1.03	1.34	1.62	3.49	1.03	12.53	19.26	0.51	0.47	0.02	0.05
0.00	0.00	0.00	0.00	0.45	0.00	0.00	0.00	0.00	0.00	0.03	0.03	0.00	0.00
0.00	0.00	0.00	0.00	0.00	0.00	0.00	0.00	0.00	0.00	0.00	0.00	0.00	0.00
0.00	0.00	0.00	0.69	0.00	0.54	0.00	0.00	2.09	4.81	0.10	0.10	0.00	0.01
—	—	—	—	—	—	—	—	—	—	—	—	—	—
—	—	—	—	—	—	—	—	—	—	—	—	—	—
—	—	—	—	—	—	—	—	—	—	—	—	—	—
—	—	—	—	—	—	—	—	—	—	—	—	—	—
—	—	—	—	—	—	—	—	—	—	—	—	—	—
—	—	—	—	—	—	—	—	—	—	—	—	—	—
0.00	0.00	0.00	0.00	0.00	0.54	0.70	1.03	0.00	0.00	0.05	0.04	0.00	0.01
0.00	0.00	0.00	0.69	1.79	6.48	9.08	19.66	25.06	67.41	1.26	1.13	0.01	0.09
0.00	0.00	0.22	0.00	0.45	0.54	0.00	0.00	0.00	0.00	0.05	0.05	0.00	0.01
0.23	0.00	0.00	0.00	0.00	0.00	0.00	0.00	0.00	0.00	0.02	0.01	0.00	0.00
0.23	0.66	0.89	1.38	2.24	3.78	4.89	3.10	6.26	4.81	0.66	0.59	0.03	0.07
0.00	0.00	0.00	0.34	0.00	0.00	0.70	1.03	0.00	0.00	0.07	0.05	0.00	0.01
0.00	0.00	0.00	0.00	0.00	0.00	0.00	1.03	0.00	0.00	0.02	0.01	0.00	0.00
0.90	0.88	2.97	5.86	5.37	5.40	15.36	21.73	33.41	38.52	2.05	1.75	0.08	0.18
0.00	0.00	0.00	0.00	0.00	0.00	0.00	1.03	6.26	0.00	0.02	0.01	0.00	0.00
0.00	0.00	0.00	0.00	0.00	0.00	0.00	0.00	0.00	0.00	0.00	0.00	0.00	0.00
3.61	3.73	5.94	9.99	12.97	11.34	17.45	19.66	22.97	38.52	3.83	3.47	0.22	0.36
0.00	0.00	0.30	0.69	1.79	1.08	1.40	1.03	6.26	0.00	0.25	0.22	0.01	0.03
0.00	0.00	0.30	0.00	0.00	0.00	0.70	0.00	0.00	4.81	0.05	0.05	0.00	0.00
0.23	0.22	1.78	0.34	1.79	0.54	4.89	0.00	2.09	4.81	0.43	0.40	0.03	0.05
0.00	1.54	0.59	3.10	4.02	4.86	3.49	5.17	10.44	9.63	0.98	0.87	0.05	0.09
0.00	0.00	0.00	0.00	0.00	0.00	0.00	0.00	0.00	0.00	0.00	0.00	0.00	0.00
0.00	0.00	0.00	0.34	0.45	0.00	1.40	0.00	0.00	0.00	0.07	0.06	0.00	0.01
1.13	0.00	0.00	1.03	1.79	1.62	1.40	1.03	0.00	4.81	0.48	0.47	0.03	0.05
0.90	0.66	0.59	0.34	2.68	2.16	5.58	6.21	2.09	0.00	0.70	0.61	0.03	0.07
1.35	1.97	2.08	3.79	6.71	3.24	2.79	4.14	14.62	0.00	1.97	1.88	0.13	0.16
0.23	1.76	2.67	4.82	8.05	5.40	14.48	8.38	2.09	33.70	1.74	1.59	0.10	0.17
80.72	120.01	187.66	467.53	804.46	973.28	1288.04	1630.59	1960.87	2132.99	192.43	168.65	8.62	19.93
80.72	119.57	186.77	466.50	803.12	971.67	1284.55	1629.56	1948.34	2113.73	191.91	168.18	8.60	19.88

表6-1-18　河南省农村肿瘤登记地区2011年

部位		病例数	构成（%）	年龄组								
				0-	1-	5-	10-	15-	20-	25-	30-	35-
唇	C00	3	0.04	0.00	0.00	0.00	0.00	0.00	0.00	0.00	0.00	0.00
舌	C01-C02	10	0.13	0.00	0.00	0.00	0.00	0.00	0.00	0.00	0.00	0.00
口	C03-C06	14	0.19	0.00	0.00	0.00	0.00	0.00	0.00	0.00	0.00	0.00
唾液腺	C07-C08	7	0.09	0.00	0.00	0.00	0.00	0.00	0.00	0.00	0.00	0.00
扁桃体	C09	2	0.03	0.00	0.00	0.00	0.00	0.00	0.00	0.00	0.00	0.00
其他的口咽	C10	2	0.03	0.00	0.00	0.00	0.00	0.00	0.00	0.00	0.00	0.00
鼻咽	C11	34	0.46	0.00	0.00	0.00	0.00	0.00	0.21	0.00	0.21	0.41
喉咽	C12-C13	3	0.04	0.00	0.00	0.00	0.00	0.00	0.00	0.00	0.00	0.00
咽,部位不明	C14	5	0.07	0.00	0.00	0.00	0.00	0.00	0.21	0.00	0.00	0.00
食管	C15	1323	17.84	0.00	0.00	0.00	0.00	0.00	0.00	0.00	0.21	0.41
胃	C16	1128	15.21	0.00	0.00	0.00	0.00	0.00	0.42	0.22	0.63	1.42
小肠	C17	19	0.26	0.00	0.00	0.00	0.00	0.00	0.00	0.00	0.21	0.00
结肠	C18	163	2.20	0.00	0.00	0.00	0.00	0.00	0.00	0.00	0.00	0.00
直肠	C19-C20	299	4.03	0.00	0.00	0.00	0.00	0.00	0.22	0.21	1.02
肛门	C21	6	0.08	0.00	0.00	0.00	0.00	0.00	0.00	0.00	0.00	0.00
肝脏	C22	840	11.33	0.00	0.00	0.00	0.00	0.00	0.00	0.45	1.05	1.63
胆囊及其他	C23-C24	99	1.33	0.00	0.00	0.00	0.00	0.00	0.00	0.00	0.00	0.00
胰腺	C25	122	1.64	0.00	0.00	0.00	0.00	0.00	0.42	0.00	0.00	0.00
鼻、鼻窦及其他	C30-C31	7	0.09	0.00	0.00	0.00	0.00	0.00	0.00	0.00	0.00	0.00
喉	C32	27	0.36	0.00	0.00	0.00	0.00	0.00	0.00	0.00	0.00	0.00
气管、支气管、肺	C33-C34	1330	17.93	0.00	0.00	0.00	0.00	0.00	0.00	0.00	0.84	1.83
其他的胸腔器官	C37-C38	11	0.15	0.00	0.00	0.00	0.00	0.00	0.00	0.00	0.00	0.00
骨	C40-C41	58	0.78	0.00	0.00	0.00	0.23	0.00	0.21	0.00	0.00	0.41
皮肤的黑色素瘤	C43	4	0.05	0.00	0.00	0.00	0.00	0.00	0.00	0.00	0.00	0.00
其他的皮肤	C44	26	0.35	0.00	0.00	0.00	0.00	0.00	0.00	0.00	0.00	0.00
间皮瘤	C45	1	0.01	0.00	0.00	0.00	0.00	0.00	0.00	0.00	0.00	0.00
卡波西肉瘤	C46	0	0.00	0.00	0.00	0.00	0.00	0.00	0.00	0.00	0.00	0.00
周围神经、其他结缔组织、软组织	C47;C49	7	0.09	0.00	0.00	0.00	0.00	0.00	0.00	0.00	0.00	0.00
乳房	C50	730	9.84	0.00	0.00	0.00	0.00	0.00	0.00	2.02	2.31	7.12
外阴	C51	1	0.01	0.00	0.00	0.00	0.00	0.00	0.00	0.00	0.00	0.00
阴道	C52	1	0.01	0.00	0.00	0.00	0.00	0.00	0.00	0.00	0.00	0.00
子宫颈	C53	305	4.11	0.00	0.00	0.00	0.00	0.00	0.00	0.22	0.63	4.07
子宫体	C54	123	1.66	0.00	0.00	0.00	0.00	0.00	0.42	0.00	1.68	0.20
子宫,部位不明	C55	51	0.69	0.00	0.00	0.00	0.00	0.00	0.00	0.00	0.00	1.22
卵巢	C56	130	1.75	0.00	0.00	0.26	0.00	0.00	0.00	0.45	0.00	1.63
其他的女性生殖器	C57	0	0.00	0.00	0.00	0.00	0.00	0.00	0.00	0.00	0.00	0.00
胎盘	C58	0	0.00	0.00	0.00	0.00	0.00	0.00	0.00	0.00	0.00	0.00
阴茎	C60	–	–	–	–	–	–	–	–	–	–	–
前列腺	C61	–	–	–	–	–	–	–	–	–	–	–
睾丸	C62	–	–	–	–	–	–	–	–	–	–	–
其他的男性生殖器	C63	–	–	–	–	–	–	–	–	–	–	–
肾	C64	24	0.32	0.00	0.00	0.00	0.00	0.00	0.00	0.00	0.42	0.00
肾盂	C65	2	0.03	0.00	0.00	0.00	0.00	0.00	0.00	0.00	0.00	0.00
输尿管	C66	0	0.00	0.00	0.00	0.00	0.00	0.00	0.00	0.00	0.00	0.00
膀胱	C67	30	0.40	0.00	0.00	0.00	0.00	0.00	0.00	0.00	0.00	0.20
其他的泌尿器官	C68	0	0.00	0.00	0.00	0.00	0.00	0.00	0.00	0.00	0.00	0.00
眼	C69	5	0.07	0.00	0.73	0.26	0.00	0.00	0.00	0.00	0.00	0.00
脑、神经系统	C70-C72	156	2.10	0.00	0.73	0.26	0.70	0.25	1.47	0.22	0.00	1.22
甲状腺	C73	37	0.50	0.00	0.00	0.00	0.00	0.00	0.00	0.00	0.42	0.00
肾上腺	C74	1	0.01	0.00	0.00	0.00	0.00	0.00	0.00	0.00	0.00	0.00
其他的内分泌腺	C75	5	0.07	0.00	0.00	0.00	0.00	0.00	0.00	0.00	0.21	0.00
霍奇金病	C81	18	0.24	0.00	0.00	0.26	0.00	0.25	0.00	0.00	0.00	0.00
非霍奇金淋巴瘤	C82-C85;C96	34	0.46	0.00	0.00	0.00	0.00	0.00	0.00	0.00	0.21	0.20
免疫增生性疾病	C88	0	0.00	0.00	0.00	0.00	0.00	0.00	0.00	0.00	0.00	0.00
多发性骨髓瘤	C90	0	0.00	0.00	0.00	0.00	0.00	0.00	0.00	0.00	0.00	0.00
淋巴样白血病	C91	23	0.31	0.00	0.00	0.00	0.23	0.25	0.42	0.22	0.21	0.20
髓样白血病	C92-C94	27	0.36	0.00	0.00	0.26	0.23	0.25	0.21	0.22	0.21	0.61
白血病,未特指	C95	94	1.27	1.45	0.37	1.04	0.93	1.00	1.89	0.90	1.05	0.61
其他的或未指明部位的	O&U	70	0.94	0.00	0.00	0.00	0.47	0.00	0.21	0.67	0.00	0.20
合计	ALL	7417	100.00	1.45	1.83	2.33	2.80	1.99	6.10	5.85	10.71	24.82
所有部位除外C44	ALLbutC44	7391	99.65	1.45	1.83	2.33	2.80	1.99	6.10	5.85	10.71	24.82

女性死亡主要指标(1/10 万)

40-	45-	50-	55-	60-	65-	70-	75-	80-	85-	粗率(1/10万)	世调率(1/10万)	累计率(%)	
												0~64	0~74
0.00	0.00	0.31	0.37	0.00	0.00	0.00	0.00	1.45	0.00	0.05	0.04	0.00	0.00
0.24	0.23	0.00	0.74	0.48	1.08	1.37	0.00	1.45	0.00	0.18	0.14	0.01	0.02
0.00	0.00	0.31	1.11	0.48	1.63	0.68	0.89	5.80	0.00	0.25	0.18	0.01	0.02
0.00	0.00	0.31	0.37	0.48	1.63	0.68	0.00	0.00	0.00	0.12	0.11	0.01	0.02
0.24	0.00	0.00	0.00	0.00	0.00	0.00	0.89	0.00	0.00	0.04	0.02	0.00	0.00
0.00	0.00	0.00	0.74	0.00	0.00	0.00	0.00	0.00	0.00	0.04	0.03	0.00	0.00
0.48	0.45	1.88	2.23	0.48	1.08	4.78	1.78	1.45	2.19	0.60	0.48	0.03	0.06
0.00	0.00	0.00	0.00	0.00	0.00	0.68	0.89	0.00	2.19	0.05	0.03	0.00	0.00
3.11	7.03	15.34	47.11	102.27	111.64	132.49	193.94	244.93	214.78	23.36	17.62	0.88	2.10
6.45	8.39	18.78	38.21	86.10	73.71	105.86	169.92	198.55	192.86	19.92	14.96	0.80	1.70
0.00	0.00	0.31	0.74	0.95	1.08	2.05	2.67	2.90	6.57	0.34	0.24	0.01	0.03
0.24	1.81	2.82	5.56	13.79	7.05	15.02	17.79	42.03	37.26	2.88	2.12	0.12	0.23
4.78	2.95	3.76	8.53	23.31	23.85	25.27	35.58	42.03	54.79	5.28	4.08	0.22	0.47
0.24	0.00	0.00	1.11	0.48	0.00	0.00	0.00	0.00	2.19	0.11	0.09	0.01	0.01
10.51	10.88	15.96	33.76	55.65	62.33	84.00	89.85	115.94	120.54	14.83	11.49	0.65	1.38
0.24	0.45	1.56	4.08	4.28	5.96	10.93	14.23	30.44	13.15	1.75	1.22	0.05	0.14
1.19	2.27	2.82	5.56	6.18	5.96	12.29	16.90	20.29	13.15	2.15	1.61	0.09	0.18
0.00	0.23	0.63	0.00	0.95	0.54	0.00	0.00	1.45	0.00	0.12	0.11	0.01	0.01
0.00	0.45	0.31	1.11	1.90	2.71	2.73	4.45	2.90	2.19	0.48	0.37	0.02	0.05
7.88	14.73	20.97	46.37	82.77	118.69	135.91	181.48	201.45	201.63	23.48	17.84	0.88	2.15
0.24	0.00	0.00	0.74	1.43	0.54	2.05	0.00	0.00	2.19	0.19	0.17	0.01	0.02
0.72	0.91	0.63	2.23	4.76	3.79	3.41	8.90	5.80	6.57	1.02	0.80	0.05	0.09
0.00	0.00	0.00	0.00	0.48	1.08	0.00	0.00	0.00	2.19	0.07	0.06	0.00	0.01
0.00	0.23	0.00	0.37	0.95	1.63	1.37	1.78	10.15	17.53	0.46	0.30	0.01	0.02
0.00	0.00	0.00	0.37	0.00	0.00	0.00	0.00	0.00	0.00	0.02	0.01	0.00	0.00
0.00	0.00	0.31	0.37	0.00	1.08	1.37	0.00	1.45	0.00	0.12	0.10	0.00	0.02
21.50	14.51	19.72	49.34	60.89	44.44	33.46	25.80	28.99	37.26	12.89	10.87	0.89	1.28
0.00	0.00	0.00	0.37	0.00	0.00	0.00	0.00	0.00	0.00	0.02	0.01	0.00	0.00
0.00	0.00	0.00	0.37	0.00	0.00	0.00	0.00	0.00	0.00	0.02	0.01	0.00	0.00
6.21	9.07	7.51	20.77	22.36	20.05	15.02	11.57	15.94	10.96	5.39	4.47	0.35	0.53
1.67	2.72	5.95	7.05	8.56	8.67	7.51	3.56	4.35	6.57	2.17	1.83	0.14	0.22
0.48	0.45	1.88	1.85	0.95	9.21	3.41	1.78	1.45	6.57	0.90	0.74	0.03	0.10
0.48	3.17	3.13	11.13	14.27	9.21	3.41	5.34	4.35	4.38	2.30	1.99	0.17	0.24
0.00	0.00	0.00	0.00	0.00	0.00	0.00	0.00	0.00	0.00	0.00	0.00	0.00	0.00
—	—	—	—	—	—	—	—	—	—	—	—	—	—
—	—	—	—	—	—	—	—	—	—	—	—	—	—
—	—	—	—	—	—	—	—	—	—	—	—	—	—
—	—	—	—	—	—	—	—	—	—	—	—	—	—
0.72	0.23	0.63	0.37	1.90	0.54	0.00	2.67	7.25	4.38	0.42	0.31	0.02	0.02
0.00	0.00	0.00	0.00	0.00	0.00	0.68	0.00	0.00	2.19	0.04	0.02	0.00	0.00
0.00	0.00	0.31	2.23	2.38	2.71	0.68	4.45	5.80	4.38	0.53	0.40	0.03	0.04
0.00	0.00	0.00	0.37	0.00	0.00	0.00	0.00	0.00	2.19	0.09	0.12	0.01	0.00
3.11	3.85	2.19	5.94	5.71	4.88	12.29	20.46	23.19	8.77	2.75	2.14	0.13	0.21
0.48	1.13	1.25	2.23	1.90	2.17	2.05	4.45	1.45	2.19	0.65	0.52	0.04	0.06
0.00	0.00	0.00	0.37	0.00	0.00	0.00	0.00	0.00	0.00	0.02	0.01	0.00	0.00
0.00	0.00	0.00	0.00	0.48	0.00	0.00	0.00	1.45	4.38	0.09	0.06	0.00	0.00
0.24	0.23	0.31	0.37	0.95	0.54	2.73	2.67	1.45	2.19	0.32	0.26	0.01	0.03
0.00	0.68	0.31	2.23	0.48	4.34	1.37	2.67	7.25	6.57	0.60	0.44	0.02	0.05
0.00	0.00	0.00	0.00	0.00	0.00	0.00	0.00	0.00	0.00	0.00	0.00	0.00	0.00
0.72	0.68	0.63	1.11	0.00	0.00	1.37	0.89	2.90	0.00	0.41	0.33	0.02	0.03
0.00	0.45	0.00	1.48	1.43	0.00	4.10	0.89	1.45	2.19	0.48	0.41	0.03	0.05
1.43	1.59	1.25	3.71	3.81	3.79	2.73	7.12	4.35	4.38	1.66	1.50	0.10	0.13
0.48	1.36	1.25	4.08	4.76	4.88	2.05	4.45	8.70	15.34	1.24	1.00	0.07	0.10
74.06	91.11	133.33	317.55	519.91	542.50	636.51	840.69	1050.74	1016.92	130.96	101.79	5.96	11.86
74.06	90.88	133.33	317.18	518.96	540.87	635.15	838.91	1040.59	999.39	130.50	101.49	5.95	11.83

二、河南省 16 个肿瘤登记地区发病和死亡主要结果

表 6-2-1a　2011 年河南省郸城县恶性肿瘤发病主要指标

部位		男性				累计率（%）		女性				累计率（%）	
		病例数	构成（%）	粗率（1/10万）	世调率（1/10万）	0~64	0~74	病例数	构成（%）	粗率（1/10万）	世调率（1/10万）	0~64	0~74
唇	C00	0	0.00	0.00	0.00	0.00	0.00	0	0.00	0.00	0.00	0.00	0.00
舌	C01-C02	1	0.06	0.14	0.09	0.01	0.01	2	0.12	0.30	0.29	0.02	0.05
口	C03-C06	6	0.36	0.85	0.68	0.04	0.09	2	0.12	0.30	0.20	0.01	0.03
唾液腺	C07-C08	4	0.24	0.56	0.46	0.03	0.06	5	0.30	0.75	0.79	0.08	0.08
扁桃体	C09	0	0.00	0.00	0.00	0.00	0.00	0	0.00	0.00	0.00	0.00	0.00
其他的口咽	C10	0	0.00	0.00	0.00	0.00	0.00	0	0.00	0.00	0.00	0.00	0.00
鼻咽	C11	20	1.21	2.82	2.60	0.26	0.28	12	0.72	1.80	1.49	0.09	0.22
喉咽	C12-C13	0	0.00	0.00	0.00	0.00	0.00	0	0.00	0.00	0.00	0.00	0.00
咽,部位不明	C14	2	0.12	0.28	0.25	0.02	0.04	0	0.00	0.00	0.00	0.00	0.00
食管	C15	361	21.83	50.99	48.61	3.99	6.62	208	12.43	31.23	28.68	2.20	3.68
胃	C16	210	12.70	29.66	27.10	2.02	3.54	107	6.40	16.06	15.50	1.38	1.95
小肠	C17	4	0.24	0.56	0.55	0.05	0.07	4	0.24	0.60	0.58	0.06	0.06
结肠	C18	23	1.39	3.25	2.79	0.22	0.31	38	2.27	5.70	5.69	0.53	0.71
直肠	C19-C20	103	6.23	14.55	12.87	0.96	1.68	107	6.40	16.06	14.93	1.31	1.86
肛门	C21	11	0.67	1.55	1.43	0.12	0.16	4	0.24	0.60	0.42	0.04	0.04
肝脏	C22	252	15.24	35.59	33.48	2.73	4.15	119	7.11	17.87	15.75	1.27	1.97
胆囊及其他	C23-C24	7	0.42	0.99	0.88	0.07	0.11	8	0.48	1.20	1.11	0.10	0.13
胰腺	C25	24	1.45	3.39	3.26	0.27	0.43	12	0.72	1.80	1.62	0.11	0.18
鼻、鼻窦及其他	C30-C31	5	0.30	0.71	0.72	0.06	0.06	2	0.12	0.30	0.29	0.02	0.02
喉	C32	17	1.03	2.40	2.33	0.18	0.27	2	0.12	0.30	0.75	0.05	0.09
气管、支气管、肺	C33-C34	451	27.27	63.70	57.13	4.05	7.76	237	14.17	35.58	32.56	2.68	4.20
其他的胸腔器官	C37-C38	6	0.36	0.85	0.78	0.04	0.06	2	0.12	0.30	0.24	0.02	0.02
骨	C40-C41	12	0.73	1.69	1.62	0.12	0.17	8	0.48	1.20	1.01	0.07	0.12
皮肤的黑色素瘤	C43	0	0.00	0.00	0.00	0.00	0.00	0	0.00	0.00	0.00	0.00	0.00
其他的皮肤	C44	7	0.42	0.99	0.78	0.04	0.11	15	0.90	2.25	1.75	0.10	0.17
间皮瘤	C45	0	0.00	0.00	0.00	0.00	0.00	0	0.00	0.00	0.00	0.00	0.00
卡波西肉瘤	C46	0	0.00	0.00	0.00	0.00	0.00	0	0.00	0.00	0.00	0.00	0.00
周围神经、其他结缔组织、软组织	C47;C49	0	0.00	0.00	0.00	0.00	0.00	2	0.12	0.30	0.30	0.02	0.04
乳房	C50	–	–	–	–	–	–	509	30.42	76.42	69.74	6.49	7.52
外阴	C51	–	–	–	–	–	–	2	0.12	0.30	0.29	0.03	0.03
阴道	C52	–	–	–	–	–	–	1	0.06	0.15	0.13	0.00	0.02
子宫颈	C53	–	–	–	–	–	–	82	4.90	12.31	11.50	1.07	1.25
子宫体	C54	–	–	–	–	–	–	17	1.02	2.55	2.47	0.24	0.24
子宫,部位不明	C55	–	–	–	–	–	–	32	1.91	4.80	4.76	0.44	0.55
卵巢	C56	–	–	–	–	–	–	22	1.32	3.30	3.24	0.32	0.37
其他的女性生殖器	C57	–	–	–	–	–	–	0	0.00	0.00	0.00	0.00	0.00
胎盘	C58	–	–	–	–	–	–	0	0.00	0.00	0.00	0.00	0.00
阴茎	C60	2	0.12	0.28	0.25	0.02	0.04	–	–	–	–	–	–
前列腺	C61	6	0.36	0.85	0.56	0.00	0.02	–	–	–	–	–	–
睾丸	C62	2	0.12	0.28	0.31	0.04	0.04	–	–	–	–	–	–
其他的男性生殖器	C63	0	0.00	0.00	0.00	0.00	0.00	–	–	–	–	–	–
肾	C64	9	0.54	1.27	1.06	0.08	0.10	6	0.36	0.90	0.84	0.08	0.08
肾盂	C65	0	0.00	0.00	0.00	0.00	0.00	0	0.00	0.00	0.00	0.00	0.00
输尿管	C66	1	0.06	0.14	0.12	0.00	0.02	0	0.00	0.00	0.00	0.00	0.00
膀胱	C67	19	1.15	2.68	2.36	0.20	0.26	4	0.24	0.60	0.48	0.03	0.05
其他的泌尿器官	C68	0	0.00	0.00	0.00	0.00	0.00	0	0.00	0.00	0.00	0.00	0.00
眼	C69	0	0.00	0.00	0.00	0.00	0.00	0	0.00	0.00	0.00	0.00	0.00
脑、神经系统	C70-C72	34	2.06	4.80	4.83	0.37	0.45	31	1.85	4.65	4.80	0.41	0.50
甲状腺	C73	4	0.24	0.56	0.56	0.06	0.06	18	1.08	2.70	2.46	0.21	0.25
肾上腺	C74	0	0.00	0.00	0.00	0.00	0.00	0	0.00	0.00	0.00	0.00	0.00
其他的内分泌腺	C75	0	0.00	0.00	0.00	0.00	0.00	2	0.12	0.30	0.30	0.02	0.04
霍奇金病	C81	0	0.00	0.00	0.00	0.00	0.00	1	0.06	0.15	0.13	0.00	0.02
非霍奇金淋巴瘤	C82-C85;C96	6	0.36	0.85	0.87	0.07	0.09	4	0.24	0.60	0.54	0.05	0.05
免疫增生性疾病	C88	0	0.00	0.00	0.00	0.00	0.00	0	0.00	0.00	0.00	0.00	0.00
多发性骨髓瘤	C90	0	0.00	0.00	0.00	0.00	0.00	0	0.00	0.00	0.00	0.00	0.00
淋巴样白血病	C91	0	0.00	0.00	0.00	0.00	0.00	0	0.00	0.00	0.00	0.00	0.00
髓样白血病	C92-C94	7	0.42	0.99	1.24	0.09	0.09	7	0.42	1.05	1.62	0.08	0.10
白血病,未特指	C95	27	1.63	3.81	3.87	0.27	0.34	24	1.43	3.60	4.18	0.31	0.31
其他的或未指明部位的	O&U	11	0.67	1.55	1.54	0.14	0.16	12	0.72	1.80	1.72	0.15	0.20
合计	ALL	1654	100.00	233.60	215.91	16.60	27.73	1673	100.00	251.17	233.07	20.11	27.18
所有部位除外 C44	ALLbutC44	1647	99.58	232.61	215.13	16.55	27.62	1658	99.10	248.91	231.31	20.01	27.01

表 6-2-2a　2011 年河南省辉县市恶性肿瘤发病主要指标

部位		男性 病例数	构成（%）	粗率（1/10万）	世调率（1/10万）	累计率（%）0~64	累计率（%）0~74	女性 病例数	构成（%）	粗率（1/10万）	世调率（1/10万）	累计率（%）0~64	累计率（%）0~74
唇	C00	1	0.08	0.24	0.28	0.02	0.02	0	0.00	0.00	0.00	0.00	0.00
舌	C01-C02	2	0.16	0.48	0.41	0.04	0.04	2	0.24	0.47	0.33	0.00	0.03
口	C03-C06	3	0.24	0.73	0.52	0.04	0.04	0	0.00	0.00	0.00	0.00	0.00
唾液腺	C07-C08	3	0.24	0.73	0.55	0.05	0.05	1	0.12	0.24	0.14	0.01	0.01
扁桃体	C09	0	0.00	0.00	0.00	0.00	0.00	0	0.00	0.00	0.00	0.00	0.00
其他的口咽	C10	1	0.08	0.24	0.28	0.04	0.04	0	0.00	0.00	0.00	0.00	0.00
鼻咽	C11	5	0.39	1.21	1.17	0.13	0.13	1	0.12	0.24	0.18	0.01	0.01
喉咽	C12-C13	0	0.00	0.00	0.00	0.00	0.00	0	0.00	0.00	0.00	0.00	0.00
咽,部位不明	C14	0	0.00	0.00	0.00	0.00	0.00	1	0.12	0.24	0.27	0.03	0.03
食管	C15	511	40.17	123.53	108.87	7.65	13.56	267	31.94	63.38	54.82	3.93	6.87
胃	C16	268	21.07	64.79	56.16	3.56	6.61	108	12.92	25.64	20.96	1.40	2.46
小肠	C17	3	0.24	0.73	0.70	0.07	0.07	2	0.24	0.47	0.42	0.05	0.05
结肠	C18	25	1.97	6.04	5.91	0.51	0.81	26	3.11	6.17	5.03	0.31	0.61
直肠	C19-C20	31	2.44	7.49	6.97	0.59	0.91	41	4.90	9.73	8.60	0.64	0.96
肛门	C21	0	0.00	0.00	0.00	0.00	0.00	1	0.12	0.24	0.18	0.01	0.01
肝脏	C22	127	9.98	30.70	27.50	2.24	3.16	43	5.14	10.21	8.84	0.67	0.88
胆囊及其他	C23-C24	8	0.63	1.93	1.46	0.06	0.14	11	1.32	2.61	2.40	0.22	0.29
胰腺	C25	16	1.26	3.87	3.56	0.31	0.42	12	1.44	2.85	2.12	0.09	0.27
鼻、鼻窦及其他	C30-C31	0	0.00	0.00	0.00	0.00	0.00	1	0.12	0.24	0.30	0.04	0.04
喉	C32	2	0.16	0.48	0.39	0.03	0.03	1	0.12	0.24	0.16	0.00	0.04
气管、支气管、肺	C33-C34	127	9.98	30.70	26.55	1.89	3.08	66	7.89	15.67	12.63	0.93	1.40
其他的胸腔器官	C37-C38	3	0.24	0.73	0.76	0.07	0.07	3	0.36	0.71	0.69	0.06	0.10
骨	C40-C41	10	0.79	2.42	2.38	0.15	0.23	10	1.20	2.37	1.95	0.12	0.27
皮肤的黑色素瘤	C43	0	0.00	0.00	0.00	0.00	0.00	1	0.12	0.24	0.18	0.01	0.01
其他的皮肤	C44	4	0.31	0.97	0.78	0.05	0.05	5	0.60	1.19	0.61	0.01	0.05
间皮瘤	C45	0	0.00	0.00	0.00	0.00	0.00	0	0.00	0.00	0.00	0.00	0.00
卡波西肉瘤	C46	0	0.00	0.00	0.00	0.00	0.00	0	0.00	0.00	0.00	0.00	0.00
周围神经、其他结缔组织、软组织	C47;C49	0	0.00	0.00	0.00	0.00	0.00	0	0.00	0.00	0.00	0.00	0.00
乳房	C50	—	—	—	—	—	—	91	10.89	21.60	20.45	2.02	2.16
外阴	C51	—	—	—	—	—	—	2	0.24	0.47	0.52	0.06	0.06
阴道	C52	—	—	—	—	—	—	0	0.00	0.00	0.00	0.00	0.00
子宫颈	C53	—	—	—	—	—	—	21	2.51	4.98	4.13	0.29	0.51
子宫体	C54	—	—	—	—	—	—	10	1.20	2.37	2.26	0.16	0.31
子宫,部位不明	C55	—	—	—	—	—	—	18	2.15	4.27	3.83	0.33	0.44
卵巢	C56	—	—	—	—	—	—	13	1.56	3.09	2.77	0.24	0.31
其他的女性生殖器	C57	—	—	—	—	—	—	0	0.00	0.00	0.00	0.00	0.00
胎盘	C58	—	—	—	—	—	—	0	0.00	0.00	0.00	0.00	0.00
阴茎	C60	1	0.08	0.24	0.26	0.03	0.03	—	—	—	—	—	—
前列腺	C61	7	0.55	1.69	1.19	0.02	0.18	—	—	—	—	—	—
睾丸	C62	0	0.00	0.00	0.00	0.00	0.00	—	—	—	—	—	—
其他的男性生殖器	C63	0	0.00	0.00	0.00	0.00	0.00	—	—	—	—	—	—
肾	C64	4	0.31	0.97	0.68	0.05	0.05	3	0.36	0.71	0.83	0.09	0.09
肾盂	C65	0	0.00	0.00	0.00	0.00	0.00	0	0.00	0.00	0.00	0.00	0.00
输尿管	C66	0	0.00	0.00	0.00	0.00	0.00	0	0.00	0.00	0.00	0.00	0.00
膀胱	C67	10	0.79	2.42	2.15	0.16	0.27	0	0.00	0.00	0.00	0.00	0.00
其他的泌尿器官	C68	0	0.00	0.00	0.00	0.00	0.00	0	0.00	0.00	0.00	0.00	0.00
眼	C69	1	0.08	0.24	0.41	0.02	0.02	2	0.24	0.47	0.96	0.04	0.04
脑、神经系统	C70-C72	60	4.72	14.51	13.83	1.03	1.49	34	4.07	8.07	7.86	0.53	0.88
甲状腺	C73	1	0.08	0.24	0.16	0.01	0.01	10	1.20	2.37	2.30	0.25	0.25
肾上腺	C74	0	0.00	0.00	0.00	0.00	0.00	0	0.00	0.00	0.00	0.00	0.00
其他的内分泌腺	C75	1	0.08	0.24	0.17	0.00	0.04	0	0.00	0.00	0.00	0.00	0.00
霍奇金病	C81	0	0.00	0.00	0.00	0.00	0.00	3	0.36	0.71	0.69	0.06	0.06
非霍奇金淋巴瘤	C82-C85;C96	4	0.31	0.97	0.86	0.07	0.07	4	0.48	0.95	1.03	0.10	0.10
免疫增生性疾病	C88	0	0.00	0.00	0.00	0.00	0.00	0	0.00	0.00	0.00	0.00	0.00
多发性骨髓瘤	C90	2	0.16	0.48	0.48	0.04	0.04	1	0.12	0.24	0.27	0.03	0.03
淋巴样白血病	C91	3	0.24	0.73	0.73	0.05	0.05	2	0.24	0.47	0.52	0.03	0.03
髓样白血病	C92-C94	2	0.16	0.48	0.50	0.03	0.03	3	0.36	0.71	0.73	0.05	0.05
白血病,未特指	C95	14	1.10	3.38	3.72	0.21	0.25	8	0.96	1.90	1.77	0.10	0.13
其他的或未指明部位的	O&U	12	0.94	2.90	2.80	0.22	0.25	8	0.96	1.90	1.60	0.12	0.19
合计	ALL	1272	100.00	307.51	273.13	19.46	32.31	836	100.00	198.44	173.31	13.06	20.10
所有部位除外 C44	ALLbutC44	1268	99.69	306.54	272.35	19.42	32.22	831	99.40	197.25	172.70	13.05	20.04

表 6-2-3a 2011 年河南省济源市恶性肿瘤发病主要指标

部位		男性						女性					
		病例数	构成(%)	粗率(1/10万)	世调率(1/10万)	累计率(%) 0~64	累计率(%) 0~74	病例数	构成(%)	粗率(1/10万)	世调率(1/10万)	累计率(%) 0~64	累计率(%) 0~74
唇	C00	1	0.11	0.29	0.15	0.00	0.00	0	0.00	0.00	0.00	0.00	0.00
舌	C01-C02	2	0.23	0.57	0.62	0.07	0.07	1	0.13	0.30	0.14	0.00	0.00
口	C03-C06	0	0.00	0.00	0.00	0.00	0.00	3	0.38	0.89	0.99	0.12	0.12
唾液腺	C07-C08	1	0.11	0.29	0.25	0.00	0.04	2	0.26	0.59	0.61	0.07	0.07
扁桃体	C09	0	0.00	0.00	0.00	0.00	0.00	0	0.00	0.00	0.00	0.00	0.00
其他的口咽	C10	0	0.00	0.00	0.00	0.00	0.00	0	0.00	0.00	0.00	0.00	0.00
鼻咽	C11	2	0.23	0.57	0.47	0.04	0.04	2	0.26	0.59	0.75	0.09	0.09
喉咽	C12-C13	1	0.11	0.29	0.26	0.03	0.03	0	0.00	0.00	0.00	0.00	0.00
咽,部位不明	C14	1	0.11	0.29	0.34	0.04	0.04	0	0.00	0.00	0.00	0.00	0.00
食管	C15	141	16.19	40.38	37.11	2.93	4.60	105	13.41	31.17	26.22	1.72	3.37
胃	C16	285	32.72	81.62	74.89	6.22	9.43	139	17.75	41.27	36.35	3.00	4.28
小肠	C17	4	0.46	1.15	1.00	0.08	0.13	2	0.26	0.59	0.41	0.00	0.04
结肠	C18	20	2.30	5.73	5.24	0.51	0.55	20	2.55	5.94	5.50	0.51	0.66
直肠	C19-C20	29	3.33	8.31	7.38	0.66	0.85	26	3.32	7.72	6.88	0.53	0.79
肛门	C21	1	0.11	0.29	0.14	0.00	0.00	6	0.77	1.78	1.08	0.05	0.10
肝脏	C22	100	11.48	28.64	25.97	2.25	2.75	32	4.09	9.50	7.29	0.46	0.79
胆囊及其他	C23-C24	7	0.80	2.00	1.58	0.07	0.27	18	2.30	5.34	3.81	0.19	0.42
胰腺	C25	17	1.95	4.87	4.51	0.37	0.46	15	1.92	4.45	3.11	0.18	0.23
鼻、鼻窦及其他	C30-C31	0	0.00	0.00	0.00	0.00	0.00	1	0.13	0.30	0.22	0.02	0.02
喉	C32	7	0.80	2.00	1.77	0.12	0.27	2	0.26	0.59	0.45	0.04	0.04
气管、支气管、肺	C33-C34	147	16.88	42.10	38.59	3.51	4.21	78	9.96	23.16	19.54	1.47	2.28
其他的胸腔器官	C37-C38	5	0.57	1.43	1.33	0.10	0.20	3	0.38	0.89	0.72	0.06	0.06
骨	C40-C41	7	0.80	2.00	2.19	0.14	0.19	2	0.26	0.59	0.36	0.00	0.05
皮肤的黑色素瘤	C43	0	0.00	0.00	0.00	0.00	0.00	0	0.00	0.00	0.00	0.00	0.00
其他的皮肤	C44	4	0.46	1.15	0.89	0.05	0.10	4	0.51	1.19	0.92	0.06	0.11
间皮瘤	C45	0	0.00	0.00	0.00	0.00	0.00	0	0.00	0.00	0.00	0.00	0.00
卡波西肉瘤	C46	0	0.00	0.00	0.00	0.00	0.00	0	0.00	0.00	0.00	0.00	0.00
周围神经、其他结缔组织、软组织	C47;C49	1	0.11	0.29	0.20	0.00	0.05	1	0.13	0.30	0.25	0.00	0.04
乳房	C50	–	–	–	–	–	–	132	16.86	39.19	36.19	3.37	3.92
外阴	C51	–	–	–	–	–	–	3	0.38	0.89	0.89	0.06	0.10
阴道	C52	–	–	–	–	–	–	2	0.26	0.59	0.63	0.05	0.09
子宫颈	C53	–	–	–	–	–	–	50	6.39	14.85	13.73	1.30	1.48
子宫体	C54	–	–	–	–	–	–	27	3.45	8.02	7.43	0.65	0.82
子宫,部位不明	C55	–	–	–	–	–	–	3	0.38	0.89	0.83	0.09	0.09
卵巢	C56	–	–	–	–	–	–	30	3.83	8.91	8.00	0.76	0.84
其他的女性生殖器	C57	–	–	–	–	–	–	3	0.38	0.89	0.86	0.10	0.10
胎盘	C58	–	–	–	–	–	–	0	0.00	0.00	0.00	0.00	0.00
阴茎	C60	2	0.23	0.57	0.55	0.06	0.06	–	–	–	–	–	–
前列腺	C61	3	0.34	0.86	0.50	0.00	0.05	–	–	–	–	–	–
睾丸	C62	2	0.23	0.57	0.44	0.04	0.04	–	–	–	–	–	–
其他的男性生殖器	C63	0	0.00	0.00	0.00	0.00	0.00	–	–	–	–	–	–
肾	C64	16	1.84	4.58	4.26	0.42	0.46	9	1.15	2.67	2.60	0.24	0.24
肾盂	C65	0	0.00	0.00	0.00	0.00	0.00	1	0.13	0.30	0.14	0.00	0.00
输尿管	C66	1	0.11	0.29	0.28	0.02	0.02	2	0.26	0.59	0.37	0.00	0.04
膀胱	C67	15	1.72	4.30	3.52	0.23	0.47	3	0.38	0.89	0.72	0.07	0.07
其他的泌尿器官	C68	0	0.00	0.00	0.00	0.00	0.00	0	0.00	0.00	0.00	0.00	0.00
眼	C69	1	0.11	0.29	0.26	0.03	0.03	4	0.51	1.19	0.84	0.07	0.07
脑、神经系统	C70-C72	13	1.49	3.72	3.65	0.35	0.39	11	1.40	3.27	3.13	0.29	0.34
甲状腺	C73	6	0.69	1.72	1.60	0.13	0.22	16	2.04	4.75	4.33	0.38	0.42
肾上腺	C74	1	0.11	0.29	0.18	0.01	0.01	1	0.13	0.30	0.29	0.02	0.02
其他的内分泌腺	C75	1	0.11	0.29	0.26	0.03	0.03	2	0.26	0.59	0.61	0.07	0.07
霍奇金病	C81	0	0.00	0.00	0.00	0.00	0.00	0	0.00	0.00	0.00	0.00	0.00
非霍奇金淋巴瘤	C82-C85;C96	1	0.11	0.29	0.34	0.04	0.04	1	0.13	0.30	0.38	0.05	0.05
免疫增生性疾病	C88	0	0.00	0.00	0.00	0.00	0.00	0	0.00	0.00	0.00	0.00	0.00
多发性骨髓瘤	C90	0	0.00	0.00	0.00	0.00	0.00	0	0.00	0.00	0.00	0.00	0.00
淋巴样白血病	C91	1	0.11	0.29	0.34	0.04	0.04	0	0.00	0.00	0.00	0.00	0.00
髓样白血病	C92-C94	1	0.11	0.29	0.21	0.02	0.02	0	0.00	0.00	0.00	0.00	0.00
白血病,未特指	C95	2	0.23	0.57	0.52	0.05	0.05	2	0.26	0.59	0.33	0.02	0.02
其他的或未指明部位的	O&U	22	2.53	6.30	5.93	0.58	0.68	19	2.43	5.64	5.06	0.40	0.49
合计	ALL	871	100.00	249.45	227.72	19.26	26.89	783	100.00	232.48	202.96	16.57	22.83
所有部位除外 C44	ALLbutC44	867	99.54	248.31	226.84	19.21	26.79	779	99.49	231.29	202.04	16.51	22.72

表 6-2-4a　2011 年河南省林州市恶性肿瘤发病主要指标

部位		男性						女性					
		病例数	构成(%)	粗率(1/10万)	世调率(1/10万)	累计率(%) 0~64	累计率(%) 0~74	病例数	构成(%)	粗率(1/10万)	世调率(1/10万)	累计率(%) 0~64	累计率(%) 0~74
唇	C00	0	0.00	0.00	0.00	0.00	0.00	1	0.07	0.19	0.22	0.00	0.05
舌	C01-C02	1	0.06	0.18	0.15	0.01	0.01	4	0.30	0.78	0.55	0.06	0.06
口	C03-C06	2	0.12	0.37	0.41	0.02	0.08	6	0.44	1.17	0.83	0.06	0.06
唾液腺	C07-C08	6	0.35	1.10	0.90	0.09	0.09	3	0.22	0.58	0.58	0.03	0.06
扁桃体	C09	0	0.00	0.00	0.00	0.00	0.00	0	0.00	0.00	0.00	0.00	0.00
其他的口咽	C10	1	0.06	0.18	0.12	0.02	0.02	1	0.07	0.19	0.14	0.02	0.02
鼻咽	C11	4	0.23	0.73	0.71	0.05	0.11	0	0.00	0.00	0.00	0.00	0.00
喉咽	C12-C13	4	0.23	0.73	0.64	0.02	0.02	0	0.00	0.00	0.00	0.00	0.00
咽,部位不明	C14	1	0.06	0.18	0.21	0.00	0.00	0	0.00	0.00	0.00	0.00	0.00
食管	C15	511	29.81	93.26	94.52	5.68	11.44	380	28.06	73.82	60.15	3.20	7.34
胃	C16	609	35.53	111.14	110.13	6.31	14.64	280	20.68	54.39	44.62	2.31	5.46
小肠	C17	2	0.12	0.37	0.50	0.00	0.13	5	0.37	0.97	0.75	0.07	0.07
结肠	C18	47	2.74	8.58	10.18	0.45	0.79	34	2.51	6.60	5.39	0.28	0.63
直肠	C19-C20	58	3.38	10.59	9.83	0.60	1.07	48	3.55	9.32	7.57	0.47	0.94
肛门	C21	0	0.00	0.00	0.00	0.00	0.00	0	0.00	0.00	0.00	0.00	0.00
肝脏	C22	115	6.71	20.99	22.72	0.96	2.84	55	4.06	10.68	8.23	0.60	0.95
胆囊及其他	C23-C24	14	0.82	2.56	3.04	0.12	0.29	11	0.81	2.14	1.77	0.12	0.19
胰腺	C25	11	0.64	2.01	1.77	0.14	0.20	13	0.96	2.53	2.14	0.11	0.34
鼻、鼻窦及其他	C30-C31	1	0.06	0.18	0.19	0.02	0.02	2	0.15	0.39	0.36	0.02	0.07
喉	C32	10	0.58	1.83	1.67	0.14	0.24	1	0.07	0.19	0.22	0.00	0.05
气管、支气管、肺	C33-C34	119	6.94	21.72	22.25	1.15	2.40	83	6.13	16.12	12.68	0.78	1.44
其他的胸腔器官	C37-C38	4	0.23	0.73	0.72	0.05	0.12	3	0.22	0.58	0.43	0.03	0.03
骨	C40-C41	20	1.17	3.65	3.65	0.28	0.47	12	0.89	2.33	2.10	0.15	0.26
皮肤的黑色素瘤	C43	3	0.18	0.55	0.65	0.02	0.05	5	0.37	0.97	0.84	0.08	0.08
其他的皮肤	C44	8	0.47	1.46	1.68	0.03	0.16	12	0.89	2.33	1.76	0.13	0.13
间皮瘤	C45	0	0.00	0.00	0.00	0.00	0.00	1	0.07	0.19	0.13	0.00	0.00
卡波西肉瘤	C46	0	0.00	0.00	0.00	0.00	0.00	0	0.00	0.00	0.00	0.00	0.00
周围神经、其他结缔组织、软组织	C47;C49	5	0.29	0.91	0.80	0.05	0.05	2	0.15	0.39	0.31	0.02	0.02
乳房	C50	–	–	–	–	–	–	120	8.86	23.31	18.70	1.43	1.84
外阴	C51	–	–	–	–	–	–	0	0.00	0.00	0.00	0.00	0.00
阴道	C52	–	–	–	–	–	–	1	0.07	0.19	0.11	0.01	0.01
子宫颈	C53	–	–	–	–	–	–	80	5.91	15.54	12.72	1.03	1.42
子宫体	C54	–	–	–	–	–	–	31	2.29	6.02	4.68	0.36	0.46
子宫,部位不明	C55	–	–	–	–	–	–	2	0.15	0.39	0.26	0.03	0.03
卵巢	C56	–	–	–	–	–	–	28	2.07	5.44	4.55	0.34	0.57
其他的女性生殖器	C57	–	–	–	–	–	–	2	0.15	0.39	0.31	0.03	0.03
胎盘	C58	–	–	–	–	–	–	0	0.00	0.00	0.00	0.00	0.00
阴茎	C60	2	0.12	0.37	0.35	0.04	0.04	–	–	–	–	–	–
前列腺	C61	6	0.35	1.10	1.28	0.04	0.20	–	–	–	–	–	–
睾丸	C62	4	0.23	0.73	0.75	0.03	0.07	–	–	–	–	–	–
其他的男性生殖器	C63	1	0.06	0.18	0.12	0.02	0.02	–	–	–	–	–	–
肾	C64	4	0.23	0.73	0.80	0.01	0.09	8	0.59	1.55	1.24	0.11	0.11
肾盂	C65	1	0.06	0.18	0.19	0.00	0.00	3	0.22	0.58	0.44	0.03	0.03
输尿管	C66	0	0.00	0.00	0.00	0.00	0.00	1	0.07	0.19	0.22	0.00	0.05
膀胱	C67	11	0.64	2.01	2.44	0.10	0.17	5	0.37	0.97	0.69	0.05	0.05
其他的泌尿器官	C68	0	0.00	0.00	0.00	0.00	0.00	0	0.00	0.00	0.00	0.00	0.00
眼	C69	0	0.00	0.00	0.00	0.00	0.00	2	0.15	0.39	0.26	0.03	0.03
脑、神经系统	C70-C72	49	2.86	8.94	8.41	0.62	0.88	50	3.69	9.71	7.96	0.65	0.80
甲状腺	C73	3	0.18	0.55	0.58	0.02	0.09	15	1.11	2.91	2.45	0.22	0.25
肾上腺	C74	0	0.00	0.00	0.00	0.00	0.00	0	0.00	0.00	0.00	0.00	0.00
其他的内分泌腺	C75												
霍奇金病	C81	5	0.29	0.91	0.97	0.08	0.08						
非霍奇金淋巴瘤	C82-C85;C96	14	0.82	2.56	2.16	0.17	0.25	6	0.44	1.17	0.88	0.06	0.06
免疫增生性疾病	C88	0	0.00	0.00	0.00	0.00	0.00						
多发性骨髓瘤	C90	2	0.12	0.37	0.41	0.02	0.08						
淋巴样白血病	C91	4	0.23	0.73	0.96	0.06	0.06	1	0.07	0.19	0.14	0.02	0.02
髓样白血病	C92-C94	4	0.23	0.73	0.70	0.04	0.07	3	0.22	0.58	0.53	0.04	0.04
白血病,未特指	C95	32	1.87	5.84	5.79	0.41	0.52	20	1.48	3.89	3.81	0.27	0.30
其他的或未指明部位的	O&U	13	0.76	2.37	2.58	0.20	0.20	14	1.03	2.72	2.19	0.20	0.20
合计	ALL	1714	100.00	312.81	316.53	18.12	38.18	1354	100.00	263.02	213.89	13.45	24.60
所有部位除外 C44	ALLbutC44	1706	99.53	311.35	314.85	18.09	38.02	1342	99.11	260.68	212.14	13.32	24.46

表 6-2-5a 2011 年河南省鲁山县恶性肿瘤发病主要指标

部位		男性				累计率（%）		女性				累计率（%）	
		病例数	构成（%）	粗率（1/10万）	世调率（1/10万）	0~64	0~74	病例数	构成（%）	粗率（1/10万）	世调率（1/10万）	0~64	0~74
唇	C00	1	0.08	0.22	0.15	0.02	0.02	0	0.00	0.00	0.00	0.00	0.00
舌	C01-C02	1	0.08	0.22	0.15	0.02	0.02	3	0.31	0.72	0.59	0.02	0.07
口	C03-C06	0	0.00	0.00	0.00	0.00	0.00	4	0.42	0.95	0.66	0.04	0.04
唾液腺	C07-C08	2	0.16	0.43	0.35	0.02	0.05	1	0.10	0.24	0.25	0.01	0.01
扁桃体	C09	0	0.00	0.00	0.00	0.00	0.00	1	0.10	0.24	0.11	0.00	0.00
其他的口咽	C10	6	0.49	1.30	1.12	0.11	0.11	3	0.31	0.72	0.56	0.06	0.06
鼻咽	C11	6	0.49	1.30	1.25	0.09	0.15	2	0.21	0.48	0.42	0.05	0.05
喉咽	C12-C13	1	0.08	0.22	0.15	0.01	0.01	1	0.10	0.24	0.19	0.00	0.05
咽,部位不明	C14	1	0.08	0.22	0.15	0.01	0.01	0	0.00	0.00	0.00	0.00	0.00
食管	C15	262	21.53	56.65	44.95	2.31	6.05	105	10.95	25.07	20.19	0.95	2.72
胃	C16	286	23.50	61.84	49.03	2.89	6.03	105	10.95	25.07	19.75	0.97	2.63
小肠	C17	7	0.58	1.51	1.23	0.07	0.15	2	0.21	0.48	0.42	0.05	0.05
结肠	C18	29	2.38	6.27	5.15	0.41	0.54	12	1.25	2.86	2.42	0.17	0.26
直肠	C19-C20	47	3.86	10.16	8.18	0.52	0.89	30	3.13	7.16	5.70	0.41	0.64
肛门	C21	1	0.08	0.22	0.17	0.00	0.03	0	0.00	0.00	0.00	0.00	0.00
肝脏	C22	148	12.16	32.00	25.11	1.55	2.95	100	10.43	23.87	19.39	1.13	2.46
胆囊及其他	C23-C24	3	0.25	0.65	0.56	0.04	0.08	10	1.04	2.39	1.93	0.05	0.22
胰腺	C25	18	1.48	3.89	3.28	0.16	0.40	12	1.25	2.86	2.31	0.04	0.30
鼻、鼻窦及其他	C30-C31	0	0.00	0.00	0.00	0.00	0.00	0	0.00	0.00	0.00	0.00	0.00
喉	C32	2	0.16	0.43	0.33	0.00	0.03	1	0.10	0.24	0.19	0.00	0.05
气管、支气管、肺	C33-C34	236	19.39	51.03	40.24	1.92	4.97	130	13.56	31.04	24.38	1.44	2.85
其他的胸腔器官	C37-C38	6	0.49	1.30	1.11	0.06	0.11	2	0.21	0.48	0.28	0.01	0.01
骨	C40-C41	9	0.74	1.95	1.76	0.03	0.08	3	0.31	0.72	0.54	0.03	0.08
皮肤的黑色素瘤	C43	0	0.00	0.00	0.00	0.00	0.00	0	0.00	0.00	0.00	0.00	0.00
其他的皮肤	C44	3	0.25	0.65	0.52	0.00	0.13	2	0.21	0.48	0.38	0.04	0.04
间皮瘤	C45	0	0.00	0.00	0.00	0.00	0.00	0	0.00	0.00	0.00	0.00	0.00
卡波西肉瘤	C46	0	0.00	0.00	0.00	0.00	0.00	0	0.00	0.00	0.00	0.00	0.00
周围神经、其他结缔组织、软组织	C47;C49	0	0.00	0.00	0.00	0.00	0.00	2	0.21	0.48	0.34	0.04	0.04
乳房	C50	–	–	–	–	–	–	142	14.81	33.90	26.62	2.27	2.82
外阴	C51	–	–	–	–	–	–	0	0.00	0.00	0.00	0.00	0.00
阴道	C52	–	–	–	–	–	–	0	0.00	0.00	0.00	0.00	0.00
子宫颈	C53	–	–	–	–	–	–	103	10.74	24.59	20.74	1.63	2.27
子宫体	C54	–	–	–	–	–	–	92	9.59	21.96	16.73	1.37	1.78
子宫,部位不明	C55	–	–	–	–	–	–	1	0.10	0.24	0.17	0.02	0.02
卵巢	C56	–	–	–	–	–	–	18	1.88	4.30	3.76	0.29	0.34
其他的女性生殖器	C57	–	–	–	–	–	–	0	0.00	0.00	0.00	0.00	0.00
胎盘	C58	–	–	–	–	–	–	0	0.00	0.00	0.00	0.00	0.00
阴茎	C60	1	0.08	0.22	0.21	0.03	0.03	–	–	–	–	–	–
前列腺	C61	5	0.41	1.08	0.79	0.01	0.09	–	–	–	–	–	–
睾丸	C62	0	0.00	0.00	0.00	0.00	0.00	–	–	–	–	–	–
其他的男性生殖器	C63	0	0.00	0.00	0.00	0.00	0.00	–	–	–	–	–	–
肾	C64	16	1.31	3.46	2.57	0.11	0.30	6	0.63	1.43	1.09	0.06	0.11
肾盂	C65	0	0.00	0.00	0.00	0.00	0.00	3	0.31	0.72	0.70	0.04	0.08
输尿管	C66	0	0.00	0.00	0.00	0.00	0.00	0	0.00	0.00	0.00	0.00	0.00
膀胱	C67	20	1.64	4.32	3.49	0.17	0.43	4	0.42	0.95	0.61	0.01	0.06
其他的泌尿器官	C68	0	0.00	0.00	0.00	0.00	0.00	0	0.00	0.00	0.00	0.00	0.00
眼	C69	2	0.16	0.43	0.38	0.02	0.02	2	0.21	0.48	0.56	0.02	0.02
脑、神经系统	C70-C72	41	3.37	8.87	7.12	0.47	0.80	20	2.09	4.77	4.15	0.24	0.46
甲状腺	C73	8	0.66	1.73	1.49	0.15	0.18	11	1.15	2.63	2.25	0.18	0.27
肾上腺	C74	0	0.00	0.00	0.00	0.00	0.00	0	0.00	0.00	0.00	0.00	0.00
其他的内分泌腺	C75	0	0.00	0.00	0.00	0.00	0.00	0	0.00	0.00	0.00	0.00	0.00
霍奇金病	C81	19	1.56	4.11	3.51	0.23	0.47	11	1.15	2.63	2.43	0.16	0.21
非霍奇金淋巴瘤	C82-C85;C96	3	0.25	0.65	0.56	0.06	0.06	0	0.00	0.00	0.00	0.00	0.00
免疫增生性疾病	C88	0	0.00	0.00	0.00	0.00	0.00	0	0.00	0.00	0.00	0.00	0.00
多发性骨髓瘤	C90	3	0.25	0.65	0.55	0.02	0.06	2	0.21	0.48	0.42	0.05	0.05
淋巴样白血病	C91	9	0.74	1.95	1.79	0.08	0.25	1	0.10	0.24	0.22	0.02	0.02
髓样白血病	C92-C94	7	0.58	1.51	1.30	0.07	0.11	7	0.73	1.67	1.91	0.11	0.11
白血病,未特指	C95	0	0.00	0.00	0.00	0.00	0.00	0	0.00	0.00	0.00	0.00	0.00
其他的或未指明部位的	O&U	7	0.58	1.51	1.05	0.05	0.10	5	0.52	1.19	0.65	0.02	0.02
合计	ALL	1217	100.00	263.15	210.03	11.83	25.76	959	100.00	228.95	184.02	12.00	21.26
所有部位除外 C44	ALLbutC44	1214	99.75	262.50	209.51	11.83	25.64	957	99.79	228.47	183.63	11.97	21.23

184

表6-2-6a 2011年河南省罗山县恶性肿瘤发病主要指标

部位		男性						女性					
		病例数	构成（%）	粗率（1/10万）	世调率（1/10万）	累计率（%）0~64	累计率（%）0~74	病例数	构成（%）	粗率（1/10万）	世调率（1/10万）	累计率（%）0~64	累计率（%）0~74
唇	C00	0	0.00	0.00	0.00	0.00	0.00	0	0.00	0.00	0.00	0.00	0.00
舌	C01—C02	1	0.10	0.26	0.31	0.00	0.00	0	0.00	0.00	0.00	0.00	0.00
口	C03—C06	0	0.00	0.00	0.00	0.00	0.00	2	0.24	0.58	0.51	0.02	0.07
唾液腺	C07—C08	2	0.20	0.52	0.50	0.06	0.06	2	0.24	0.58	0.47	0.03	0.03
扁桃体	C09	0	0.00	0.00	0.00	0.00	0.00	0	0.00	0.00	0.00	0.00	0.00
其他的口咽	C10	2	0.20	0.52	0.38	0.04	0.04	2	0.24	0.58	0.63	0.04	0.09
鼻咽	C11	34	3.40	8.89	8.28	0.76	0.99	7	0.84	2.01	1.60	0.15	0.15
喉咽	C12—C13	2	0.20	0.52	0.41	0.04	0.04	0	0.00	0.00	0.00	0.00	0.00
咽,部位不明	C14	0	0.00	0.00	0.00	0.00	0.00	0	0.00	0.00	0.00	0.00	0.00
食管	C15	94	9.39	24.57	27.13	1.17	3.24	25	3.02	7.20	6.87	0.17	0.70
胃	C16	240	23.98	62.73	60.25	3.77	7.74	113	13.63	32.52	30.26	1.38	3.12
小肠	C17	1	0.10	0.26	0.28	0.00	0.07	0	0.00	0.00	0.00	0.00	0.00
结肠	C18	42	4.20	10.98	9.92	0.62	1.12	36	4.34	10.36	8.84	0.52	1.08
直肠	C19—C20	42	4.20	10.98	11.10	0.86	1.40	47	5.67	13.53	12.20	0.77	1.40
肛门	C21	0	0.00	0.00	0.00	0.00	0.00	1	0.12	0.29	0.23	0.02	0.02
肝脏	C22	185	18.48	48.35	47.88	2.44	5.54	57	6.88	16.41	14.86	0.87	1.65
胆囊及其他	C23—C24	2	0.20	0.52	0.51	0.02	0.02	3	0.36	0.86	0.70	0.02	0.09
胰腺	C25	20	2.00	5.23	5.80	0.33	0.52	17	2.05	4.89	5.10	0.24	0.39
鼻、鼻窦及其他	C30—C31	2	0.20	0.52	0.60	0.00	0.12	2	0.24	0.58	0.43	0.02	0.02
喉	C32	12	1.20	3.14	2.95	0.15	0.46	1	0.12	0.29	0.32	0.04	0.04
气管、支气管、肺	C33—C34	199	19.88	52.01	53.91	3.08	6.90	120	14.48	34.54	31.47	1.18	3.83
其他的胸腔器官	C37—C38	0	0.00	0.00	0.00	0.00	0.00	1	0.12	0.29	0.28	0.02	0.02
骨	C40—C41	15	1.50	3.92	3.50	0.23	0.34	10	1.21	2.88	2.29	0.19	0.19
皮肤的黑色素瘤	C43	0	0.00	0.00	0.00	0.00	0.00	0	0.00	0.00	0.00	0.00	0.00
其他的皮肤	C44	6	0.60	1.57	1.53	0.07	0.12	2	0.24	0.58	0.54	0.02	0.07
间皮瘤	C45	0	0.00	0.00	0.00	0.00	0.00	0	0.00	0.00	0.00	0.00	0.00
卡波西肉瘤	C46	0	0.00	0.00	0.00	0.00	0.00	0	0.00	0.00	0.00	0.00	0.00
周围神经、其他结缔组织、软组织	C47;C49	0	0.00	0.00	0.00	0.00	0.00	2	0.24	0.58	0.76	0.03	0.03
乳房	C50	–	–	–	–	–	–	156	18.82	44.90	35.69	3.13	3.62
外阴	C51	–	–	–	–	–	–	1	0.12	0.29	0.32	0.04	0.04
阴道	C52	–	–	–	–	–	–	2	0.24	0.58	0.49	0.03	0.10
子宫颈	C53	–	–	–	–	–	–	119	14.35	34.25	27.05	2.24	2.85
子宫体	C54	–	–	–	–	–	–	0	0.00	0.00	0.00	0.00	0.00
子宫,部位不明	C55	–	–	–	–	–	–	0	0.00	0.00	0.00	0.00	0.00
卵巢	C56	–	–	–	–	–	–	10	1.21	2.88	2.30	0.23	0.23
其他的女性生殖器	C57	–	–	–	–	–	–	1	0.12	0.29	0.23	0.02	0.02
胎盘	C58	–	–	–	–	–	–	2	0.24	0.58	0.45	0.03	0.03
阴茎	C60	1	0.10	0.26	0.33	0.00	0.05	–	–	–	–	–	–
前列腺	C61	16	1.60	4.18	5.36	0.08	0.57	–	–	–	–	–	–
睾丸	C62	0	0.00	0.00	0.00	0.00	0.00	–	–	–	–	–	–
其他的男性生殖器	C63	0	0.00	0.00	0.00	0.00	0.00	–	–	–	–	–	–
肾	C64	9	0.90	2.35	2.17	0.07	0.30	3	0.36	0.86	0.70	0.04	0.09
肾盂	C65	0	0.00	0.00	0.00	0.00	0.00	0	0.00	0.00	0.00	0.00	0.00
输尿管	C66	0	0.00	0.00	0.00	0.00	0.00	1	0.12	0.29	0.22	0.03	0.03
膀胱	C67	15	1.50	3.92	3.91	0.21	0.21	4	0.48	1.15	1.09	0.06	0.11
其他的泌尿器官	C68	0	0.00	0.00	0.00	0.00	0.00	0	0.00	0.00	0.00	0.00	0.00
眼	C69	0	0.00	0.00	0.00	0.00	0.00	2	0.24	0.58	0.46	0.03	0.03
脑、神经系统	C70—C72	34	3.40	8.89	9.37	0.62	0.92	22	2.65	6.33	5.01	0.43	0.53
甲状腺	C73	5	0.50	1.31	0.99	0.08	0.08	14	1.69	4.03	3.13	0.24	0.36
肾上腺	C74	0	0.00	0.00	0.00	0.00	0.00	0	0.00	0.00	0.00	0.00	0.00
其他的内分泌腺	C75	0	0.00	0.00	0.00	0.00	0.00	1	0.12	0.29	0.19	0.02	0.02
霍奇金病	C81	0	0.00	0.00	0.00	0.00	0.00	0	0.00	0.00	0.00	0.00	0.00
非霍奇金淋巴瘤	C82—C85;C96	4	0.40	1.05	0.96	0.05	0.10	5	0.60	1.44	1.16	0.13	0.13
免疫增生性疾病	C88	0	0.00	0.00	0.00	0.00	0.00	0	0.00	0.00	0.00	0.00	0.00
多发性骨髓瘤	C90	0	0.00	0.00	0.00	0.00	0.00	0	0.00	0.00	0.00	0.00	0.00
淋巴样白血病	C91	2	0.20	0.52	0.39	0.03	0.03	1	0.12	0.29	0.24	0.00	0.00
髓样白血病	C92—C94	5	0.50	1.31	1.32	0.10	0.15	4	0.48	1.15	0.98	0.05	0.10
白血病,未特指	C95	7	0.70	1.83	2.14	0.14	0.19	20	2.41	5.76	5.23	0.35	0.47
其他的或未指明部位的	O&U	2	0.20	0.52	0.52	0.07	0.07	11	1.33	3.17	2.65	0.16	0.30
合计	ALL	1001	100.00	261.62	262.67	15.08	31.42	829	100.00	238.59	205.95	12.96	22.03
所有部位除外 C44	ALLbutC44	995	99.40	260.06	261.14	15.02	31.30	827	99.76	238.02	205.42	12.94	21.96

表 6-2-7a　2011 年河南省洛阳市恶性肿瘤发病主要指标

部位		男性						女性					
		病例数	构成(%)	粗率(1/10万)	世调率(1/10万)	累计率(%) 0~64	累计率(%) 0~74	病例数	构成(%)	粗率(1/10万)	世调率(1/10万)	累计率(%) 0~64	累计率(%) 0~74
唇	C00	0	0.00	0.00	0.00	0.00	0.00	0	0.00	0.00	0.00	0.00	0.00
舌	C01-C02	6	0.44	1.08	0.88	0.06	0.10	9	0.76	1.68	1.27	0.07	0.18
口	C03-C06	9	0.66	1.62	1.38	0.07	0.18	9	0.76	1.68	1.31	0.03	0.14
唾液腺	C07-C08	4	0.30	0.72	0.64	0.03	0.12	4	0.34	0.75	0.54	0.02	0.06
扁桃体	C09	2	0.15	0.36	0.37	0.02	0.05	0	0.00	0.00	0.00	0.00	0.00
其他的口咽	C10	5	0.37	0.90	0.74	0.03	0.11	2	0.17	0.37	0.32	0.02	0.05
鼻咽	C11	10	0.74	1.80	1.51	0.11	0.14	3	0.25	0.56	0.40	0.02	0.02
喉咽	C12-C13	5	0.37	0.90	0.67	0.04	0.04	1	0.08	0.19	0.18	0.02	0.02
咽,部位不明	C14	4	0.30	0.72	0.66	0.01	0.08	1	0.08	0.19	0.10	0.00	0.00
食管	C15	109	8.04	19.60	17.13	0.76	1.86	70	5.93	13.10	10.03	0.39	1.22
胃	C16	175	12.92	31.46	27.63	1.01	3.16	71	6.02	13.28	10.01	0.54	1.07
小肠	C17	4	0.30	0.72	0.66	0.02	0.12	7	0.59	1.31	0.94	0.04	0.12
结肠	C18	47	3.47	8.45	7.17	0.27	0.58	37	3.14	6.92	5.53	0.27	0.76
直肠	C19-C20	56	4.13	10.07	8.37	0.43	1.11	40	3.39	7.48	5.95	0.32	0.87
肛门	C21	1	0.07	0.18	0.12	0.01	0.01	1	0.08	0.19	0.14	0.00	0.00
肝脏	C22	167	12.32	30.02	24.81	1.47	2.87	62	5.25	11.60	9.03	0.42	1.03
胆囊及其他	C23-C24	24	1.77	4.31	4.09	0.08	0.41	27	2.29	5.05	4.06	0.17	0.57
胰腺	C25	24	1.77	4.31	3.78	0.09	0.36	17	1.44	3.18	2.46	0.07	0.28
鼻、鼻窦及其他	C30-C31	3	0.22	0.54	0.49	0.04	0.08	2	0.17	0.37	0.28	0.02	0.05
喉	C32	19	1.40	3.42	3.02	0.18	0.40	1	0.08	0.19	0.15	0.00	0.00
气管、支气管、肺	C33-C34	345	25.46	62.03	52.59	1.80	6.15	137	11.61	25.63	19.41	0.92	2.15
其他的胸腔器官	C37-C38	4	0.30	0.72	0.53	0.01	0.05	2	0.17	0.37	0.27	0.03	0.03
骨	C40-C41	10	0.74	1.80	1.67	0.08	0.19	9	0.76	1.68	1.28	0.07	0.11
皮肤的黑色素瘤	C43	3	0.22	0.54	0.42	0.03	0.07	0	0.00	0.00	0.00	0.00	0.00
其他的皮肤	C44	9	0.66	1.62	1.49	0.08	0.18	9	0.76	1.68	1.40	0.02	0.18
间皮瘤	C45	2	0.15	0.36	0.29	0.04	0.04	1	0.08	0.19	0.20	0.00	0.03
卡波西肉瘤	C46	0	0.00	0.00	0.00	0.00	0.00	0	0.00	0.00	0.00	0.00	0.00
周围神经、其他结缔组织、软组织	C47;C49	2	0.15	0.36	0.27	0.03	0.03	3	0.25	0.56	0.54	0.03	0.07
乳房	C50	—	—	—	—	—	—	279	23.64	52.20	40.69	3.21	4.41
外阴	C51	—	—	—	—	—	—	3	0.25	0.56	0.32	0.01	0.01
阴道	C52	—	—	—	—	—	—	0	0.00	0.00	0.00	0.00	0.00
子宫颈	C53	—	—	—	—	—	—	80	6.78	14.97	11.75	0.84	1.28
子宫体	C54	—	—	—	—	—	—	49	4.15	9.17	7.44	0.56	0.95
子宫,部位不明	C55	—	—	—	—	—	—	2	0.17	0.37	0.36	0.04	0.04
卵巢	C56	—	—	—	—	—	—	49	4.15	9.17	7.55	0.57	0.86
其他的女性生殖器	C57	—	—	—	—	—	—	6	0.51	1.12	0.82	0.03	0.07
胎盘	C58	—	—	—	—	—	—	0	0.00	0.00	0.00	0.00	0.00
阴茎	C60	0	0.00	0.00	0.00	0.00	0.00	—	—	—	—	—	—
前列腺	C61	32	2.36	5.75	4.78	0.05	0.67	—	—	—	—	—	—
睾丸	C62	3	0.22	0.54	0.50	0.04	0.04	—	—	—	—	—	—
其他的男性生殖器	C63	2	0.15	0.36	0.36	0.03	0.03	—	—	—	—	—	—
肾	C64	42	3.10	7.55	6.22	0.26	0.81	28	2.37	5.24	4.13	0.22	0.50
肾盂	C65	1	0.07	0.18	0.12	0.01	0.01	2	0.17	0.37	0.20	0.00	0.00
输尿管	C66	2	0.15	0.36	0.28	0.00	0.04	4	0.34	0.75	0.59	0.02	0.13
膀胱	C67	38	2.80	6.83	6.17	0.35	0.67	15	1.27	2.81	2.22	0.11	0.26
其他的泌尿器官	C68	0	0.00	0.00	0.00	0.00	0.00	2	0.17	0.37	0.35	0.00	0.07
眼	C69	2	0.15	0.36	0.42	0.01	0.01	2	0.17	0.37	0.38	0.02	0.06
脑、神经系统	C70-C72	34	2.51	6.11	4.97	0.30	0.45	11	0.93	2.06	1.66	0.09	0.23
甲状腺	C73	12	0.89	2.16	1.86	0.13	0.24	38	3.22	7.11	6.08	0.41	0.66
肾上腺	C74	2	0.15	0.36	0.37	0.02	0.05	1	0.08	0.19	0.16	0.02	0.02
其他的内分泌腺	C75	2	0.15	0.36	0.30	0.03	0.03	4	0.34	0.75	0.56	0.05	0.05
霍奇金病	C81	13	0.96	2.34	2.36	0.10	0.28	9	0.76	1.68	1.18	0.06	0.09
非霍奇金淋巴瘤	C82-C85;C96	24	1.77	4.31	3.65	0.22	0.49	19	1.61	3.55	2.81	0.08	0.29
免疫增生性疾病	C88	0	0.00	0.00	0.00	0.00	0.00	0	0.00	0.00	0.00	0.00	0.00
多发性骨髓瘤	C90	2	0.15	0.36	0.27	0.01	0.01	25	2.12	4.68	4.17	0.23	0.51
淋巴样白血病	C91	19	1.40	3.42	3.09	0.19	0.37	1	0.08	0.19	0.29	0.01	0.01
髓样白血病	C92-C94	8	0.59	1.44	1.19	0.05	0.09	1	0.08	0.19	0.29	0.01	0.01
白血病,未特指	C95	11	0.81	1.98	2.11	0.13	0.13	4	0.34	0.75	0.62	0.03	0.07
其他的或未指明部位的	O&U	45	3.32	8.09	6.84	0.39	0.64	22	1.86	4.12	3.25	0.22	0.37
合计	ALL	1355	100.00	243.61	209.15	9.27	23.70	1180	100.00	220.78	173.30	10.37	20.00
所有部位除外 C44	ALLbutC44	1346	99.34	241.99	207.67	9.20	23.62	1171	99.24	219.10	171.91	10.31	19.82

表 6-2-8a 2011 年河南省内乡县恶性肿瘤发病主要指标

部位		男性				累计率（%）		女性				累计率（%）	
		病例数	构成（%）	粗率（1/10万）	世调率（1/10万）	0～64	0～74	病例数	构成（%）	粗率（1/10万）	世调率（1/10万）	0～64	0～74
唇	C00	0	0.00	0.00	0.00	0.00	0.00	0	0.00	0.00	0.00	0.00	0.00
舌	C01-C02	1	0.10	0.28	0.26	0.03	0.03	0	0.00	0.00	0.00	0.00	0.00
口	C03-C06	2	0.20	0.56	0.49	0.03	0.09	1	0.15	0.29	0.28	0.00	0.05
唾液腺	C07-C08	0	0.00	0.00	0.00	0.00	0.00	1	0.15	0.29	0.28	0.00	0.05
扁桃体	C09	0	0.00	0.00	0.00	0.00	0.00	0	0.00	0.00	0.00	0.00	0.00
其他的口咽	C10	0	0.00	0.00	0.00	0.00	0.00	0	0.00	0.00	0.00	0.00	0.00
鼻咽	C11	9	0.91	2.52	1.90	0.10	0.27	1	0.15	0.29	0.19	0.02	0.02
喉咽	C12-C13	1	0.10	0.28	0.24	0.02	0.02	0	0.00	0.00	0.00	0.00	0.00
咽,部位不明	C14	0	0.00	0.00	0.00	0.00	0.00	0	0.00	0.00	0.00	0.00	0.00
食管	C15	282	28.37	79.11	64.36	4.34	8.60	176	26.79	51.80	39.44	2.30	5.05
胃	C16	351	35.31	98.47	79.33	5.19	10.37	122	18.57	35.91	26.44	1.87	3.08
小肠	C17	1	0.10	0.28	0.21	0.02	0.02	2	0.30	0.59	0.53	0.02	0.07
结肠	C18	19	1.91	5.33	4.29	0.30	0.61	6	0.91	1.77	1.46	0.12	0.16
直肠	C19-C20	34	3.42	9.54	7.69	0.54	1.00	23	3.50	6.77	5.51	0.35	0.69
肛门	C21	1	0.10	0.28	0.19	0.02	0.02	1	0.15	0.29	0.23	0.00	0.06
肝脏	C22	66	6.64	18.52	14.56	1.14	1.77	39	5.94	11.48	8.32	0.54	0.90
胆囊及其他	C23-C24	3	0.30	0.84	0.69	0.03	0.08	2	0.30	0.59	0.34	0.02	0.02
胰腺	C25	9	0.91	2.52	2.07	0.12	0.26	3	0.46	0.88	0.57	0.07	0.07
鼻、鼻窦及其他	C30-C31	0	0.00	0.00	0.00	0.00	0.00	0	0.00	0.00	0.00	0.00	0.00
喉	C32	1	0.10	0.28	0.24	0.02	0.02	0	0.00	0.00	0.00	0.00	0.00
气管、支气管、肺	C33-C34	146	14.69	40.96	32.83	2.00	4.16	62	9.44	18.25	13.43	0.81	1.58
其他的胸腔器官	C37-C38	1	0.10	0.28	0.26	0.03	0.03	1	0.15	0.29	0.22	0.02	0.02
骨	C40-C41	4	0.40	1.12	1.07	0.05	0.10	4	0.61	1.18	1.45	0.06	0.17
皮肤的黑色素瘤	C43	0	0.00	0.00	0.00	0.00	0.00	1	0.15	0.29	0.67	0.03	0.03
其他的皮肤	C44	3	0.30	0.84	0.51	0.02	0.02	5	0.76	1.47	0.95	0.04	0.09
间皮瘤	C45	0	0.00	0.00	0.00	0.00	0.00	0	0.00	0.00	0.00	0.00	0.00
卡波西肉瘤	C46	0	0.00	0.00	0.00	0.00	0.00	0	0.00	0.00	0.00	0.00	0.00
周围神经、其他结缔组织、软组织	C47;C49	3	0.30	0.84	0.61	0.05	0.05	0	0.00	0.00	0.00	0.00	0.00
乳房	C50	-	-	-	-	-	-	91	13.85	26.78	20.11	1.82	1.96
外阴	C51	-	-	-	-	-	-	0	0.00	0.00	0.00	0.00	0.00
阴道	C52	-	-	-	-	-	-	0	0.00	0.00	0.00	0.00	0.00
子宫颈	C53	-	-	-	-	-	-	22	3.35	6.48	5.02	0.37	0.62
子宫体	C54	-	-	-	-	-	-	19	2.89	5.59	3.97	0.32	0.36
子宫,部位不明	C55	-	-	-	-	-	-	3	0.46	0.88	0.70	0.03	0.09
卵巢	C56	-	-	-	-	-	-	16	2.44	4.71	3.70	0.26	0.41
其他的女性生殖器	C57	-	-	-	-	-	-	0	0.00	0.00	0.00	0.00	0.00
胎盘	C58	-	-	-	-	-	-	0	0.00	0.00	0.00	0.00	0.00
阴茎	C60	0	0.00	0.00	0.00	0.00	0.00	-	-	-	-	-	-
前列腺	C61	4	0.40	1.12	0.74	0.00	0.06	-	-	-	-	-	-
睾丸	C62	1	0.10	0.28	0.21	0.02	0.02	-	-	-	-	-	-
其他的男性生殖器	C63	0	0.00	0.00	0.00	0.00	0.00	-	-	-	-	-	-
肾	C64	2	0.20	0.56	0.43	0.04	0.04	3	0.46	0.88	0.64	0.04	0.10
肾盂	C65	1	0.10	0.28	0.19	0.02	0.02	0	0.00	0.00	0.00	0.00	0.00
输尿管	C66	1	0.10	0.28	0.19	0.02	0.02	0	0.00	0.00	0.00	0.00	0.00
膀胱	C67	9	0.91	2.52	1.82	0.06	0.17	0	0.00	0.00	0.00	0.00	0.00
其他的泌尿器官	C68	0	0.00	0.00	0.00	0.00	0.00	0	0.00	0.00	0.00	0.00	0.00
眼	C69	0	0.00	0.00	0.00	0.00	0.00	1	0.15	0.29	0.15	0.00	0.00
脑、神经系统	C70-C72	11	1.11	3.09	2.50	0.14	0.25	14	2.13	4.12	3.13	0.20	0.41
甲状腺	C73	5	0.50	1.40	1.18	0.09	0.09	17	2.59	5.00	3.72	0.36	0.36
肾上腺	C74	0	0.00	0.00	0.00	0.00	0.00	0	0.00	0.00	0.00	0.00	0.00
其他的内分泌腺	C75	0	0.00	0.00	0.00	0.00	0.00	0	0.00	0.00	0.00	0.00	0.00
霍奇金病	C81	1	0.10	0.28	0.26	0.03	0.03	3	0.46	0.88	0.44	0.02	0.02
非霍奇金淋巴瘤	C82-C85;C96	9	0.91	2.52	2.17	0.14	0.29	8	1.22	2.35	1.85	0.14	0.19
免疫增生性疾病	C88	0	0.00	0.00	0.00	0.00	0.00	0	0.00	0.00	0.00	0.00	0.00
多发性骨髓瘤	C90	0	0.00	0.00	0.00	0.00	0.00	0	0.00	0.00	0.00	0.00	0.00
淋巴样白血病	C91	0	0.00	0.00	0.00	0.00	0.00	0	0.00	0.00	0.00	0.00	0.00
髓样白血病	C92-C94	0	0.00	0.00	0.00	0.00	0.00	1	0.15	0.29	0.19	0.02	0.02
白血病,未特指	C95	10	1.01	2.81	2.66	0.18	0.18	6	0.91	1.77	1.75	0.14	0.14
其他的或未指明部位的	O&U	3	0.30	0.84	0.63	0.02	0.08	3	0.46	0.88	0.61	0.02	0.02
合计	ALL	994	100.00	278.86	224.77	14.84	28.78	657	100.00	193.38	146.29	10.01	16.80
所有部位除外 C44	ALLbutC44	991	99.70	278.02	224.26	14.82	28.75	652	99.24	191.91	145.34	9.97	16.71

表 6-2-9a 2011 年河南省三门峡市恶性肿瘤发病主要指标

部位		男性				累计率（%）		女性				累计率（%）	
		病例数	构成（%）	粗率（1/10万）	世调率（1/10万）	0~64	0~74	病例数	构成（%）	粗率（1/10万）	世调率（1/10万）	0~64	0~74
唇	C00	0	0.00	0.00	0.00	0.00	0.00	0	0.00	0.00	0.00	0.00	0.00
舌	C01-C02	2	0.49	1.27	0.96	0.12	0.12	4	1.11	2.61	2.12	0.15	0.25
口	C03-C06	2	0.49	1.27	0.88	0.08	0.08	2	0.55	1.31	1.16	0.15	0.15
唾液腺	C07-C08	0	0.00	0.00	0.00	0.00	0.00	0	0.00	0.00	0.00	0.00	0.00
扁桃体	C09	1	0.25	0.63	0.35	0.03	0.03	0	0.00	0.00	0.00	0.00	0.00
其他的口咽	C10	1	0.25	0.63	0.40	0.03	0.03	0	0.00	0.00	0.00	0.00	0.00
鼻咽	C11	1	0.25	0.63	0.48	0.06	0.06	0	0.00	0.00	0.00	0.00	0.00
喉咽	C12-C13	0	0.00	0.00	0.00	0.00	0.00	0	0.00	0.00	0.00	0.00	0.00
咽，部位不明	C14	2	0.49	1.27	1.18	0.09	0.21	0	0.00	0.00	0.00	0.00	0.00
食管	C15	39	9.56	24.76	21.13	1.03	2.55	24	6.65	15.68	12.72	0.57	1.56
胃	C16	53	12.99	33.65	27.69	1.66	3.06	18	4.99	11.76	8.18	0.46	0.79
小肠	C17	3	0.74	1.90	1.29	0.09	0.21	1	0.28	0.65	0.45	0.00	0.11
结肠	C18	10	2.45	6.35	5.30	0.21	0.68	11	3.05	7.19	5.56	0.17	0.82
直肠	C19-C20	17	4.17	10.79	8.04	0.41	0.76	8	2.22	5.23	3.91	0.20	0.65
肛门	C21	1	0.25	0.63	0.47	0.00	0.12	1	0.28	0.65	0.43	0.04	0.04
肝脏	C22	49	12.01	31.11	23.33	1.49	2.67	17	4.71	11.11	7.79	0.18	0.97
胆囊及其他	C23-C24	9	2.21	5.71	4.42	0.09	0.68	14	3.88	9.15	7.76	0.47	0.68
胰腺	C25	7	1.72	4.44	3.30	0.00	0.47	12	3.32	7.84	5.97	0.31	0.85
鼻、鼻窦及其他	C30-C31	0	0.00	0.00	0.00	0.00	0.00	0	0.00	0.00	0.00	0.00	0.00
喉	C32	5	1.23	3.17	2.42	0.20	0.20	1	0.28	0.65	0.42	0.00	0.00
气管、支气管、肺	C33-C34	112	27.45	71.10	60.04	3.41	7.41	68	18.84	44.44	33.00	1.67	3.53
其他的胸腔器官	C37-C38	1	0.25	0.63	0.70	0.09	0.09	1	0.28	0.65	0.37	0.03	0.03
骨	C40-C41	1	0.25	0.63	0.35	0.03	0.03	2	0.55	1.31	1.06	0.04	0.14
皮肤的黑色素瘤	C43	0	0.00	0.00	0.00	0.00	0.00	2	0.55	1.31	1.16	0.15	0.15
其他的皮肤	C44	10	2.45	6.35	5.25	0.28	0.51	2	0.55	1.31	1.30	0.08	0.19
间皮瘤	C45	0	0.00	0.00	0.00	0.00	0.00	0	0.00	0.00	0.00	0.00	0.00
卡波西肉瘤	C46	0	0.00	0.00	0.00	0.00	0.00	0	0.00	0.00	0.00	0.00	0.00
周围神经、其他结缔组织、软组织	C47;C49	2	0.49	1.27	1.10	0.09	0.09	0	0.00	0.00	0.00	0.00	0.00
乳房	C50	–	–	–	–	–	–	77	21.33	50.32	34.88	2.80	3.69
外阴	C51	–	–	–	–	–	–	1	0.28	0.65	0.45	0.00	0.11
阴道	C52	–	–	–	–	–	–	0	0.00	0.00	0.00	0.00	0.00
子宫颈	C53	–	–	–	–	–	–	31	8.59	20.26	14.28	1.33	1.44
子宫体	C54	–	–	–	–	–	–	16	4.43	10.46	7.57	0.70	0.81
子宫，部位不明	C55	–	–	–	–	–	–	3	0.83	1.96	1.42	0.03	0.14
卵巢	C56	–	–	–	–	–	–	12	3.32	7.84	5.70	0.29	0.62
其他的女性生殖器	C57	–	–	–	–	–	–	1	0.28	0.65	0.43	0.04	0.04
胎盘	C58	–	–	–	–	–	–	0	0.00	0.00	0.00	0.00	0.00
阴茎	C60	1	0.25	0.63	0.40	0.03	0.03	–	–	–	–	–	–
前列腺	C61	18	4.41	11.43	9.27	0.03	0.39	–	–	–	–	–	–
睾丸	C62	2	0.49	1.27	0.70	0.03	0.03	–	–	–	–	–	–
其他的男性生殖器	C63	0	0.00	0.00	0.00	0.00	0.00	–	–	–	–	–	–
肾	C64	9	2.21	5.71	3.97	0.27	0.39	2	0.55	1.31	0.98	0.00	0.10
肾盂	C65	0	0.00	0.00	0.00	0.00	0.00	0	0.00	0.00	0.00	0.00	0.00
输尿管	C66	1	0.25	0.63	0.37	0.00	0.00	0	0.00	0.00	0.00	0.00	0.00
膀胱	C67	14	3.43	8.89	6.91	0.43	0.67	6	1.66	3.92	3.30	0.17	0.50
其他的泌尿器官	C68	0	0.00	0.00	0.00	0.00	0.00	0	0.00	0.00	0.00	0.00	0.00
眼	C69	0	0.00	0.00	0.00	0.00	0.00	1	0.28	0.65	0.63	0.00	0.10
脑、神经系统	C70-C72	7	1.72	4.44	3.80	0.27	0.39	6	1.66	3.92	2.81	0.25	0.25
甲状腺	C73	3	0.74	1.90	1.22	0.11	0.11	0	0.00	0.00	0.00	0.00	0.00
肾上腺	C74	0	0.00	0.00	0.00	0.00	0.00	1	0.28	0.65	0.36	0.00	0.00
其他的内分泌腺	C75	0	0.00	0.00	0.00	0.00	0.00	2	0.55	1.31	1.00	0.10	0.10
霍奇金病	C81	0	0.00	0.00	0.00	0.00	0.00	0	0.00	0.00	0.00	0.00	0.00
非霍奇金淋巴瘤	C82-C85;C96	5	1.23	3.17	2.00	0.00	0.12	2	0.55	1.31	1.57	0.06	0.18
免疫增生性疾病	C88	0	0.00	0.00	0.00	0.00	0.00	0	0.00	0.00	0.00	0.00	0.00
多发性骨髓瘤	C90	2	0.49	1.27	0.87	0.05	0.05	0	0.00	0.00	0.00	0.00	0.00
淋巴样白血病	C91	4	0.98	2.54	2.23	0.20	0.32	5	1.39	3.27	3.55	0.18	0.29
髓样白血病	C92-C94	3	0.74	1.90	1.53	0.16	0.16	2	0.55	1.31	0.77	0.06	0.06
白血病，未指明	C95	2	0.49	1.27	1.18	0.15	0.15	2	0.55	1.31	0.92	0.10	0.24
其他的或未指明部位的	O&U	8	1.96	5.08	4.28	0.21	0.45	3	0.83	1.96	1.43	0.12	0.24
合计	ALL	408	100.00	259.01	208.25	11.44	23.42	361	100.00	235.92	175.42	10.89	19.67
所有部位除外 C44	ALLbutC44	398	97.55	252.66	203.00	11.16	22.90	359	99.45	234.61	174.13	10.81	19.48

表 6-2-10a 2011 年河南省沈丘县恶性肿瘤发病主要指标

部位		男性				累计率（%）		女性				累计率（%）	
		病例数	构成（%）	粗率（1/10万）	世调率（1/10万）	0~64	0~74	病例数	构成（%）	粗率（1/10万）	世调率（1/10万）	0~64	0~74
唇	C00	0	0.00	0.00	0.00	0.00	0.00	0	0.00	0.00	0.00	0.00	0.00
舌	C01-C02	0	0.00	0.00	0.00	0.00	0.00	0	0.00	0.00	0.00	0.00	0.00
口	C03-C06	0	0.00	0.00	0.00	0.00	0.00	0	0.00	0.00	0.00	0.00	0.00
唾液腺	C07-C08	0	0.00	0.00	0.00	0.00	0.00	0	0.00	0.00	0.00	0.00	0.00
扁桃体	C09	0	0.00	0.00	0.00	0.00	0.00	0	0.00	0.00	0.00	0.00	0.00
其他的口咽	C10	1	0.06	0.17	0.17	0.01	0.01	1	0.07	0.18	0.12	0.00	0.03
鼻咽	C11	7	0.40	1.20	1.22	0.12	0.15	10	0.68	1.76	1.65	0.15	0.18
喉咽	C12-C13	4	0.23	0.68	0.57	0.01	0.06	1	0.07	0.18	0.15	0.00	0.02
咽,部位不明	C14	0	0.00	0.00	0.00	0.00	0.00	0	0.00	0.00	0.00	0.00	0.00
食管	C15	226	12.95	38.67	32.21	1.67	4.20	176	12.02	31.00	25.93	1.80	3.36
胃	C16	234	13.41	40.04	34.63	2.21	4.14	142	9.70	25.01	19.36	1.20	2.22
小肠	C17	20	1.15	3.42	2.90	0.16	0.40	12	0.82	2.11	1.64	0.11	0.20
结肠	C18	27	1.55	4.62	3.79	0.25	0.48	25	1.71	4.40	3.41	0.22	0.33
直肠	C19-C20	74	4.24	12.66	10.72	0.64	1.51	60	4.10	10.57	8.95	0.71	1.04
肛门	C21	0	0.00	0.00	0.00	0.00	0.00	0	0.00	0.00	0.00	0.00	0.00
肝脏	C22	379	21.72	64.85	57.93	4.50	6.76	142	9.70	25.01	20.41	1.46	2.40
胆囊及其他	C23-C24	22	1.26	3.76	3.25	0.22	0.42	32	2.19	5.64	4.57	0.26	0.58
胰腺	C25	18	1.03	3.08	2.78	0.22	0.28	21	1.43	3.70	3.07	0.18	0.45
鼻、鼻窦及其他	C30-C31	4	0.23	0.68	0.58	0.01	0.04	4	0.27	0.70	0.62	0.06	0.06
喉	C32	16	0.92	2.74	2.44	0.18	0.29	4	0.27	0.70	0.72	0.03	0.05
气管、支气管、肺	C33-C34	449	25.73	76.83	66.32	4.05	8.15	271	18.51	47.73	38.32	2.32	4.91
其他的胸腔器官	C37-C38	2	0.11	0.34	0.35	0.01	0.04	3	0.20	0.53	0.60	0.07	0.07
骨	C40-C41	35	2.01	5.99	5.21	0.29	0.67	16	1.09	2.82	2.31	0.11	0.28
皮肤的黑色素瘤	C43	0	0.00	0.00	0.00	0.00	0.00	0	0.00	0.00	0.00	0.00	0.00
其他的皮肤	C44	13	0.74	2.22	1.99	0.08	0.14	12	0.82	2.11	1.71	0.11	0.18
间皮瘤	C45	0	0.00	0.00	0.00	0.00	0.00	0	0.00	0.00	0.00	0.00	0.00
卡波西肉瘤	C46	0	0.00	0.00	0.00	0.00	0.00	0	0.00	0.00	0.00	0.00	0.00
周围神经、其他结缔组织、软组织	C47;C49	0	0.00	0.00	0.00	0.00	0.00	0	0.00	0.00	0.00	0.00	0.00
乳房	C50	–	–	–	–	–	–	190	12.98	33.46	30.39	2.70	3.20
外阴	C51	–	–	–	–	–	–	3	0.20	0.53	0.54	0.05	0.05
阴道	C52	–	–	–	–	–	–	0	0.00	0.00	0.00	0.00	0.00
子宫颈	C53	–	–	–	–	–	–	88	6.01	15.50	13.66	1.27	1.45
子宫体	C54	–	–	–	–	–	–	29	1.98	5.11	5.06	0.49	0.59
子宫,部位不明	C55	–	–	–	–	–	–	0	0.00	0.00	0.00	0.00	0.00
卵巢	C56	–	–	–	–	–	–	30	2.05	5.28	5.28	0.54	0.59
其他的女性生殖器	C57	–	–	–	–	–	–	5	0.34	0.88	0.80	0.06	0.06
胎盘	C58	–	–	–	–	–	–	1	0.07	0.18	0.18	0.01	0.01
阴茎	C60	9	0.52	1.54	1.22	0.05	0.17	–	–	–	–	–	–
前列腺	C61	7	0.40	1.20	0.89	0.00	0.03	–	–	–	–	–	–
睾丸	C62	2	0.11	0.34	0.40	0.03	0.03	–	–	–	–	–	–
其他的男性生殖器	C63	0	0.00	0.00	0.00	0.00	0.00	–	–	–	–	–	–
肾	C64	7	0.40	1.20	1.04	0.08	0.11	10	0.68	1.76	1.57	0.15	0.15
肾盂	C65	2	0.11	0.34	0.21	0.00	0.03	3	0.20	0.53	0.36	0.00	0.05
输尿管	C66	2	0.11	0.34	0.31	0.02	0.04	1	0.07	0.18	0.12	0.00	0.03
膀胱	C67	25	1.43	4.28	3.37	0.17	0.41	10	0.68	1.76	1.24	0.04	0.11
其他的泌尿器官	C68	0	0.00	0.00	0.00	0.00	0.00	2	0.14	0.35	0.31	0.03	0.03
眼	C69	1	0.06	0.17	0.11	0.01	0.01	4	0.27	0.70	0.64	0.02	0.02
脑、神经系统	C70-C72	55	3.15	9.41	8.25	0.54	0.80	44	3.01	7.75	6.94	0.53	0.74
甲状腺	C73	7	0.40	1.20	1.24	0.10	0.15	24	1.64	4.23	3.49	0.26	0.34
肾上腺	C74	0	0.00	0.00	0.00	0.00	0.00	0	0.00	0.00	0.00	0.00	0.00
其他的内分泌腺	C75	2	0.11	0.34	0.31	0.02	0.02	1	0.07	0.18	0.26	0.01	0.01
霍奇金病	C81	16	0.92	2.74	2.64	0.19	0.32	12	0.82	2.11	1.61	0.05	0.25
非霍奇金淋巴瘤	C82-C85;C96	20	1.15	3.42	3.02	0.22	0.38	12	0.82	2.11	1.95	0.10	0.20
免疫增生性疾病	C88	0	0.00	0.00	0.00	0.00	0.00	0	0.00	0.00	0.00	0.00	0.00
多发性骨髓瘤	C90	0	0.00	0.00	0.00	0.00	0.00	0	0.00	0.00	0.00	0.00	0.00
淋巴样白血病	C91	9	0.52	1.54	1.58	0.11	0.13	9	0.61	1.59	1.55	0.12	0.14
髓样白血病	C92-C94	0	0.00	0.00	0.00	0.00	0.00	0	0.00	0.00	0.00	0.00	0.00
白血病,未特指	C95	45	2.58	7.70	8.42	0.56	0.58	49	3.35	8.63	8.83	0.59	0.65
其他的或未指明部位的	O&U	9	0.52	1.54	0.86	0.71	0.03	5	0.34	0.88	0.71	0.03	0.09
合计	ALL	1745	100.00	298.59	260.77	16.78	31.05	1464	100.00	257.85	219.03	15.83	25.17
所有部位除外 C44	ALLbutC44	1732	99.26	296.37	258.78	16.69	30.91	1452	99.18	255.74	217.32	15.73	24.99

表 6-2-11a   2011 年河南省西平县恶性肿瘤发病主要指标

部位		男性				累计率（%）		女性				累计率（%）	
		病例数	构成（%）	粗率（1/10万）	世调率（1/10万）	0～64	0～74	病例数	构成（%）	粗率（1/10万）	世调率（1/10万）	0～64	0～74
唇	C00	0	0.00	0.00	0.00	0.00	0.00	0	0.00	0.00	0.00	0.00	0.00
舌	C01-C02	0	0.00	0.00	0.00	0.00	0.00	0	0.00	0.00	0.00	0.00	0.00
口	C03-C06	2	0.20	0.44	0.46	0.05	0.05	0	0.00	0.00	0.00	0.00	0.00
唾液腺	C07-C08	1	0.10	0.22	0.26	0.03	0.03	3	0.35	0.73	0.81	0.09	0.09
扁桃体	C09	0	0.00	0.00	0.00	0.00	0.00	0	0.00	0.00	0.00	0.00	0.00
其他的口咽	C10	0	0.00	0.00	0.00	0.00	0.00	1	0.12	0.24	0.23	0.03	0.03
鼻咽	C11	6	0.59	1.33	1.13	0.11	0.11	2	0.24	0.48	0.22	0.01	0.01
喉咽	C12-C13	4	0.39	0.89	0.99	0.05	0.10	1	0.12	0.24	0.32	0.04	0.04
咽,部位不明	C14	2	0.20	0.44	0.45	0.06	0.06	0	0.00	0.00	0.00	0.00	0.00
食管	C15	163	15.90	36.23	31.25	1.81	3.69	90	10.59	21.81	15.35	0.81	1.85
胃	C16	139	13.56	30.90	27.16	1.81	3.35	65	7.65	15.75	12.37	0.80	1.67
小肠	C17	1	0.10	0.22	0.20	0.02	0.02	2	0.24	0.48	0.48	0.00	0.03
结肠	C18	29	2.83	6.45	5.59	0.54	0.67	16	1.88	3.88	2.68	0.20	0.24
直肠	C19-C20	48	4.68	10.67	9.45	0.72	1.06	40	4.71	9.69	8.19	0.68	1.03
肛门	C21	1	0.10	0.22	0.17	0.01	0.01	0	0.00	0.00	0.00	0.00	0.00
肝脏	C22	201	19.61	44.68	38.43	2.68	4.22	95	11.18	23.02	19.40	1.50	2.29
胆囊及其他	C23-C24	18	1.76	4.00	3.18	0.08	0.42	18	2.12	4.36	2.99	0.16	0.32
胰腺	C25	21	2.05	4.67	4.02	0.28	0.36	22	2.59	5.33	3.92	0.30	0.45
鼻、鼻窦及其他	C30-C31	2	0.20	0.44	0.31	0.02	0.02	0	0.00	0.00	0.00	0.00	0.00
喉	C32	6	0.59	1.33	1.01	0.11	0.15	2	0.24	0.48	0.47	0.05	0.05
气管、支气管、肺	C33-C34	234	22.83	52.01	45.14	2.12	4.82	120	14.12	29.08	23.60	1.83	2.75
其他的胸腔器官	C37-C38	6	0.59	1.33	1.44	0.12	0.12	2	0.24	0.48	0.43	0.05	0.05
骨	C40-C41	8	0.78	1.78	1.53	0.13	0.13	7	0.82	1.70	0.92	0.04	0.04
皮肤的黑色素瘤	C43	1	0.10	0.22	0.13	0.00	0.00	2	0.24	0.48	0.43	0.03	0.06
其他的皮肤	C44	11	1.07	2.45	2.00	0.15	0.23	2	0.24	0.48	0.31	0.03	0.03
间皮瘤	C45	0	0.00	0.00	0.00	0.00	0.00	0	0.00	0.00	0.00	0.00	0.00
卡波西肉瘤	C46	0	0.00	0.00	0.00	0.00	0.00	0	0.00	0.00	0.00	0.00	0.00
周围神经、其他结缔组织、软组织	C47;C49	2	0.20	0.44	0.32	0.02	0.02	2	0.24	0.48	0.37	0.03	0.03
乳房	C50	-	-	-	-	-	-	132	15.53	31.99	27.48	2.54	2.93
外阴	C51	-	-	-	-	-	-	0	0.00	0.00	0.00	0.00	0.00
阴道	C52	-	-	-	-	-	-	0	0.00	0.00	0.00	0.00	0.00
子宫颈	C53	-	-	-	-	-	-	72	8.47	17.45	14.86	1.36	1.52
子宫体	C54	-	-	-	-	-	-	13	1.53	3.15	2.70	0.23	0.29
子宫,部位不明	C55	-	-	-	-	-	-	14	1.65	3.39	3.01	0.25	0.36
卵巢	C56	-	-	-	-	-	-	38	4.47	9.21	8.01	0.77	0.89
其他的女性生殖器	C57	-	-	-	-	-	-	1	0.12	0.24	0.24	0.02	0.02
胎盘	C58	-	-	-	-	-	-	1	0.12	0.24	0.15	0.01	0.01
阴茎	C60	4	0.39	0.89	0.72	0.03	0.07	-	-	-	-	-	-
前列腺	C61	7	0.68	1.56	1.54	0.03	0.08	-	-	-	-	-	-
睾丸	C62	1	0.10	0.22	0.17	0.01	0.01	-	-	-	-	-	-
其他的男性生殖器	C63	0	0.00	0.00	0.00	0.00	0.00	-	-	-	-	-	-
肾	C64	8	0.78	1.78	1.52	0.12	0.20	5	0.59	1.21	0.99	0.08	0.12
肾盂	C65	0	0.00	0.00	0.00	0.00	0.00	1	0.12	0.24	0.21	0.00	0.03
输尿管	C66	0	0.00	0.00	0.00	0.00	0.00	0	0.00	0.00	0.00	0.00	0.00
膀胱	C67	16	1.56	3.56	2.91	0.12	0.37	7	0.82	1.70	1.48	0.11	0.18
其他的泌尿器官	C68	0	0.00	0.00	0.00	0.00	0.00	0	0.00	0.00	0.00	0.00	0.00
眼	C69	1	0.10	0.22	0.13	0.00	0.00	2	0.24	0.48	0.43	0.05	0.05
脑、神经系统	C70-C72	19	1.85	4.22	3.72	0.25	0.42	15	1.76	3.64	3.50	0.20	0.36
甲状腺	C73	2	0.20	0.44	0.31	0.03	0.03	8	0.94	1.94	1.70	0.16	0.20
肾上腺	C74	0	0.00	0.00	0.00	0.00	0.00	0	0.00	0.00	0.00	0.00	0.00
其他的内分泌腺	C75	0	0.00	0.00	0.00	0.00	0.00	1	0.12	0.24	0.10	0.00	0.00
霍奇金病	C81	1	0.10	0.22	0.19	0.02	0.02	0	0.00	0.00	0.00	0.00	0.00
非霍奇金淋巴瘤	C82-C85;C96	19	1.85	4.22	3.84	0.23	0.37	12	1.41	2.91	2.18	0.08	0.27
免疫增生性疾病	C88	0	0.00	0.00	0.00	0.00	0.00	1	0.12	0.24	0.21	0.00	0.03
多发性骨髓瘤	C90	0	0.00	0.00	0.00	0.00	0.00	1	0.12	0.24	0.24	0.02	0.02
淋巴样白血病	C91	6	0.59	1.33	1.15	0.07	0.15	3	0.35	0.73	0.77	0.05	0.08
髓样白血病	C92-C94	8	0.78	1.78	1.69	0.11	0.11	3	0.35	0.73	0.67	0.05	0.05
白血病,未特指	C95	13	1.27	2.89	2.60	0.15	0.19	8	0.94	1.94	2.08	0.17	0.22
其他的或未指明部位的	O&U	12	1.17	2.67	2.54	0.12	0.24	21	2.47	5.09	3.90	0.29	0.40
合计	ALL	1025	100.00	227.84	198.31	12.23	21.95	850	100.00	205.99	167.94	13.11	19.08
所有部位除外 C44	ALLbutC44	1014	98.93	225.40	196.31	12.08	21.73	848	99.76	205.51	167.63	13.08	19.05

表 6-2-12a 2011 年河南省虞城县恶性肿瘤发病主要指标

部位		男性				累计率（%）		女性				累计率（%）	
		病例数	构成（%）	粗率（1/10万）	世调率（1/10万）	0~64	0~74	病例数	构成（%）	粗率（1/10万）	世调率（1/10万）	0~64	0~74
唇	C00	0	0.00	0.00	0.00	0.00	0.00	0	0.00	0.00	0.00	0.00	0.00
舌	C01-C02	3	0.21	0.54	0.56	0.00	0.09	1	0.09	0.19	0.24	0.01	0.01
口	C03-C06	1	0.07	0.18	0.13	0.02	0.02	1	0.09	0.19	0.21	0.00	0.05
唾液腺	C07-C08	5	0.35	0.90	0.93	0.05	0.16	3	0.26	0.58	0.57	0.02	0.11
扁桃体	C09	1	0.07	0.18	0.13	0.02	0.02	2	0.17	0.39	0.27	0.02	0.02
其他的口咽	C10	1	0.07	0.18	0.18	0.00	0.05	0	0.00	0.00	0.00	0.00	0.00
鼻咽	C11	3	0.21	0.54	0.61	0.02	0.02	24	2.05	4.65	4.21	0.39	0.48
喉咽	C12-C13	5	0.35	0.90	0.85	0.06	0.10	2	0.17	0.39	0.28	0.01	0.01
咽，部位不明	C14	17	1.17	3.06	3.21	0.25	0.40	6	0.51	1.16	1.23	0.14	0.14
食管	C15	223	15.39	40.10	41.87	1.94	5.41	207	17.68	40.07	36.36	2.42	4.65
胃	C16	257	17.74	46.21	47.32	2.42	5.64	155	13.24	30.00	23.56	1.50	2.17
小肠	C17	4	0.28	0.72	0.67	0.03	0.08	1	0.09	0.19	0.21	0.02	0.02
结肠	C18	34	2.35	6.11	6.31	0.33	0.83	28	2.39	5.42	5.15	0.36	0.60
直肠	C19-C20	60	4.14	10.79	11.00	0.63	1.28	47	4.01	9.10	7.35	0.34	0.89
肛门	C21	0	0.00	0.00	0.00	0.00	0.00	1	0.09	0.19	0.14	0.02	0.02
肝脏	C22	207	14.29	37.22	38.54	2.11	4.53	104	8.88	20.13	18.10	0.77	2.54
胆囊及其他	C23-C24	16	1.10	2.88	3.05	0.13	0.42	9	0.77	1.74	1.61	0.11	0.19
胰腺	C25	34	2.35	6.11	6.43	0.51	0.87	8	0.68	1.55	1.22	0.06	0.10
鼻，鼻窦及其他	C30-C31	6	0.41	1.08	1.02	0.07	0.13	2	0.17	0.39	0.34	0.03	0.03
喉	C32	25	1.73	4.50	4.70	0.20	0.74	17	1.45	3.29	2.91	0.21	0.32
气管、支气管、肺	C33-C34	325	22.43	58.44	60.28	3.41	7.24	168	14.35	32.52	29.28	1.82	3.63
其他的胸腔器官	C37-C38	3	0.21	0.54	0.57	0.04	0.08	1	0.09	0.19	0.21	0.00	0.05
骨	C40-C41	16	1.10	2.88	2.74	0.18	0.27	8	0.68	1.55	1.28	0.06	0.15
皮肤的黑色素瘤	C43	0	0.00	0.00	0.00	0.00	0.00	0	0.00	0.00	0.00	0.00	0.00
其他的皮肤	C44	2	0.14	0.36	0.33	0.04	0.04	0	0.00	0.00	0.00	0.00	0.00
间皮瘤	C45	0	0.00	0.00	0.00	0.00	0.00	0	0.00	0.00	0.00	0.00	0.00
卡波西肉瘤	C46	0	0.00	0.00	0.00	0.00	0.00	0	0.00	0.00	0.00	0.00	0.00
周围神经、其他结缔组织、软组织	C47;C49	5	0.35	0.90	0.83	0.07	0.11	4	0.34	0.77	0.90	0.06	0.15
乳房	C50	–	–	–	–	–	–	118	10.08	22.84	20.58	1.86	2.21
外阴	C51	–	–	–	–	–	–	0	0.00	0.00	0.00	0.00	0.00
阴道	C52	–	–	–	–	–	–	0	0.00	0.00	0.00	0.00	0.00
子宫颈	C53	–	–	–	–	–	–	75	6.40	14.52	13.65	1.17	1.59
子宫体	C54	–	–	–	–	–	–	15	1.28	2.90	2.56	0.28	0.28
子宫，部位不明	C55	–	–	–	–	–	–	7	0.60	1.35	1.25	0.10	0.14
卵巢	C56	–	–	–	–	–	–	47	4.01	9.10	8.78	0.72	1.09
其他的女性生殖器	C57	–	–	–	–	–	–	0	0.00	0.00	0.00	0.00	0.00
胎盘	C58	–	–	–	–	–	–	0	0.00	0.00	0.00	0.00	0.00
阴茎	C60	1	0.07	0.18	0.19	0.02	0.02	–	–	–	–	–	–
前列腺	C61	31	2.14	5.57	5.81	0.16	0.75	–	–	–	–	–	–
睾丸	C62	0	0.00	0.00	0.00	0.00	0.00	–	–	–	–	–	–
其他的男性生殖器	C63	0	0.00	0.00	0.00	0.00	0.00	–	–	–	–	–	–
肾	C64	7	0.48	1.26	1.30	0.05	0.18	3	0.26	0.58	0.50	0.04	0.04
肾盂	C65	0	0.00	0.00	0.00	0.00	0.00	0	0.00	0.00	0.00	0.00	0.00
输尿管	C66	0	0.00	0.00	0.00	0.00	0.00	0	0.00	0.00	0.00	0.00	0.00
膀胱	C67	42	2.90	7.55	7.78	0.39	0.90	10	0.85	1.94	1.77	0.17	0.21
其他的泌尿器官	C68	1	0.07	0.18	0.12	0.00	0.00	0	0.00	0.00	0.00	0.00	0.00
眼	C69	0	0.00	0.00	0.00	0.00	0.00	1	0.09	0.19	0.22	0.00	0.04
脑、神经系统	C70-C72	28	1.93	5.03	5.62	0.25	0.71	24	2.05	4.65	4.45	0.31	0.47
甲状腺	C73	4	0.28	0.72	0.65	0.02	0.07	10	0.85	1.94	1.82	0.14	0.23
肾上腺	C74	0	0.00	0.00	0.00	0.00	0.00	0	0.00	0.00	0.00	0.00	0.00
其他的内分泌腺	C75	0	0.00	0.00	0.00	0.00	0.00	0	0.00	0.00	0.00	0.00	0.00
霍奇金病	C81	0	0.00	0.00	0.00	0.00	0.00	0	0.00	0.00	0.00	0.00	0.00
非霍奇金淋巴瘤	C82-C85;C96	2	0.14	0.36	0.34	0.02	0.07	2	0.17	0.39	0.44	0.00	0.07
免疫增生性疾病	C88	0	0.00	0.00	0.00	0.00	0.00	0	0.00	0.00	0.00	0.00	0.00
多发性骨髓瘤	C90	0	0.00	0.00	0.00	0.00	0.00	0	0.00	0.00	0.00	0.00	0.00
淋巴样白血病	C91	4	0.28	0.72	0.62	0.05	0.05	7	0.60	1.35	1.20	0.09	0.09
髓样白血病	C92-C94	5	0.35	0.90	0.82	0.05	0.05	3	0.26	0.58	0.56	0.04	0.04
白血病，未特指	C95	26	1.79	4.67	4.36	0.33	0.39	21	1.79	4.06	4.04	0.26	0.35
其他的或未指明部位的	O&U	45	3.11	8.09	8.17	0.66	0.88	29	2.48	5.61	5.00	0.40	0.51
合计	ALL	1449	100.00	260.54	268.05	14.57	32.59	1171	100.00	226.66	202.46	13.97	23.71
所有部位除外 C44	ALLbutC44	1447	99.86	260.18	267.73	14.54	32.55	1171	100.00	226.66	202.46	13.97	23.71

表 6-2-13a　2011 年河南省禹州市恶性肿瘤发病主要指标

部位		男性						女性					
		病例数	构成（%）	粗率（1/10万）	世调率（1/10万）	累计率（%）0~64	累计率（%）0~74	病例数	构成（%）	粗率（1/10万）	世调率（1/10万）	累计率（%）0~64	累计率（%）0~74
唇	C00	0	0.00	0.00	0.00	0.00	0.00	0	0.00	0.00	0.00	0.00	0.00
舌	C01-C02	5	0.28	0.76	0.63	0.01	0.09	0	0.00	0.00	0.00	0.00	0.00
口	C03-C06	3	0.17	0.45	0.45	0.05	0.05	0	0.00	0.00	0.00	0.00	0.00
唾液腺	C07-C08	7	0.40	1.06	0.99	0.06	0.12	3	0.24	0.50	0.45	0.02	0.08
扁桃体	C09	0	0.00	0.00	0.00	0.00	0.00	0	0.00	0.00	0.00	0.00	0.00
其他的口咽	C10	3	0.17	0.45	0.37	0.01	0.04	0	0.00	0.00	0.00	0.00	0.00
鼻咽	C11	20	1.13	3.03	2.94	0.20	0.27	7	0.55	1.16	0.83	0.06	0.06
喉咽	C12-C13	0	0.00	0.00	0.00	0.00	0.00	0	0.00	0.00	0.00	0.00	0.00
咽,部位不明	C14	0	0.00	0.00	0.00	0.00	0.00	0	0.00	0.00	0.00	0.00	0.00
食管	C15	180	10.20	27.29	25.58	1.41	2.87	76	5.96	12.61	9.52	0.59	1.12
胃	C16	203	11.50	30.78	28.11	1.49	3.28	77	6.04	12.77	10.06	0.63	1.14
小肠	C17	7	0.40	1.06	1.11	0.07	0.09	7	0.55	1.16	0.95	0.08	0.08
结肠	C18	28	1.59	4.25	4.07	0.37	0.42	35	2.75	5.81	4.63	0.32	0.45
直肠	C19-C20	59	3.34	8.95	8.50	0.49	0.89	43	3.37	7.13	5.63	0.40	0.64
肛门	C21	0	0.00	0.00	0.00	0.00	0.00	0	0.00	0.00	0.00	0.00	0.00
肝脏	C22	246	13.94	37.30	34.62	2.14	3.93	109	8.55	18.08	14.87	0.98	1.68
胆囊及其他	C23-C24	32	1.81	4.85	4.47	0.21	0.57	20	1.57	3.32	2.24	0.11	0.25
胰腺	C25	24	1.36	3.64	3.17	0.19	0.37	15	1.18	2.49	1.73	0.09	0.15
鼻、鼻窦及其他	C30-C31	1	0.06	0.15	0.09	0.01	0.01	0	0.00	0.00	0.00	0.00	0.00
喉	C32	11	0.62	1.67	1.61	0.13	0.21	1	0.08	0.17	0.14	0.00	0.02
气管、支气管、肺	C33-C34	728	41.25	110.39	102.02	5.23	11.52	262	20.55	43.47	33.72	2.07	3.74
其他的胸腔器官	C37-C38	4	0.23	0.61	0.46	0.00	0.02	4	0.31	0.66	0.56	0.05	0.08
骨	C40-C41	26	1.47	3.94	3.79	0.26	0.33	10	0.78	1.66	1.68	0.16	0.16
皮肤的黑色素瘤	C43	0	0.00	0.00	0.00	0.00	0.00	0	0.00	0.00	0.00	0.00	0.00
其他的皮肤	C44	7	0.40	1.06	0.99	0.04	0.11	4	0.31	0.66	0.40	0.00	0.05
间皮瘤	C45	0	0.00	0.00	0.00	0.00	0.00	0	0.00	0.00	0.00	0.00	0.00
卡波西肉瘤	C46	0	0.00	0.00	0.00	0.00	0.00	0	0.00	0.00	0.00	0.00	0.00
周围神经、其他结缔组织、软组织	C47;C49	0	0.00	0.00	0.00	0.00	0.00	0	0.00	0.00	0.00	0.00	0.00
乳房	C50	–	–	–	–	–	–	240	18.82	39.82	36.58	3.25	3.84
外阴	C51	–	–	–	–	–	–	3	0.24	0.50	0.57	0.06	0.06
阴道	C52	–	–	–	–	–	–	0	0.00	0.00	0.00	0.00	0.00
子宫颈	C53	–	–	–	–	–	–	122	9.57	20.24	17.93	1.54	1.85
子宫体	C54	–	–	–	–	–	–	38	2.98	6.30	5.73	0.46	0.61
子宫,部位不明	C55	–	–	–	–	–	–	1	0.08	0.17	0.12	0.00	0.03
卵巢	C56	–	–	–	–	–	–	41	3.22	6.80	5.73	0.52	0.52
其他的女性生殖器	C57	–	–	–	–	–	–	0	0.00	0.00	0.00	0.00	0.00
胎盘	C58	–	–	–	–	–	–	0	0.00	0.00	0.00	0.00	0.00
阴茎	C60	1	0.06	0.15	0.14	0.00	0.02	–	–	–	–	–	–
前列腺	C61	19	1.08	2.88	2.87	0.09	0.20	–	–	–	–	–	–
睾丸	C62	2	0.11	0.30	0.27	0.03	0.03	–	–	–	–	–	–
其他的男性生殖器	C63	0	0.00	0.00	0.00	0.00	0.00	–	–	–	–	–	–
肾	C64	4	0.23	0.61	0.56	0.05	0.08	9	0.71	1.49	1.00	0.06	0.06
肾盂	C65	0	0.00	0.00	0.00	0.00	0.00	0	0.00	0.00	0.00	0.00	0.00
输尿管	C66	1	0.06	0.15	0.11	0.00	0.00	0	0.00	0.00	0.00	0.00	0.00
膀胱	C67	17	0.96	2.58	2.40	0.12	0.29	8	0.63	1.33	1.03	0.07	0.12
其他的泌尿器官	C68	1	0.06	0.15	0.13	0.01	0.01	0	0.00	0.00	0.00	0.00	0.00
眼	C69	0	0.00	0.00	0.00	0.00	0.00	0	0.00	0.00	0.00	0.00	0.00
脑、神经系统	C70-C72	37	2.10	5.61	5.24	0.31	0.56	49	3.84	8.13	7.09	0.58	0.65
甲状腺	C73	10	0.57	1.52	1.32	0.11	0.11	28	2.20	4.65	4.41	0.38	0.43
肾上腺	C74	0	0.00	0.00	0.00	0.00	0.00	2	0.16	0.33	0.34	0.03	0.03
其他的内分泌腺	C75	1	0.06	0.15	0.14	0.00	0.02	0	0.00	0.00	0.00	0.00	0.00
霍奇金病	C81	1	0.06	0.15	0.13	0.01	0.01	1	0.08	0.17	0.16	0.01	0.01
非霍奇金淋巴瘤	C82-C85;C96	1	0.06	0.15	0.17	0.02	0.02	0	0.00	0.00	0.00	0.00	0.00
免疫增生性疾病	C88	0	0.00	0.00	0.00	0.00	0.00	0	0.00	0.00	0.00	0.00	0.00
多发性骨髓瘤	C90	0	0.00	0.00	0.00	0.00	0.00	0	0.00	0.00	0.00	0.00	0.00
淋巴样白血病	C91	17	0.96	2.58	2.90	0.20	0.22	10	0.78	1.66	1.33	0.09	0.12
髓样白血病	C92-C94	17	0.96	2.58	2.49	0.17	0.26	8	0.63	1.33	1.28	0.11	0.14
白血病,未特指	C95	2	0.11	0.30	0.30	0.03	0.03	11	0.86	1.82	1.67	0.16	0.16
其他的或未指明部位的	O&U	38	2.15	5.76	5.79	0.37	0.64	31	2.43	5.14	5.12	0.38	0.54
合计	ALL	1765	100.00	267.64	249.22	13.94	27.75	1275	100.00	211.52	177.49	13.28	18.94
所有部位除外 C44	ALLbutC44	1758	99.60	266.58	248.23	13.90	27.63	1271	99.69	210.86	177.09	13.28	18.89

表 6-2-14a　2011 年河南省偃师县恶性肿瘤发病主要指标

部位		男性						女性					
		病例数	构成（%）	粗率（1/10万）	世调率（1/10万）	累计率（%）0~64	累计率（%）0~74	病例数	构成（%）	粗率（1/10万）	世调率（1/10万）	累计率（%）0~64	累计率（%）0~74
唇	C00	0	0.00	0.00	0.00	0.00	0.00	0	0.00	0.00	0.00	0.00	0.00
舌	C01-C02	2	0.28	0.65	0.54	0.05	0.05	1	0.15	0.33	0.31	0.00	0.05
口	C03-C06	1	0.14	0.32	0.25	0.03	0.03	2	0.30	0.66	0.27	0.00	0.00
唾液腺	C07-C08	2	0.28	0.65	0.47	0.02	0.09	3	0.45	0.99	0.65	0.06	0.06
扁桃体	C09	0	0.00	0.00	0.00	0.00	0.00	0	0.00	0.00	0.00	0.00	0.00
其他的口咽	C10	1	0.14	0.32	0.30	0.00	0.05	0	0.00	0.00	0.00	0.00	0.00
鼻咽	C11	1	0.14	0.32	0.21	0.00	0.00	1	0.15	0.33	0.26	0.00	0.07
喉咽	C12-C13	1	0.14	0.32	0.30	0.00	0.05	0	0.00	0.00	0.00	0.00	0.00
咽,部位不明	C14	1	0.14	0.32	0.28	0.00	0.07	0	0.00	0.00	0.00	0.00	0.00
食管	C15	153	21.49	49.48	40.17	1.73	4.79	122	18.35	40.26	26.20	0.88	3.39
胃	C16	135	18.96	43.66	35.13	1.36	4.51	70	10.53	23.10	15.23	0.62	1.90
小肠	C17	2	0.28	0.65	0.47	0.02	0.09	2	0.30	0.66	0.50	0.02	0.09
结肠	C18	15	2.11	4.85	3.93	0.20	0.39	16	2.41	5.28	3.65	0.21	0.49
直肠	C19-C20	37	5.20	11.96	9.61	0.44	1.07	24	3.61	7.92	5.91	0.25	0.80
肛门	C21	0	0.00	0.00	0.00	0.00	0.00	1	0.15	0.33	0.24	0.02	0.02
肝脏	C22	98	13.76	31.69	24.93	1.52	3.12	40	6.02	13.20	9.22	0.46	1.24
胆囊及其他	C23-C24	16	2.25	5.17	4.05	0.06	0.58	22	3.31	7.26	4.81	0.16	0.63
胰腺	C25	10	1.40	3.23	2.36	0.14	0.21	8	1.20	2.64	1.85	0.08	0.26
鼻、鼻窦及其他	C30-C31	2	0.28	0.65	0.45	0.06	0.06	0	0.00	0.00	0.00	0.00	0.00
喉	C32	4	0.56	1.29	1.00	0.05	0.10	1	0.15	0.33	0.26	0.02	0.02
气管、支气管、肺	C33-C34	113	15.87	36.54	29.43	1.51	3.22	74	11.13	24.42	15.43	0.66	1.61
其他的胸腔器官	C37-C38	1	0.14	0.32	0.19	0.02	0.02	1	0.15	0.33	0.18	0.02	0.02
骨	C40-C41	5	0.70	1.62	1.20	0.02	0.14	4	0.60	1.32	1.09	0.05	0.17
皮肤的黑色素瘤	C43	3	0.42	0.97	0.92	0.06	0.06	2	0.30	0.66	0.43	0.05	0.05
其他的皮肤	C44	5	0.70	1.62	1.16	0.07	0.14	2	0.30	0.66	0.42	0.00	0.07
间皮瘤	C45	0	0.00	0.00	0.00	0.00	0.00	2	0.30	0.66	0.44	0.02	0.09
卡波西肉瘤	C46	0	0.00	0.00	0.00	0.00	0.00	0	0.00	0.00	0.00	0.00	0.00
周围神经、其他结缔组织、软组织	C47;C49	3	0.42	0.97	0.67	0.05	0.05	5	0.75	1.65	1.24	0.07	0.12
乳房	C50	–	–	–	–	–	–	108	16.24	35.64	26.16	2.06	2.92
外阴	C51	–	–	–	–	–	–	1	0.15	0.33	0.16	0.00	0.00
阴道	C52	–	–	–	–	–	–	0	0.00	0.00	0.00	0.00	0.00
子宫颈	C53	–	–	–	–	–	–	22	3.31	7.26	5.35	0.45	0.56
子宫体	C54	–	–	–	–	–	–	17	2.56	5.61	4.12	0.35	0.47
子宫,部位不明	C55	–	–	–	–	–	–	9	1.35	2.97	2.43	0.14	0.36
卵巢	C56	–	–	–	–	–	–	16	2.41	5.28	4.25	0.31	0.43
其他的女性生殖器	C57	–	–	–	–	–	–	1	0.15	0.33	0.31	0.00	0.05
胎盘	C58	–	–	–	–	–	–	0	0.00	0.00	0.00	0.00	0.00
阴茎	C60	0	0.00	0.00	0.00	0.00	0.00	–	–	–	–	–	–
前列腺	C61	11	1.54	3.56	2.50	0.07	0.35	–	–	–	–	–	–
睾丸	C62	2	0.28	0.65	0.93	0.03	0.10	–	–	–	–	–	–
其他的男性生殖器	C63	0	0.00	0.00	0.00	0.00	0.00	–	–	–	–	–	–
肾	C64	8	1.12	2.59	1.85	0.18	0.18	4	0.60	1.32	0.83	0.08	0.08
肾盂	C65	0	0.00	0.00	0.00	0.00	0.00	0	0.00	0.00	0.00	0.00	0.00
输尿管	C66	0	0.00	0.00	0.00	0.00	0.00	0	0.00	0.00	0.00	0.00	0.00
膀胱	C67	20	2.81	6.47	5.10	0.29	0.62	9	1.35	2.97	2.04	0.12	0.24
其他的泌尿器官	C68	0	0.00	0.00	0.00	0.00	0.00	1	0.15	0.33	0.25	0.03	0.03
眼	C69	0	0.00	0.00	0.00	0.00	0.00	0	0.00	0.00	0.00	0.00	0.00
脑、神经系统	C70-C72	18	2.53	5.82	4.24	0.37	0.50	29	4.36	9.57	6.91	0.46	0.94
甲状腺	C73	1	0.14	0.32	0.28	0.00	0.07	9	1.35	2.97	2.05	0.18	0.24
肾上腺	C74	0	0.00	0.00	0.00	0.00	0.00	0	0.00	0.00	0.00	0.00	0.00
其他的内分泌腺	C75	4	0.56	1.29	1.14	0.06	0.11	6	0.90	1.98	1.62	0.09	0.20
霍奇金病	C81	0	0.00	0.00	0.00	0.00	0.00	0	0.00	0.00	0.00	0.00	0.00
非霍奇金淋巴瘤	C82-C85;C96	9	1.26	2.91	2.29	0.16	0.28	4	0.60	1.32	0.80	0.04	0.04
免疫增生性疾病	C88	0	0.00	0.00	0.00	0.00	0.00	0	0.00	0.00	0.00	0.00	0.00
多发性骨髓瘤	C90	0	0.00	0.00	0.00	0.00	0.00	0	0.00	0.00	0.00	0.00	0.00
淋巴样白血病	C91	6	0.84	1.94	1.57	0.12	0.17	1	1.05	0.33	0.26	0.00	0.07
髓样白血病	C92-C94	1	0.14	0.32	0.30	0.00	0.05	7	1.05	2.31	2.04	0.12	0.17
白血病,未特指	C95	12	1.69	3.88	3.22	0.18	0.30	8	1.20	2.64	1.88	0.14	0.14
其他的或未指明部位的	O&U	9	1.26	2.91	2.31	0.14	0.28	10	1.50	3.30	2.20	0.11	0.23
合计	ALL	712	100.00	230.24	183.77	9.00	21.91	665	100.00	219.43	152.25	8.37	18.31
所有部位除外 C44	ALLbutC44	707	99.30	228.63	182.61	8.94	21.77	663	99.70	218.77	151.83	8.37	18.24

表 6-2-15a 2011 年河南省郾城县恶性肿瘤发病主要指标

部位		男性						女性					
		病例数	构成（%）	粗率（1/10万）	世调率（1/10万）	累计率（%）0~64	累计率（%）0~74	病例数	构成（%）	粗率（1/10万）	世调率（1/10万）	累计率（%）0~64	累计率（%）0~74
唇	C00	1	0.17	0.39	0.34	0.03	0.03	0	0.00	0.00	0.00	0.00	0.00
舌	C01-C02	0	0.00	0.00	0.00	0.00	0.00	0	0.00	0.00	0.00	0.00	0.00
口	C03-C06	0	0.00	0.00	0.00	0.00	0.00	1	0.21	0.46	0.41	0.04	0.04
唾液腺	C07-C08	0	0.00	0.00	0.00	0.00	0.00	2	0.42	0.93	0.72	0.08	0.08
扁桃体	C09	0	0.00	0.00	0.00	0.00	0.00	1	0.21	0.46	0.34	0.03	0.03
其他的口咽	C10	0	0.00	0.00	0.00	0.00	0.00	0	0.00	0.00	0.00	0.00	0.00
鼻咽	C11	0	0.00	0.00	0.00	0.00	0.00	0	0.00	0.00	0.00	0.00	0.00
喉咽	C12-C13	1	0.17	0.39	0.39	0.00	0.10	0	0.00	0.00	0.00	0.00	0.00
咽,部位不明	C14	1	0.17	0.39	0.39	0.00	0.10	0	0.00	0.00	0.00	0.00	0.00
食管	C15	57	9.93	22.17	20.35	1.11	2.40	30	6.24	13.92	10.01	0.65	1.21
胃	C16	77	13.41	29.95	26.79	1.23	2.90	24	4.99	11.14	8.29	0.35	1.23
小肠	C17	3	0.52	1.17	0.92	0.06	0.15	1	0.21	0.46	0.21	0.00	0.00
结肠	C18	19	3.31	7.39	6.12	0.48	0.65	10	2.08	4.64	3.48	0.38	0.38
直肠	C19-C20	24	4.18	9.33	8.59	0.64	1.01	12	2.49	5.57	3.79	0.20	0.33
肛门	C21	1	0.17	0.39	0.39	0.00	0.10	0	0.00	0.00	0.00	0.00	0.00
肝脏	C22	90	15.68	35.01	31.71	2.26	3.73	57	11.85	26.45	20.52	1.63	2.36
胆囊及其他	C23-C24	6	1.05	2.33	2.08	0.11	0.21	6	1.25	2.78	1.70	0.08	0.16
胰腺	C25	8	1.39	3.11	2.59	0.16	0.22	6	1.25	2.78	2.10	0.02	0.34
鼻、鼻窦及其他	C30-C31	0	0.00	0.00	0.00	0.00	0.00	0	0.00	0.00	0.00	0.00	0.00
喉	C32	4	0.70	1.56	1.39	0.12	0.22	1	0.21	0.46	0.37	0.05	0.05
气管、支气管、肺	C33-C34	185	32.23	71.96	64.61	2.68	7.44	98	20.37	45.48	32.30	2.01	3.11
其他的胸腔器官	C37-C38	1	0.17	0.39	0.41	0.00	0.07	0	0.00	0.00	0.00	0.00	0.00
骨	C40-C41	4	0.70	1.56	2.01	0.17	0.17	3	0.62	1.39	1.01	0.08	0.08
皮肤的黑色素瘤	C43	1	0.17	0.39	0.41	0.00	0.07	1	0.21	0.46	0.41	0.04	0.04
其他的皮肤	C44	3	0.52	1.17	0.88	0.02	0.02	3	0.62	1.39	2.10	0.11	0.11
间皮瘤	C45	0	0.00	0.00	0.00	0.00	0.00	0	0.00	0.00	0.00	0.00	0.00
卡波西肉瘤	C46	0	0.00	0.00	0.00	0.00	0.00	0	0.00	0.00	0.00	0.00	0.00
周围神经、其他结缔组织、软组织	C47;C49	1	0.17	0.39	0.79	0.03	0.03	1	0.21	0.46	0.35	0.00	0.09
乳房	C50	–	–	–	–	–	–	104	21.62	48.27	38.36	3.25	3.74
外阴	C51	–	–	–	–	–	–	1	0.21	0.46	0.37	0.05	0.05
阴道	C52	–	–	–	–	–	–	0	0.00	0.00	0.00	0.00	0.00
子宫颈	C53	–	–	–	–	–	–	36	7.48	16.71	13.02	1.10	1.19
子宫体	C54	–	–	–	–	–	–	6	1.25	2.78	2.16	0.19	0.19
子宫,部位不明	C55	–	–	–	–	–	–	6	1.25	2.78	2.30	0.20	0.20
卵巢	C56	–	–	–	–	–	–	14	2.91	6.50	5.12	0.49	0.49
其他的女性生殖器	C57	–	–	–	–	–	–	2	0.42	0.93	0.74	0.06	0.06
胎盘	C58	–	–	–	–	–	–	0	0.00	0.00	0.00	0.00	0.00
阴茎	C60	1	0.17	0.39	0.41	0.00	0.07	–	–	–	–	–	–
前列腺	C61	9	1.57	3.50	2.84	0.09	0.09	–	–	–	–	–	–
睾丸	C62	1	0.17	0.39	0.24	0.02	0.02	–	–	–	–	–	–
其他的男性生殖器	C63	0	0.00	0.00	0.00	0.00	0.00	–	–	–	–	–	–
肾	C64	7	1.22	2.72	2.27	0.14	0.31	0	0.00	0.00	0.00	0.00	0.00
肾盂	C65	0	0.00	0.00	0.00	0.00	0.00	0	0.00	0.00	0.00	0.00	0.00
输尿管	C66	0	0.00	0.00	0.00	0.00	0.00	0	0.00	0.00	0.00	0.00	0.00
膀胱	C67	9	1.57	3.50	3.27	0.19	0.46	0	0.00	0.00	0.00	0.00	0.00
其他的泌尿器官	C68	0	0.00	0.00	0.00	0.00	0.00	0	0.00	0.00	0.00	0.00	0.00
眼	C69	0	0.00	0.00	0.00	0.00	0.00	0	0.00	0.00	0.00	0.00	0.00
脑、神经系统	C70-C72	13	2.26	5.06	5.12	0.34	0.51	12	2.49	5.57	4.64	0.38	0.38
甲状腺	C73	5	0.87	1.94	1.73	0.14	0.21	11	2.29	5.11	4.17	0.41	0.41
肾上腺	C74	0	0.00	0.00	0.00	0.00	0.00	0	0.00	0.00	0.00	0.00	0.00
其他的内分泌腺	C75	1	0.17	0.39	0.29	0.04	0.04	0	0.00	0.00	0.00	0.00	0.00
霍奇金病	C81	0	0.00	0.00	0.00	0.00	0.00	0	0.00	0.00	0.00	0.00	0.00
非霍奇金淋巴瘤	C82-C85;C96	8	1.39	3.11	2.87	0.24	0.30	9	1.87	4.18	3.26	0.29	0.29
免疫增生性疾病	C88	0	0.00	0.00	0.00	0.00	0.00	0	0.00	0.00	0.00	0.00	0.00
多发性骨髓瘤	C90	0	0.00	0.00	0.00	0.00	0.00	0	0.00	0.00	0.00	0.00	0.00
淋巴样白血病	C91	2	0.35	0.78	0.83	0.02	0.09	2	0.42	0.93	0.51	0.03	0.03
髓样白血病	C92-C94	1	0.17	0.39	0.24	0.02	0.02	4	0.83	1.86	1.46	0.09	0.15
白血病,未特指	C95	19	3.31	7.39	8.22	0.58	0.58	13	2.70	6.03	7.83	0.44	0.50
其他的或未指明部位的	O&U	11	1.92	4.28	4.04	0.33	0.43	4	0.83	1.86	2.01	0.10	0.17
合计	ALL	574	100.00	223.26	203.56	11.24	22.73	481	100.00	223.24	174.05	12.84	17.47
所有部位除外 C44	ALLbutC44	571	99.48	222.09	202.68	11.22	22.71	478	99.38	221.84	171.95	12.72	17.36

表6-2-16a 2011年河南省漯河市恶性肿瘤发病主要指标

部位		男性						女性					
		病例数	构成（%）	粗率（1/10万）	世调率（1/10万）	累计率（%）		病例数	构成（%）	粗率（1/10万）	世调率（1/10万）	累计率（%）	
						0~64	0~74					0~64	0~74
唇	C00	1	0.10	0.24	0.13	0.00	0.00	0	0.00	0.00	0.00	0.00	0.00
舌	C01-C02	0	0.00	0.00	0.00	0.00	0.00	1	0.11	0.26	0.26	0.03	0.03
口	C03-C06	10	0.98	2.42	2.13	0.21	0.26	1	0.11	0.26	0.21	0.02	0.02
唾液腺	C07-C08	2	0.20	0.48	0.40	0.04	0.04	0	0.00	0.00	0.00	0.00	0.00
扁桃体	C09	1	0.10	0.24	0.18	0.02	0.02	2	0.22	0.52	0.40	0.02	0.07
其他的口咽	C10	3	0.29	0.73	0.70	0.08	0.08	2	0.22	0.52	0.38	0.02	0.07
鼻咽	C11	11	1.08	2.66	2.22	0.17	0.21	11	1.23	2.86	1.99	0.12	0.16
喉咽	C12-C13	3	0.29	0.73	0.56	0.04	0.04	0	0.00	0.00	0.00	0.00	0.00
咽，部位不明	C14	0	0.00	0.00	0.00	0.00	0.00	0	0.00	0.00	0.00	0.00	0.00
食管	C15	106	10.39	25.63	21.21	1.22	2.29	68	7.61	17.71	13.20	0.68	1.49
胃	C16	126	12.35	30.47	26.71	1.39	3.31	56	6.26	14.58	11.10	0.68	1.29
小肠	C17	5	0.49	1.21	1.11	0.05	0.05	1	0.11	0.26	0.20	0.02	0.02
结肠	C18	37	3.63	8.95	7.54	0.42	0.81	28	3.13	7.29	5.46	0.25	0.61
直肠	C19-C20	35	3.43	8.46	6.85	0.31	0.86	28	3.13	7.29	5.67	0.51	0.60
肛门	C21	2	0.20	0.48	0.38	0.04	0.04	1	0.11	0.26	0.23	0.02	0.02
肝脏	C22	154	15.10	37.24	31.66	2.35	3.66	103	11.52	26.82	20.97	1.72	2.21
胆囊及其他	C23-C24	12	1.18	2.90	2.33	0.04	0.22	12	1.34	3.12	2.33	0.11	0.29
胰腺	C25	23	2.25	5.56	4.46	0.24	0.61	17	1.90	4.43	3.54	0.20	0.37
鼻、鼻窦及其他	C30-C31	3	0.29	0.73	0.71	0.03	0.07	0	0.00	0.00	0.00	0.00	0.00
喉	C32	4	0.39	0.97	0.69	0.05	0.05	0	0.00	0.00	0.00	0.00	0.00
气管、支气管、肺	C33-C34	362	35.49	87.54	72.87	4.26	8.57	149	16.67	38.79	28.71	1.94	3.40
其他的胸腔器官	C37-C38	1	0.10	0.24	0.24	0.03	0.03	1	0.11	0.26	0.26	0.03	0.03
骨	C40-C41	9	0.88	2.18	1.86	0.17	0.21	3	0.34	0.78	0.84	0.05	0.05
皮肤的黑色素瘤	C43	0	0.00	0.00	0.00	0.00	0.00	1	0.11	0.26	0.09	0.00	0.00
其他的皮肤	C44	1	0.10	0.24	0.24	0.00	0.04	0	0.00	0.00	0.00	0.00	0.00
间皮瘤	C45	0	0.00	0.00	0.00	0.00	0.00	0	0.00	0.00	0.00	0.00	0.00
卡波西肉瘤	C46	0	0.00	0.00	0.00	0.00	0.00	0	0.00	0.00	0.00	0.00	0.00
周围神经、其他结缔组织、软组织	C47;C49	1	0.10	0.24	0.25	0.03	0.03	1	0.11	0.26	0.11	0.00	0.00
乳房	C50	–	–	–	–	–	–	163	18.23	42.44	33.39	2.90	3.53
外阴	C51	–	–	–	–	–	–	1	0.11	0.26	0.18	0.02	0.02
阴道	C52	–	–	–	–	–	–	1	0.11	0.26	0.26	0.03	0.03
子宫颈	C53	–	–	–	–	–	–	80	8.95	20.83	16.70	1.41	1.73
子宫体	C54	–	–	–	–	–	–	71	7.94	18.49	15.00	1.35	1.43
子宫，部位不明	C55	–	–	–	–	–	–	1	0.11	0.26	0.21	0.02	0.02
卵巢	C56	–	–	–	–	–	–	15	1.68	3.91	3.11	0.23	0.31
其他的女性生殖器	C57	–	–	–	–	–	–	0	0.00	0.00	0.00	0.00	0.00
胎盘	C58	–	–	–	–	–	–	0	0.00	0.00	0.00	0.00	0.00
阴茎	C60	5	0.49	1.21	1.01	0.08	0.08	–	–	–	–	–	–
前列腺	C61	11	1.08	2.66	2.03	0.08	0.13	–	–	–	–	–	–
睾丸	C62	1	0.10	0.24	0.17	0.01	0.01	–	–	–	–	–	–
其他的男性生殖器	C63	0	0.00	0.00	0.00	0.00	0.00	–	–	–	–	–	–
肾	C64	6	0.59	1.45	1.19	0.07	0.17	2	0.22	0.52	0.37	0.05	0.05
肾盂	C65	4	0.39	0.97	0.85	0.09	0.09	0	0.00	0.00	0.00	0.00	0.00
输尿管	C66	0	0.00	0.00	0.00	0.00	0.00	0	0.00	0.00	0.00	0.00	0.00
膀胱	C67	23	2.25	5.56	4.29	0.12	0.42	1	0.11	0.26	0.09	0.00	0.00
其他的泌尿器官	C68	0	0.00	0.00	0.00	0.00	0.00	0	0.00	0.00	0.00	0.00	0.00
眼	C69	0	0.00	0.00	0.00	0.00	0.00	2	0.22	0.52	0.34	0.02	0.02
脑、神经系统	C70-C72	11	1.08	2.66	2.04	0.15	0.24	20	2.24	5.21	4.19	0.26	0.48
甲状腺	C73	4	0.39	0.97	0.82	0.03	0.07	17	1.90	4.43	3.57	0.25	0.34
肾上腺	C74	1	0.10	0.24	0.17	0.01	0.01	0	0.00	0.00	0.00	0.00	0.00
其他的内分泌腺	C75	0	0.00	0.00	0.00	0.00	0.00	0	0.00	0.00	0.00	0.00	0.00
霍奇金病	C81	0	0.00	0.00	0.00	0.00	0.00	0	0.00	0.00	0.00	0.00	0.00
非霍奇金淋巴瘤	C82-C85;C96	4	0.39	0.97	0.70	0.05	0.05	7	0.78	1.82	1.64	0.11	0.16
免疫增生性疾病	C88	0	0.00	0.00	0.00	0.00	0.00	0	0.00	0.00	0.00	0.00	0.00
多发性骨髓瘤	C90	0	0.00	0.00	0.00	0.00	0.00	0	0.00	0.00	0.00	0.00	0.00
淋巴样白血病	C91	5	0.49	1.21	1.29	0.09	0.09	4	0.45	1.04	1.04	0.07	0.07
髓样白血病	C92-C94	14	1.37	3.39	3.04	0.21	0.35	13	1.45	3.38	2.91	0.18	0.18
白血病，未特指	C95	4	0.39	0.97	0.93	0.09	0.09	8	0.89	2.08	1.78	0.14	0.14
其他的或未指明部位的	O&U	11	1.08	2.66	2.53	0.15	0.31	2	0.22	0.52	0.51	0.03	0.07
合计	ALL	1020	100.00	246.65	207.41	12.50	23.85	894	100.00	232.77	181.25	13.48	19.29
所有部位除外 C44	ALLbutC44	1019	99.90	246.40	207.17	12.50	23.81	894	100.00	232.77	181.25	13.48	19.29

表 6-2-1b　2011 年河南省郸城县恶性肿瘤死亡主要指标

部位		男性				累计率（%）		女性				累计率（%）	
		病例数	构成（%）	粗率（1/10万）	世调率（1/10万）	0~64	0~74	病例数	构成（%）	粗率（1/10万）	世调率（1/10万）	0~64	0~74
唇	C00	7	0.55	0.99	1.00	0.11	0.11	1	0.10	0.15	0.14	0.01	0.01
舌	C01-C02	5	0.39	0.71	0.72	0.08	0.08	2	0.20	0.30	0.30	0.02	0.04
口	C03-C06	1	0.08	0.14	0.10	0.00	0.02	0	0.00	0.00	0.00	0.00	0.00
唾液腺	C07-C08	0	0.00	0.00	0.00	0.00	0.00	1	0.10	0.15	0.17	0.02	0.02
扁桃体	C09	0	0.00	0.00	0.00	0.00	0.00	0	0.00	0.00	0.00	0.00	0.00
其他的口咽	C10	0	0.00	0.00	0.00	0.00	0.00	0	0.00	0.00	0.00	0.00	0.00
鼻咽	C11	6	0.47	0.85	0.74	0.07	0.07	8	0.81	1.20	0.88	0.04	0.14
喉咽	C12-C13	0	0.00	0.00	0.00	0.00	0.00	0	0.00	0.00	0.00	0.00	0.00
咽,部位不明	C14	3	0.24	0.42	0.49	0.06	0.06	0	0.00	0.00	0.00	0.00	0.00
食管	C15	290	22.91	40.96	39.22	3.09	5.58	171	17.36	25.67	23.86	1.67	3.46
胃	C16	169	13.35	23.87	21.78	1.45	2.92	93	9.44	13.96	13.58	1.11	1.73
小肠	C17	1	0.08	0.14	0.15	0.02	0.02	1	0.10	0.15	0.09	0.01	0.01
结肠	C18	17	1.34	2.40	1.99	0.10	0.31	20	2.03	3.00	3.03	0.27	0.40
直肠	C19-C20	71	5.61	10.03	9.22	0.69	1.20	67	6.80	10.06	9.63	0.74	1.22
肛门	C21	0	0.00	0.00	0.00	0.00	0.00	0	0.00	0.00	0.00	0.00	0.00
肝脏	C22	240	18.96	33.90	32.21	2.36	4.17	96	9.75	14.41	12.77	0.88	1.60
胆囊及其他	C23-C24	7	0.55	0.99	0.93	0.07	0.11	4	0.41	0.60	0.72	0.09	0.09
胰腺	C25	22	1.74	3.11	2.98	0.28	0.39	11	1.12	1.65	1.74	0.18	0.18
鼻、鼻窦及其他	C30-C31	2	0.16	0.28	0.23	0.02	0.02	1	0.10	0.15	0.14	0.01	0.01
喉	C32	14	1.11	1.98	1.86	0.13	0.27	4	0.41	0.60	0.64	0.05	0.09
气管、支气管、肺	C33-C34	361	28.52	50.99	40.81	1.36	6.29	204	20.71	30.63	22.46	0.65	3.46
其他的胸腔器官	C37-C38	1	0.08	0.14	0.15	0.02	0.02	1	0.10	0.15	0.15	0.01	0.01
骨	C40-C41	1	0.08	0.14	0.21	0.01	0.01	2	0.20	0.30	0.17	0.01	0.01
皮肤的黑色素瘤	C43	0	0.00	0.00	0.00	0.00	0.00	0	0.00	0.00	0.00	0.00	0.00
其他的皮肤	C44	1	0.08	0.14	0.13	0.01	0.01	0	0.00	0.00	0.00	0.00	0.00
间皮瘤	C45	0	0.00	0.00	0.00	0.00	0.00	0	0.00	0.00	0.00	0.00	0.00
卡波西肉瘤	C46	0	0.00	0.00	0.00	0.00	0.00	0	0.00	0.00	0.00	0.00	0.00
周围神经、其他结缔组织、软组织	C47;C49	0	0.00	0.00	0.00	0.00	0.00	1	0.10	0.15	0.17	0.02	0.02
乳房	C50	–	–	–	–	–	–	185	18.78	27.77	27.11	2.35	3.10
外阴	C51	–	–	–	–	–	–	0	0.00	0.00	0.00	0.00	0.00
阴道	C52	–	–	–	–	–	–	0	0.00	0.00	0.00	0.00	0.00
子宫颈	C53	–	–	–	–	–	–	47	4.77	7.06	6.64	0.58	0.78
子宫体	C54	–	–	–	–	–	–	4	0.41	0.60	0.64	0.06	0.06
子宫,部位不明	C55	–	–	–	–	–	–	13	1.32	1.95	1.62	0.07	0.22
卵巢	C56	–	–	–	–	–	–	20	2.03	3.00	2.95	0.29	0.36
其他的女性生殖器	C57	–	–	–	–	–	–	0	0.00	0.00	0.00	0.00	0.00
胎盘	C58	–	–	–	–	–	–	0	0.00	0.00	0.00	0.00	0.00
阴茎	C60	2	0.16	0.28	0.22	0.00	0.05	–	–	–	–	–	–
前列腺	C61	1	0.08	0.14	0.17	0.00	0.00	–	–	–	–	–	–
睾丸	C62	0	0.00	0.00	0.00	0.00	0.00	–	–	–	–	–	–
其他的男性生殖器	C63	0	0.00	0.00	0.00	0.00	0.00	–	–	–	–	–	–
肾	C64	2	0.16	0.28	0.20	0.00	0.02	1	0.10	0.15	0.11	0.01	0.01
肾盂	C65	0	0.00	0.00	0.00	0.00	0.00	0	0.00	0.00	0.00	0.00	0.00
输尿管	C66	0	0.00	0.00	0.00	0.00	0.00	0	0.00	0.00	0.00	0.00	0.00
膀胱	C67	4	0.32	0.56	0.40	0.02	0.04	0	0.00	0.00	0.00	0.00	0.00
其他的泌尿器官	C68	0	0.00	0.00	0.00	0.00	0.00	0	0.00	0.00	0.00	0.00	0.00
眼	C69	0	0.00	0.00	0.00	0.00	0.00	0	0.00	0.00	0.00	0.00	0.00
脑、神经系统	C70-C72	18	1.42	2.54	2.25	0.19	0.21	11	1.12	1.65	1.57	0.16	0.16
甲状腺	C73	1	0.08	0.14	0.17	0.02	0.02	3	0.30	0.45	0.41	0.03	0.05
肾上腺	C74	0	0.00	0.00	0.00	0.00	0.00	0	0.00	0.00	0.00	0.00	0.00
其他的内分泌腺	C75	0	0.00	0.00	0.00	0.00	0.00	0	0.00	0.00	0.00	0.00	0.00
霍奇金病	C81	0	0.00	0.00	0.00	0.00	0.00	0	0.00	0.00	0.00	0.00	0.00
非霍奇金淋巴瘤	C82-C85;C96	2	0.16	0.28	0.21	0.01	0.03	1	0.10	0.15	0.11	0.01	0.01
免疫增生性疾病	C88	0	0.00	0.00	0.00	0.00	0.00	0	0.00	0.00	0.00	0.00	0.00
多发性骨髓瘤	C90	0	0.00	0.00	0.00	0.00	0.00	0	0.00	0.00	0.00	0.00	0.00
淋巴样白血病	C91	0	0.00	0.00	0.00	0.00	0.00	0	0.00	0.00	0.00	0.00	0.00
髓样白血病	C92-C94	0	0.00	0.00	0.00	0.00	0.00	0	0.00	0.00	0.00	0.00	0.00
白血病,未特指	C95	8	0.63	1.13	1.22	0.11	0.11	5	0.51	0.75	0.87	0.07	0.07
其他的或未指明部位的	O&U	9	0.71	1.27	1.19	0.10	0.12	7	0.71	1.05	1.19	0.13	0.13
合计	ALL	1266	100.00	178.80	160.92	10.39	22.28	985	100.00	147.88	133.86	9.57	17.47
所有部位除外 C44	ALLbutC44	1265	99.92	178.66	160.79	10.38	22.27	985	100.00	147.88	133.86	9.57	17.47

表 6-2-2b　2011 年河南省辉县市恶性肿瘤死亡主要指标

部位		男性						女性					
		病例数	构成(%)	粗率(1/10万)	世调率(1/10万)	累计率(%) 0~64	0~74	病例数	构成(%)	粗率(1/10万)	世调率(1/10万)	累计率(%) 0~64	0~74
唇	C00	0	0.00	0.00	0.00	0.00	0.00	1	0.20	0.24	0.27	0.03	0.03
舌	C01-C02	1	0.13	0.24	0.28	0.04	0.04	1	0.20	0.24	0.09	0.00	0.00
口	C03-C06	0	0.00	0.00	0.00	0.00	0.00	1	0.20	0.24	0.09	0.00	0.00
唾液腺	C07-C08	0	0.00	0.00	0.00	0.00	0.00	0	0.00	0.00	0.00	0.00	0.00
扁桃体	C09	0	0.00	0.00	0.00	0.00	0.00	0	0.00	0.00	0.00	0.00	0.00
其他的口咽	C10	0	0.00	0.00	0.00	0.00	0.00	0	0.00	0.00	0.00	0.00	0.00
鼻咽	C11	3	0.39	0.73	0.62	0.06	0.06	0	0.00	0.00	0.00	0.00	0.00
喉咽	C12-C13	0	0.00	0.00	0.00	0.00	0.00	0	0.00	0.00	0.00	0.00	0.00
咽,部位不明	C14	1	0.13	0.24	0.17	0.00	0.04	0	0.00	0.00	0.00	0.00	0.00
食管	C15	296	38.90	71.56	60.18	3.31	6.90	159	31.86	37.74	29.91	1.82	3.62
胃	C16	152	19.97	36.75	31.28	1.86	3.55	74	14.83	17.57	14.67	1.01	1.82
小肠	C17	2	0.26	0.48	0.41	0.04	0.04	1	0.20	0.24	0.13	0.00	0.00
结肠	C18	8	1.05	1.93	1.64	0.13	0.17	18	3.61	4.27	3.21	0.26	0.30
直肠	C19-C20	9	1.18	2.18	2.02	0.19	0.22	16	3.21	3.80	2.94	0.20	0.31
肛门	C21	0	0.00	0.00	0.00	0.00	0.00	0	0.00	0.00	0.00	0.00	0.00
肝脏	C22	93	12.22	22.48	19.47	1.39	2.18	40	8.02	9.49	7.61	0.54	0.82
胆囊及其他	C23-C24	2	0.26	0.48	0.41	0.04	0.04	6	1.20	1.42	1.09	0.07	0.14
胰腺	C25	16	2.10	3.87	3.01	0.17	0.38	11	2.20	2.61	1.97	0.13	0.24
鼻、鼻窦及其他	C30-C31	0	0.00	0.00	0.00	0.00	0.00	1	0.20	0.24	0.30	0.04	0.04
喉	C32	0	0.00	0.00	0.00	0.00	0.00	1	0.20	0.24	0.16	0.00	0.04
气管、支气管、肺	C33-C34	104	13.67	25.14	21.55	1.43	2.41	56	11.22	13.29	10.30	0.71	1.07
其他的胸腔器官	C37-C38	3	0.39	0.73	0.76	0.08	0.08	1	0.20	0.24	0.16	0.00	0.04
骨	C40-C41	6	0.79	1.45	1.46	0.16	0.20	8	1.60	1.90	1.62	0.14	0.18
皮肤的黑色素瘤	C43	0	0.00	0.00	0.00	0.00	0.00	0	0.00	0.00	0.00	0.00	0.00
其他的皮肤	C44	2	0.26	0.48	0.47	0.01	0.01	1	0.20	0.24	0.09	0.00	0.00
间皮瘤	C45	0	0.00	0.00	0.00	0.00	0.00	0	0.00	0.00	0.00	0.00	0.00
卡波西肉瘤	C46	0	0.00	0.00	0.00	0.00	0.00	0	0.00	0.00	0.00	0.00	0.00
周围神经、其他结缔组织、软组织	C47;C49	1	0.13	0.24	0.26	0.03	0.03	1	0.20	0.24	0.20	0.00	0.03
乳房	C50	–	–	–	–	–	–	19	3.81	4.51	4.91	0.53	0.59
外阴	C51	–	–	–	–	–	–	0	0.00	0.00	0.00	0.00	0.00
阴道	C52	–	–	–	–	–	–	0	0.00	0.00	0.00	0.00	0.00
子宫颈	C53	–	–	–	–	–	–	10	2.00	2.37	2.01	0.13	0.27
子宫体	C54	–	–	–	–	–	–	6	1.20	1.42	1.48	0.17	0.17
子宫,部位不明	C55	–	–	–	–	–	–	13	2.61	3.09	2.69	0.15	0.36
卵巢	C56	–	–	–	–	–	–	8	1.60	1.90	1.87	0.20	0.20
其他的女性生殖器	C57	–	–	–	–	–	–	0	0.00	0.00	0.00	0.00	0.00
胎盘	C58	–	–	–	–	–	–	0	0.00	0.00	0.00	0.00	0.00
阴茎	C60	0	0.00	0.00	0.00	0.00	0.00	–	–	–	–	–	–
前列腺	C61	5	0.66	1.21	0.93	0.00	0.08	–	–	–	–	–	–
睾丸	C62	0	0.00	0.00	0.00	0.00	0.00	–	–	–	–	–	–
其他的男性生殖器	C63	0	0.00	0.00	0.00	0.00	0.00	–	–	–	–	–	–
肾	C64	1	0.13	0.24	0.21	0.00	0.04	1	0.20	0.24	0.30	0.04	0.04
肾盂	C65	0	0.00	0.00	0.00	0.00	0.00	0	0.00	0.00	0.00	0.00	0.00
输尿管	C66	0	0.00	0.00	0.00	0.00	0.00	0	0.00	0.00	0.00	0.00	0.00
膀胱	C67	5	0.66	1.21	0.86	0.04	0.07	1	0.20	0.24	0.11	0.00	0.00
其他的泌尿器官	C68	0	0.00	0.00	0.00	0.00	0.00	0	0.00	0.00	0.00	0.00	0.00
眼	C69	0	0.00	0.00	0.00	0.00	0.00	2	0.40	0.47	0.96	0.04	0.04
脑、神经系统	C70-C72	31	4.07	7.49	7.18	0.55	0.67	20	4.01	4.75	4.12	0.24	0.32
甲状腺	C73	0	0.00	0.00	0.00	0.00	0.00	6	1.20	1.42	1.29	0.13	0.13
肾上腺	C74	0	0.00	0.00	0.00	0.00	0.00	0	0.00	0.00	0.00	0.00	0.00
其他的内分泌腺	C75	0	0.00	0.00	0.00	0.00	0.00	0	0.00	0.00	0.00	0.00	0.00
霍奇金病	C81	0	0.00	0.00	0.00	0.00	0.00	0	0.00	0.00	0.00	0.00	0.00
非霍奇金淋巴瘤	C82-C85;C96	0	0.00	0.00	0.00	0.00	0.00	0	0.00	0.00	0.00	0.00	0.00
免疫增生性疾病	C88	0	0.00	0.00	0.00	0.00	0.00	0	0.00	0.00	0.00	0.00	0.00
多发性骨髓瘤	C90	0	0.00	0.00	0.00	0.00	0.00	0	0.00	0.00	0.00	0.00	0.00
淋巴样白血病	C91	1	0.13	0.24	0.21	0.00	0.04	1	0.20	0.24	0.18	0.01	0.01
髓样白血病	C92-C94	1	0.13	0.24	0.25	0.02	0.02	2	0.40	0.47	0.16	0.00	0.04
白血病,未特指	C95	10	1.31	2.42	2.44	0.14	0.18	8	1.60	1.90	1.70	0.08	0.12
其他的或未指明部位的	O&U	8	1.05	1.93	1.98	0.13	0.17	6	1.20	1.42	1.31	0.09	0.19
合计	ALL	761	100.00	183.97	158.06	9.80	17.59	499	100.00	118.45	97.90	6.75	11.17
所有部位除外 C44	ALLbutC44	759	99.74	183.49	157.59	9.78	17.57	498	99.80	118.21	97.81	6.75	11.17

表 6-2-3b 2011 年河南省济源市恶性肿瘤死亡主要指标

部位		男性						女性					
		病例数	构成(%)	粗率(1/10万)	世调率(1/10万)	累计率(%) 0~64	0~74	病例数	构成(%)	粗率(1/10万)	世调率(1/10万)	累计率(%) 0~64	0~74
唇	C00	0	0.00	0.00	0.00	0.00	0.00	0	0.00	0.00	0.00	0.00	0.00
舌	C01-C02	0	0.00	0.00	0.00	0.00	0.00	0	0.00	0.00	0.00	0.00	0.00
口	C03-C06	1	0.16	0.29	0.21	0.02	0.02	2	0.52	0.59	0.59	0.04	0.08
唾液腺	C07-C08	0	0.00	0.00	0.00	0.00	0.00	0	0.00	0.00	0.00	0.00	0.00
扁桃体	C09	0	0.00	0.00	0.00	0.00	0.00	0	0.00	0.00	0.00	0.00	0.00
其他的口咽	C10	0	0.00	0.00	0.00	0.00	0.00	0	0.00	0.00	0.00	0.00	0.00
鼻咽	C11	2	0.32	0.57	0.36	0.02	0.02	0	0.00	0.00	0.00	0.00	0.00
喉咽	C12-C13	0	0.00	0.00	0.00	0.00	0.00	0	0.00	0.00	0.00	0.00	0.00
咽,部位不明	C14	0	0.00	0.00	0.00	0.00	0.00	0	0.00	0.00	0.00	0.00	0.00
食管	C15	108	17.42	30.93	26.42	1.74	2.96	67	17.49	19.89	14.00	0.66	1.48
胃	C16	221	35.65	63.29	53.85	3.38	6.18	112	29.24	33.25	24.22	1.52	2.47
小肠	C17	2	0.32	0.57	0.39	0.00	0.04	0	0.00	0.00	0.00	0.00	0.00
结肠	C18	11	1.77	3.15	2.72	0.11	0.25	9	2.35	2.67	2.00	0.14	0.19
直肠	C19-C20	18	2.90	5.16	4.28	0.16	0.30	14	3.66	4.16	2.89	0.18	0.23
肛门	C21	1	0.16	0.29	0.14	0.00	0.00	4	1.04	1.19	1.13	0.11	0.11
肝脏	C22	82	13.23	23.48	21.00	1.69	2.28	29	7.57	8.61	5.87	0.28	0.62
胆囊及其他	C23-C24	7	1.13	2.00	2.00	0.17	0.17	3	0.78	0.89	0.37	0.00	0.00
胰腺	C25	14	2.26	4.01	3.43	0.26	0.34	6	1.57	1.78	1.49	0.12	0.17
鼻、鼻窦及其他	C30-C31	0	0.00	0.00	0.00	0.00	0.00	0	0.00	0.00	0.00	0.00	0.00
喉	C32	3	0.48	0.86	0.65	0.00	0.08	2	0.52	0.59	0.51	0.00	0.08
气管、支气管、肺	C33-C34	94	15.16	26.92	22.83	1.56	2.32	47	12.27	13.95	11.07	0.74	1.14
其他的胸腔器官	C37-C38	2	0.32	0.57	0.34	0.00	0.05	0	0.00	0.00	0.00	0.00	0.00
骨	C40-C41	4	0.65	1.15	1.01	0.07	0.11	3	0.78	0.89	0.91	0.09	0.09
皮肤的黑色素瘤	C43	0	0.00	0.00	0.00	0.00	0.00	0	0.00	0.00	0.00	0.00	0.00
其他的皮肤	C44	2	0.32	0.57	0.66	0.04	0.04	3	0.78	0.89	0.58	0.02	0.07
间皮瘤	C45	0	0.00	0.00	0.00	0.00	0.00	0	0.00	0.00	0.00	0.00	0.00
卡波西肉瘤	C46	0	0.00	0.00	0.00	0.00	0.00	0	0.00	0.00	0.00	0.00	0.00
周围神经、其他结缔组织、软组织	C47;C49	0	0.00	0.00	0.00	0.00	0.00	0	0.00	0.00	0.00	0.00	0.00
乳房	C50	–	–	–	–	–	–	31	8.09	9.20	8.21	0.69	0.86
外阴	C51	–	–	–	–	–	–	0	0.00	0.00	0.00	0.00	0.00
阴道	C52	–	–	–	–	–	–	0	0.00	0.00	0.00	0.00	0.00
子宫颈	C53	–	–	–	–	–	–	7	1.83	2.08	1.80	0.15	0.20
子宫体	C54	–	–	–	–	–	–	16	4.18	4.75	4.10	0.33	0.52
子宫,部位不明	C55	–	–	–	–	–	–	2	0.52	0.59	0.41	0.03	0.03
卵巢	C56	–	–	–	–	–	–	8	2.09	2.38	2.05	0.14	0.23
其他的女性生殖器	C57	–	–	–	–	–	–	0	0.00	0.00	0.00	0.00	0.00
胎盘	C58	–	–	–	–	–	–	0	0.00	0.00	0.00	0.00	0.00
阴茎	C60	0	0.00	0.00	0.00	0.00	0.00	–	–	–	–	–	–
前列腺	C61	3	0.48	0.86	1.02	0.08	0.08	–	–	–	–	–	–
睾丸	C62	0	0.00	0.00	0.00	0.00	0.00	–	–	–	–	–	–
其他的男性生殖器	C63	0	0.00	0.00	0.00	0.00	0.00	–	–	–	–	–	–
肾	C64	9	1.45	2.58	2.29	0.16	0.30	4	1.04	1.19	0.73	0.04	0.04
肾盂	C65	0	0.00	0.00	0.00	0.00	0.00	0	0.00	0.00	0.00	0.00	0.00
输尿管	C66	0	0.00	0.00	0.00	0.00	0.00	0	0.00	0.00	0.00	0.00	0.00
膀胱	C67	8	1.29	2.29	1.90	0.11	0.16	2	0.52	0.59	0.25	0.00	0.00
其他的泌尿器官	C68	1	0.16	0.29	0.15	0.00	0.00	0	0.00	0.00	0.00	0.00	0.00
眼	C69	0	0.00	0.00	0.00	0.00	0.00	0	0.00	0.00	0.00	0.00	0.00
脑、神经系统	C70-C72	8	1.29	2.29	2.05	0.11	0.23	5	1.31	1.48	1.32	0.07	0.12
甲状腺	C73	1	0.16	0.29	0.25	0.00	0.00	0	0.00	0.00	0.00	0.00	0.00
肾上腺	C74	1	0.16	0.29	0.18	0.01	0.01	0	0.00	0.00	0.00	0.00	0.00
其他的内分泌腺	C75	0	0.00	0.00	0.00	0.00	0.00	0	0.00	0.00	0.00	0.00	0.00
霍奇金病	C81	0	0.00	0.00	0.00	0.00	0.00	0	0.00	0.00	0.00	0.00	0.00
非霍奇金淋巴瘤	C82-C85;C96	5	0.81	1.43	1.51	0.18	0.18	3	0.78	0.89	0.66	0.04	0.04
免疫增生性疾病	C88	0	0.00	0.00	0.00	0.00	0.00	0	0.00	0.00	0.00	0.00	0.00
多发性骨髓瘤	C90	0	0.00	0.00	0.00	0.00	0.00	0	0.00	0.00	0.00	0.00	0.00
淋巴样白血病	C91	2	0.32	0.57	0.59	0.04	0.08	1	0.26	0.30	0.27	0.03	0.03
髓样白血病	C92-C94	0	0.00	0.00	0.00	0.00	0.00	0	0.00	0.00	0.00	0.00	0.00
白血病,未特指	C95	2	0.32	0.57	0.53	0.06	0.06	0	0.00	0.00	0.00	0.00	0.00
其他的或未指明部位的	O&U	8	1.29	2.29	1.68	0.09	0.19	3	0.78	0.89	0.72	0.05	0.05
合计	ALL	620	100.00	177.57	152.44	10.06	16.42	383	100.00	113.71	86.15	5.46	8.84
所有部位除外 C44	ALLbutC44	618	99.68	176.99	151.78	10.02	16.38	380	99.22	112.82	85.57	5.44	8.78

表 6-2-4b 2011 年河南省林州市恶性肿瘤死亡主要指标

部位		男性						女性					
		病例数	构成（%）	粗率（1/10万）	世调率（1/10万）	累计率（%）0~64	累计率（%）0~74	病例数	构成（%）	粗率（1/10万）	世调率（1/10万）	累计率（%）0~64	累计率（%）0~74
唇	C00	0	0.00	0.00	0.00	0.00	0.00	1	0.13	0.19	0.13	0.00	0.00
舌	C01-C02	0	0.00	0.00	0.00	0.00	0.00	2	0.26	0.39	0.29	0.03	0.03
口	C03-C06	1	0.08	0.18	0.16	0.02	0.02	2	0.26	0.39	0.31	0.01	0.05
唾液腺	C07-C08	0	0.00	0.00	0.00	0.00	0.00	0	0.00	0.00	0.00	0.00	0.00
扁桃体	C09	0	0.00	0.00	0.00	0.00	0.00	0	0.00	0.00	0.00	0.00	0.00
其他的口咽	C10	1	0.08	0.18	0.12	0.02	0.02	0	0.00	0.00	0.00	0.00	0.00
鼻咽	C11	3	0.25	0.55	0.62	0.01	0.11	1	0.13	0.19	0.15	0.01	0.01
喉咽	C12-C13	3	0.25	0.55	0.49	0.04	0.04	0	0.00	0.00	0.00	0.00	0.00
咽,部位不明	C14	0	0.00	0.00	0.00	0.00	0.00	0	0.00	0.00	0.00	0.00	0.00
食管	C15	370	30.96	67.53	76.54	2.77	8.54	257	33.38	49.92	41.27	1.54	4.62
胃	C16	450	37.66	82.13	87.74	3.50	10.59	216	28.05	41.96	34.85	1.63	4.20
小肠	C17	2	0.17	0.37	0.41	0.02	0.08	2	0.26	0.39	0.31	0.02	0.02
结肠	C18	15	1.26	2.74	3.07	0.15	0.22	20	2.60	3.89	3.05	0.14	0.28
直肠	C19-C20	28	2.34	5.11	4.85	0.27	0.53	17	2.21	3.30	2.76	0.15	0.33
肛门	C21	0	0.00	0.00	0.00	0.00	0.00	0	0.00	0.00	0.00	0.00	0.00
肝脏	C22	86	7.20	15.70	16.78	0.74	1.94	45	5.84	8.74	7.30	0.34	0.83
胆囊及其他	C23-C24	11	0.92	2.01	2.66	0.04	0.34	7	0.91	1.36	1.21	0.03	0.07
胰腺	C25	7	0.59	1.28	0.99	0.09	0.09	12	1.56	2.33	1.89	0.10	0.25
鼻、鼻窦及其他	C30-C31	2	0.17	0.37	0.34	0.01	0.01	0	0.00	0.00	0.00	0.00	0.00
喉	C32	8	0.67	1.46	1.98	0.07	0.17	1	0.13	0.19	0.18	0.02	0.02
气管、支气管、肺	C33-C34	96	8.03	17.52	18.16	0.75	2.05	59	7.66	11.46	8.89	0.50	0.87
其他的胸腔器官	C37-C38	1	0.08	0.18	0.16	0.02	0.02	0	0.00	0.00	0.00	0.00	0.00
骨	C40-C41	15	1.26	2.74	2.69	0.16	0.38	3	0.39	0.58	0.50	0.04	0.09
皮肤的黑色素瘤	C43	2	0.17	0.37	0.37	0.01	0.07	3	0.39	0.58	0.53	0.02	0.08
其他的皮肤	C44	4	0.33	0.73	0.87	0.02	0.02	2	0.26	0.39	0.27	0.02	0.02
间皮瘤	C45	1	0.08	0.18	0.16	0.02	0.02	0	0.00	0.00	0.00	0.00	0.00
卡波西肉瘤	C46	0	0.00	0.00	0.00	0.00	0.00	0	0.00	0.00	0.00	0.00	0.00
周围神经、其他结缔组织、软组织	C47;C49	0	0.00	0.00	0.00	0.00	0.00	1	0.13	0.19	0.13	0.00	0.00
乳房	C50	–	–	–	–	–	–	40	5.19	7.77	6.08	0.39	0.62
外阴	C51	–	–	–	–	–	–	0	0.00	0.00	0.00	0.00	0.00
阴道	C52	–	–	–	–	–	–	0	0.00	0.00	0.00	0.00	0.00
子宫颈	C53	–	–	–	–	–	–	21	2.73	4.08	3.04	0.26	0.35
子宫体	C54	–	–	–	–	–	–	8	1.04	1.55	1.13	0.08	0.17
子宫,部位不明	C55	–	–	–	–	–	–	2	0.26	0.39	0.30	0.03	0.03
卵巢	C56	–	–	–	–	–	–	9	1.17	1.75	1.37	0.11	0.20
其他的女性生殖器	C57	–	–	–	–	–	–	0	0.00	0.00	0.00	0.00	0.00
胎盘	C58	–	–	–	–	–	–	0	0.00	0.00	0.00	0.00	0.00
阴茎	C60	0	0.00	0.00	0.00	0.00	0.00	–	–	–	–	–	–
前列腺	C61	2	0.17	0.37	0.90	0.00	0.04	–	–	–	–	–	–
睾丸	C62	0	0.00	0.00	0.00	0.00	0.00	–	–	–	–	–	–
其他的男性生殖器	C63	1	0.08	0.18	0.13	0.01	0.01	–	–	–	–	–	–
肾	C64	3	0.25	0.55	0.68	0.00	0.10	1	0.13	0.19	0.14	0.02	0.02
肾盂	C65	1	0.08	0.18	0.19	0.00	0.00	0	0.00	0.00	0.00	0.00	0.00
输尿管	C66	0	0.00	0.00	0.00	0.00	0.00	0	0.00	0.00	0.00	0.00	0.00
膀胱	C67	3	0.25	0.55	0.52	0.02	0.02	2	0.26	0.39	0.40	0.00	0.00
其他的泌尿器官	C68	0	0.00	0.00	0.00	0.00	0.00	0	0.00	0.00	0.00	0.00	0.00
眼	C69	0	0.00	0.00	0.00	0.00	0.00	0	0.00	0.00	0.00	0.00	0.00
脑、神经系统	C70-C72	30	2.51	5.48	5.18	0.40	0.56	15	1.95	2.91	2.22	0.11	0.23
甲状腺	C73	1	0.08	0.18	0.25	0.00	0.06	2	0.26	0.39	0.32	0.00	0.03
肾上腺	C74	0	0.00	0.00	0.00	0.00	0.00	0	0.00	0.00	0.00	0.00	0.00
其他的内分泌腺	C75	1	0.08	0.18	0.69	0.00	0.00	0	0.00	0.00	0.00	0.00	0.00
霍奇金病	C81	0	0.00	0.00	0.00	0.00	0.00	0	0.00	0.00	0.00	0.00	0.00
非霍奇金淋巴瘤	C82-C85;C96	7	0.59	1.28	1.24	0.06	0.18	2	0.26	0.39	0.28	0.01	0.01
免疫增生性疾病	C88	0	0.00	0.00	0.00	0.00	0.00	0	0.00	0.00	0.00	0.00	0.00
多发性骨髓瘤	C90	1	0.08	0.18	0.16	0.02	0.02	0	0.00	0.00	0.00	0.00	0.00
淋巴样白血病	C91	2	0.17	0.37	0.82	0.01	0.01	1	0.13	0.19	0.22	0.00	0.05
髓样白血病	C92-C94	1	0.08	0.18	0.04	0.00	0.04	3	0.39	0.58	0.48	0.02	0.07
白血病,未特指	C95	26	2.18	4.75	4.36	0.32	0.40	12	1.56	2.33	2.03	0.18	0.18
其他的或未指明部位的	O&U	9	0.75	1.64	1.50	0.13	0.20	1	0.13	0.19	0.11	0.01	0.01
合计	ALL	1195	100.00	218.09	236.17	9.69	26.96	770	100.00	149.57	122.13	5.78	13.74
所有部位除外 C44	ALLbutC44	1191	99.67	217.36	235.31	9.67	26.88	768	99.74	149.18	121.86	5.76	13.72

表6-2-5b 2011年河南省鲁山县恶性肿瘤死亡主要指标

部位		男性					女性				
		病例数	构成(%)	粗率(1/10万)	世调率(1/10万)	累计率(%) 0~64	累计率(%) 0~74	病例数	构成(%)	粗率(1/10万)	世调率(1/10万)	累计率(%) 0~64	累计率(%) 0~74
唇	C00	1	0.11	0.22	0.12	0.00	0.00	0	0.00	0.00	0.00	0.00	0.00
舌	C01-C02	1	0.11	0.22	0.21	0.00	0.03	2	0.37	0.48	0.36	0.02	0.07
口	C03-C06	1	0.11	0.22	0.12	0.00	0.00	4	0.73	0.95	0.85	0.05	0.10
唾液腺	C07-C08	1	0.11	0.22	0.21	0.00	0.03	2	0.37	0.48	0.52	0.00	0.09
扁桃体	C09	0	0.00	0.00	0.00	0.00	0.00	1	0.18	0.24	0.11	0.00	0.00
其他的口咽	C10	5	0.57	1.08	0.72	0.04	0.04	2	0.37	0.48	0.34	0.04	0.04
鼻咽	C11	6	0.68	1.30	0.98	0.08	0.08	1	0.18	0.24	0.11	0.00	0.00
喉咽	C12-C13	0	0.00	0.00	0.00	0.00	0.00	1	0.18	0.24	0.11	0.00	0.00
咽,部位不明	C14	0	0.00	0.00	0.00	0.00	0.00	0	0.00	0.00	0.00	0.00	0.00
食管	C15	183	20.77	39.57	30.23	1.09	3.40	74	13.53	17.67	12.68	0.48	1.40
胃	C16	196	22.25	42.38	33.77	1.46	4.32	72	13.16	17.19	12.60	0.41	1.46
小肠	C17	2	0.23	0.43	0.32	0.01	0.06	1	0.18	0.24	0.15	0.00	0.00
结肠	C18	19	2.16	4.11	2.96	0.14	0.35	4	0.73	0.95	0.67	0.02	0.07
直肠	C19-C20	20	2.27	4.32	3.38	0.17	0.30	19	3.47	4.54	3.74	0.16	0.52
肛门	C21	0	0.00	0.00	0.00	0.00	0.00	1	0.18	0.24	0.26	0.03	0.03
肝脏	C22	135	15.32	29.19	22.98	1.41	2.60	85	15.54	20.29	15.10	0.74	1.81
胆囊及其他	C23-C24	2	0.23	0.43	0.35	0.02	0.05	9	1.65	2.15	1.47	0.05	0.14
胰腺	C25	17	1.93	3.68	3.00	0.21	0.33	11	2.01	2.63	1.76	0.02	0.15
鼻、鼻窦及其他	C30-C31	1	0.11	0.22	0.22	0.02	0.02	1	0.18	0.24	0.26	0.00	0.04
喉	C32	1	0.11	0.22	0.17	0.00	0.04	0	0.00	0.00	0.00	0.00	0.00
气管、支气管、肺	C33-C34	199	22.59	43.03	33.95	1.46	4.09	104	19.01	24.83	19.77	1.12	2.45
其他的胸腔器官	C37-C38	3	0.34	0.65	0.56	0.04	0.07						
骨	C40-C41	8	0.91	1.73	1.31	0.09	0.12	3	0.55	0.72	0.57	0.04	0.08
皮肤的黑色素瘤	C43	1	0.11	0.22	0.17	0.01	0.01						
其他的皮肤	C44	2	0.23	0.43	0.38	0.00	0.08	2	0.37	0.48	0.41	0.03	0.03
间皮瘤	C45	0	0.00	0.00	0.00	0.00	0.00	0	0.00	0.00	0.00	0.00	0.00
卡波西肉瘤	C46	0	0.00	0.00	0.00	0.00	0.00	0	0.00	0.00	0.00	0.00	0.00
周围神经、其他结缔组织、软组织	C47;C49							58	10.60	13.85	11.00	0.80	1.15
乳房	C50	–	–	–	–	–	–	58	10.60	13.85	11.00	0.80	1.15
外阴	C51	–	–	–	–	–	–	0	0.00	0.00	0.00	0.00	0.00
阴道	C52	–	–	–	–	–	–	0	0.00	0.00	0.00	0.00	0.00
子宫颈	C53	–	–	–	–	–	–	22	4.02	5.25	4.57	0.24	0.75
子宫体	C54	–	–	–	–	–	–	28	5.12	6.68	5.69	0.37	0.64
子宫,部位不明	C55	–	–	–	–	–	–	0	0.00	0.00	0.00	0.00	0.00
卵巢	C56	–	–	–	–	–	–	5	0.91	1.19	1.04	0.05	0.14
其他的女性生殖器	C57	–	–	–	–	–	–	0	0.00	0.00	0.00	0.00	0.00
胎盘	C58	–	–	–	–	–	–	0	0.00	0.00	0.00	0.00	0.00
阴茎	C60	1	0.11	0.22	0.11	0.00	0.00	–	–	–	–	–	–
前列腺	C61	5	0.57	1.08	0.73	0.02	0.10	–	–	–	–	–	–
睾丸	C62	1	0.11	0.22	0.21	0.00	0.03	–	–	–	–	–	–
其他的男性生殖器	C63	0	0.00	0.00	0.00	0.00	0.00	–	–	–	–	–	–
肾	C64	6	0.68	1.30	1.23	0.05	0.05	1	0.18	0.24	0.16	0.01	0.01
肾盂	C65	1	0.11	0.22	0.22	0.02	0.02	0	0.00	0.00	0.00	0.00	0.00
输尿管	C66	0	0.00	0.00	0.00	0.00	0.00	0	0.00	0.00	0.00	0.00	0.00
膀胱	C67	8	0.91	1.73	1.25	0.09	0.13	0	0.00	0.00	0.00	0.00	0.00
其他的泌尿器官	C68	0	0.00	0.00	0.00	0.00	0.00	0	0.00	0.00	0.00	0.00	0.00
眼	C69	0	0.00	0.00	0.00	0.00	0.00	0	0.00	0.00	0.00	0.00	0.00
脑、神经系统	C70-C72	29	3.29	6.27	5.48	0.26	0.68	12	2.19	2.86	1.98	0.10	0.24
甲状腺	C73	3	0.34	0.65	0.62	0.05	0.08	3	0.55	0.72	0.55	0.05	0.05
肾上腺	C74	0	0.00	0.00	0.00	0.00	0.00	0	0.00	0.00	0.00	0.00	0.00
其他的内分泌腺	C75	0	0.00	0.00	0.00	0.00	0.00	1	0.18	0.24	0.11	0.00	0.00
霍奇金病	C81	10	1.14	2.16	1.88	0.13	0.26	6	1.10	1.43	1.41	0.08	0.17
非霍奇金淋巴瘤	C82-C85;C96	0	0.00	0.00	0.00	0.00	0.00	0	0.00	0.00	0.00	0.00	0.00
免疫增生性疾病	C88	0	0.00	0.00	0.00	0.00	0.00	0	0.00	0.00	0.00	0.00	0.00
多发性骨髓瘤	C90	1	0.11	0.22	0.17	0.00	0.04	1	0.18	0.24	0.17	0.02	0.02
淋巴样白血病	C91	0	0.00	0.00	0.00	0.00	0.00	1	0.18	0.24	0.17	0.02	0.02
髓样白血病	C92-C94	6	0.68	1.30	1.33	0.08	0.16	4	0.73	0.95	1.06	0.06	0.06
白血病,未特指	C95	1	0.11	0.22	0.17	0.01	0.01	1	0.18	0.24	0.17	0.02	0.02
其他的或未指明部位的	O&U	5	0.57	1.08	1.03	0.03	0.07	6	1.10	1.43	1.25	0.04	0.09
合计	ALL	881	100.00	190.50	150.54	6.97	17.68	547	100.00	130.59	101.00	5.07	11.82
所有部位除外C44	ALLbutC44	879	99.77	190.06	150.16	6.97	17.60	545	99.63	130.11	100.59	5.04	11.79

表 6-2-6b　2011 年河南省罗山县恶性肿瘤死亡主要指标

部位		男性						女性					
		病例数	构成(%)	粗率(1/10万)	世调率(1/10万)	累计率(%) 0~64	累计率(%) 0~74	病例数	构成(%)	粗率(1/10万)	世调率(1/10万)	累计率(%) 0~64	累计率(%) 0~74
唇	C00	0	0.00	0.00	0.00	0.00	0.00	0	0.00	0.00	0.00	0.00	0.00
舌	C01~C02	0	0.00	0.00	0.00	0.00	0.00	0	0.00	0.00	0.00	0.00	0.00
口	C03~C06	0	0.00	0.00	0.00	0.00	0.00	0	0.00	0.00	0.00	0.00	0.00
唾液腺	C07~C08	0	0.00	0.00	0.00	0.00	0.00	0	0.00	0.00	0.00	0.00	0.00
扁桃体	C09	0	0.00	0.00	0.00	0.00	0.00	0	0.00	0.00	0.00	0.00	0.00
其他的口咽	C10	1	0.15	0.26	0.18	0.02	0.02	0	0.00	0.00	0.00	0.00	0.00
鼻咽	C11	9	1.31	2.35	2.30	0.08	0.29	0	0.00	0.00	0.00	0.00	0.00
喉咽	C12~C13	2	0.29	0.52	0.40	0.05	0.05	1	0.22	0.29	0.27	0.00	0.07
咽,部位不明	C14	0	0.00	0.00	0.00	0.00	0.00	0	0.00	0.00	0.00	0.00	0.00
食管	C15	55	8.02	14.37	15.06	0.73	1.99	18	3.90	5.18	4.56	0.03	0.45
胃	C16	177	25.80	46.26	52.78	2.00	5.88	113	24.51	32.52	30.58	1.37	2.72
小肠	C17	0	0.00	0.00	0.00	0.00	0.00	0	0.00	0.00	0.00	0.00	0.00
结肠	C18	15	2.19	3.92	3.39	0.13	0.33	8	1.74	2.30	2.13	0.11	0.35
直肠	C19~C20	26	3.79	6.80	7.63	0.34	0.78	26	5.64	7.48	7.19	0.32	0.92
肛门	C21	0	0.00	0.00	0.00	0.00	0.00	0	0.00	0.00	0.00	0.00	0.00
肝脏	C22	165	24.05	43.12	42.91	2.31	4.56	50	10.85	14.39	13.40	0.71	1.68
胆囊及其他	C23~C24	1	0.15	0.26	0.20	0.02	0.02	2	0.43	0.58	0.42	0.02	0.02
胰腺	C25	16	2.33	4.18	4.84	0.16	0.54	14	3.04	4.03	3.33	0.23	0.30
鼻、鼻窦及其他	C30~C31	0	0.00	0.00	0.00	0.00	0.00	1	0.22	0.29	0.19	0.02	0.02
喉	C32	3	0.44	0.78	0.76	0.02	0.08	0	0.00	0.00	0.00	0.00	0.00
气管、支气管、肺	C33~C34	155	22.59	40.51	43.59	1.82	5.28	98	21.26	28.21	26.17	0.86	3.16
其他的胸腔器官	C37~C38	1	0.15	0.26	0.28	0.00	0.07	0	0.00	0.00	0.00	0.00	0.00
骨	C40~C41	8	1.17	2.09	2.13	0.07	0.18	7	1.52	2.01	1.61	0.10	0.15
皮肤的黑色素瘤	C43	0	0.00	0.00	0.00	0.00	0.00	0	0.00	0.00	0.00	0.00	0.00
其他的皮肤	C44	4	0.58	1.05	1.04	0.08	0.13	2	0.43	0.58	0.77	0.00	0.00
间皮瘤	C45	0	0.00	0.00	0.00	0.00	0.00	0	0.00	0.00	0.00	0.00	0.00
卡波西肉瘤	C46	0	0.00	0.00	0.00	0.00	0.00	0	0.00	0.00	0.00	0.00	0.00
周围神经、其他结缔组织、软组织	C47;C49	0	0.00	0.00	0.00	0.00	0.00	0	0.00	0.00	0.00	0.00	0.00
乳房	C50	–	–	–	–	–	–	37	8.03	10.65	8.63	0.70	0.89
外阴	C51	–	–	–	–	–	–	0	0.00	0.00	0.00	0.00	0.00
阴道	C52	–	–	–	–	–	–	1	0.22	0.29	0.22	0.03	0.03
子宫颈	C53	–	–	–	–	–	–	28	6.07	8.06	6.87	0.47	0.64
子宫体	C54	–	–	–	–	–	–	0	0.00	0.00	0.00	0.00	0.00
子宫,部位不明	C55	–	–	–	–	–	–	0	0.00	0.00	0.00	0.00	0.00
卵巢	C56	–	–	–	–	–	–	4	0.87	1.15	0.92	0.09	0.09
其他的女性生殖器	C57	–	–	–	–	–	–	0	0.00	0.00	0.00	0.00	0.00
胎盘	C58	–	–	–	–	–	–	0	0.00	0.00	0.00	0.00	0.00
阴茎	C60	0	0.00	0.00	0.00	0.00	0.00	–	–	–	–	–	–
前列腺	C61	4	0.58	1.05	1.19	0.00	0.11	–	–	–	–	–	–
睾丸	C62	0	0.00	0.00	0.00	0.00	0.00	–	–	–	–	–	–
其他的男性生殖器	C63	0	0.00	0.00	0.00	0.00	0.00	–	–	–	–	–	–
肾	C64	5	0.73	1.31	1.41	0.05	0.23	2	0.43	0.58	0.44	0.02	0.02
肾盂	C65	0	0.00	0.00	0.00	0.00	0.00	0	0.00	0.00	0.00	0.00	0.00
输尿管	C66	0	0.00	0.00	0.00	0.00	0.00	0	0.00	0.00	0.00	0.00	0.00
膀胱	C67	7	1.02	1.83	1.75	0.05	0.12	1	0.22	0.29	0.32	0.04	0.04
其他的泌尿器官	C68	0	0.00	0.00	0.00	0.00	0.00	0	0.00	0.00	0.00	0.00	0.00
眼	C69	0	0.00	0.00	0.00	0.00	0.00	0	0.00	0.00	0.00	0.00	0.00
脑、神经系统	C70~C72	14	2.04	3.66	3.99	0.26	0.38	14	3.04	4.03	3.27	0.21	0.31
甲状腺	C73	1	0.15	0.26	0.32	0.04	0.04	3	0.65	0.86	0.73	0.04	0.09
肾上腺	C74	0	0.00	0.00	0.00	0.00	0.00	0	0.00	0.00	0.00	0.00	0.00
其他的内分泌腺	C75	0	0.00	0.00	0.00	0.00	0.00	0	0.00	0.00	0.00	0.00	0.00
霍奇金病	C81	0	0.00	0.00	0.00	0.00	0.00	0	0.00	0.00	0.00	0.00	0.00
非霍奇金淋巴瘤	C82~C85;C96	0	0.00	0.00	0.00	0.00	0.00	0	0.00	0.00	0.00	0.00	0.00
免疫增生性疾病	C88	0	0.00	0.00	0.00	0.00	0.00	0	0.00	0.00	0.00	0.00	0.00
多发性骨髓瘤	C90	0	0.00	0.00	0.00	0.00	0.00	0	0.00	0.00	0.00	0.00	0.00
淋巴样白血病	C91	1	0.15	0.26	0.17	0.01	0.01	1	0.22	0.29	0.24	0.02	0.08
髓样白血病	C92~C94	2	0.29	0.52	0.65	0.04	0.09	2	0.43	0.58	0.46	0.02	0.08
白血病,未特指	C95	5	0.73	1.31	1.15	0.13	0.13	10	2.17	2.88	2.66	0.16	0.21
其他的或未指明部位的	O&U	9	1.31	2.35	2.07	0.13	0.25	18	3.90	5.18	4.70	0.22	0.40
合计	ALL	686	100.00	179.29	190.20	8.55	21.57	461	100.00	132.68	120.06	5.74	12.62
所有部位除外 C44	ALLbutC44	682	99.42	178.25	189.16	8.48	21.44	459	99.57	132.10	119.29	5.74	12.62

表 6-2-7b 2011 年河南省洛阳市恶性肿瘤死亡主要指标

部位		男性						女性				
		病例数	构成（%）	粗率（1/10万）	世调率（1/10万）	累计率(%) 0~64	累计率(%) 0~74	病例数	构成（%）	粗率（1/10万）	世调率（1/10万）	累计率(%) 0~64	累计率(%) 0~74
唇	C00	0	0.00	0.00	0.00	0.00	0.00	0	0.00	0.00	0.00	0.00	0.00
舌	C01-C02	3	0.30	0.54	0.40	0.01	0.06	1	0.18	0.19	0.20	0.00	0.03
口	C03-C06	1	0.10	0.18	0.30	0.00	0.00	1	0.18	0.19	0.15	0.00	0.00
唾液腺	C07-C08	1	0.10	0.18	0.18	0.02	0.02	2	0.36	0.37	0.31	0.03	0.03
扁桃体	C09	0	0.00	0.00	0.00	0.00	0.00	0	0.00	0.00	0.00	0.00	0.00
其他的口咽	C10	0	0.00	0.00	0.00	0.00	0.00	1	0.18	0.19	0.10	0.00	0.00
鼻咽	C11	3	0.30	0.54	0.36	0.02	0.02	2	0.36	0.37	0.25	0.00	0.04
喉咽	C12-C13	0	0.00	0.00	0.00	0.00	0.00	2	0.36	0.37	0.28	0.02	0.02
咽,部位不明	C14	3	0.30	0.54	0.44	0.00	0.03	0	0.00	0.00	0.00	0.00	0.00
食管	C15	82	8.31	14.74	13.25	0.35	1.62	62	11.03	11.60	8.66	0.23	1.11
胃	C16	123	12.46	22.11	18.54	0.45	1.88	41	7.30	7.67	5.45	0.19	0.60
小肠	C17	0	0.00	0.00	0.00	0.00	0.00	2	0.36	0.37	0.33	0.02	0.06
结肠	C18	32	3.24	5.75	4.79	0.20	0.35	23	4.09	4.30	2.96	0.09	0.27
直肠	C19-C20	33	3.34	5.93	5.07	0.26	0.45	26	4.63	4.86	3.94	0.14	0.46
肛门	C21	1	0.10	0.18	0.15	0.01	0.01	2	0.36	0.37	0.33	0.04	0.04
肝脏	C22	143	14.49	25.71	21.59	1.29	2.08	52	9.25	9.73	7.47	0.21	0.93
胆囊及其他	C23-C24	14	1.42	2.52	2.15	0.05	0.20	19	3.38	3.55	2.59	0.11	0.29
胰腺	C25	21	2.13	3.78	2.94	0.05	0.26	13	2.31	2.43	1.75	0.05	0.21
鼻、鼻窦及其他	C30-C31	0	0.00	0.00	0.00	0.00	0.00	0	0.00	0.00	0.00	0.00	0.00
喉	C32	8	0.81	1.44	1.14	0.02	0.14	1	0.18	0.19	0.20	0.00	0.03
气管、支气管、肺	C33-C34	320	32.42	57.53	49.63	1.82	5.58	121	21.53	22.64	17.14	0.78	2.07
其他的胸腔器官	C37-C38	1	0.10	0.18	0.16	0.00	0.04	0	0.00	0.00	0.00	0.00	0.00
骨	C40-C41	4	0.41	0.72	0.55	0.04	0.09	0	0.00	0.00	0.00	0.00	0.00
皮肤的黑色素瘤	C43	2	0.20	0.36	0.29	0.04	0.04	2	0.36	0.37	0.25	0.00	0.04
其他的皮肤	C44	1	0.10	0.18	0.12	0.00	0.00	0	0.00	0.00	0.00	0.00	0.00
间皮瘤	C45	1	0.10	0.18	0.18	0.02	0.02	1	0.18	0.19	0.20	0.00	0.03
卡波西肉瘤	C46	0	0.00	0.00	0.00	0.00	0.00	2	0.36	0.37	0.33	0.02	0.02
周围神经、其他结缔组织、软组织	C47;C49	0	0.00	0.00	0.00	0.00	0.00	0	0.00	0.00	0.00	0.00	0.00
乳房	C50	–	–	–	–	–	–	69	12.28	12.91	10.11	0.58	1.24
外阴	C51	–	–	–	–	–	–	0	0.00	0.00	0.00	0.00	0.00
阴道	C52	–	–	–	–	–	–	0	0.00	0.00	0.00	0.00	0.00
子宫颈	C53	–	–	–	–	–	–	20	3.56	3.74	2.71	0.19	0.23
子宫体	C54	–	–	–	–	–	–	8	1.42	1.50	1.14	0.10	0.14
子宫,部位不明	C55	–	–	–	–	–	–	1	0.18	0.19	0.12	0.02	0.02
卵巢	C56	–	–	–	–	–	–	18	3.20	3.37	2.61	0.20	0.35
其他的女性生殖器	C57	–	–	–	–	–	–	0	0.00	0.00	0.00	0.00	0.00
胎盘	C58	–	–	–	–	–	–	0	0.00	0.00	0.00	0.00	0.00
阴茎	C60	0	0.00	0.00	0.00	0.00	0.00	–	–	–	–	–	–
前列腺	C61	16	1.62	2.88	2.78	0.04	0.18	–	–	–	–	–	–
睾丸	C62	0	0.00	0.00	0.00	0.00	0.00	–	–	–	–	–	–
其他的男性生殖器	C63	0	0.00	0.00	0.00	0.00	0.00	–	–	–	–	–	–
肾	C64	14	1.42	2.52	1.91	0.05	0.20	2	0.36	0.37	0.25	0.01	0.01
肾盂	C65	0	0.00	0.00	0.00	0.00	0.00	1	0.18	0.19	0.15	0.01	0.01
输尿管	C66	1	0.10	0.18	0.12	0.00	0.00	0	0.00	0.00	0.00	0.00	0.00
膀胱	C67	31	3.14	5.57	4.78	0.16	0.42	11	1.96	2.06	1.51	0.07	0.13
其他的泌尿器官	C68	0	0.00	0.00	0.00	0.00	0.00	0	0.00	0.00	0.00	0.00	0.00
眼	C69	0	0.00	0.00	0.00	0.00	0.00	0	0.00	0.00	0.00	0.00	0.00
脑、神经系统	C70-C72	12	1.22	2.16	1.73	0.05	0.20	6	1.07	1.12	0.89	0.06	0.14
甲状腺	C73	1	0.10	0.18	0.12	0.00	0.00	4	0.71	0.75	0.63	0.03	0.10
肾上腺	C74	2	0.20	0.36	0.34	0.01	0.04	0	0.00	0.00	0.00	0.00	0.00
其他的内分泌腺	C75	1	0.10	0.18	0.12	0.01	0.01	0	0.00	0.00	0.00	0.00	0.00
霍奇金病	C81	1	0.10	0.18	0.12	0.00	0.00	0	0.00	0.00	0.00	0.00	0.00
非霍奇金淋巴瘤	C82-C85;C96	22	2.23	3.96	3.60	0.18	0.37	12	2.14	2.25	1.77	0.06	0.21
免疫增生性疾病	C88	0	0.00	0.00	0.00	0.00	0.00	0	0.00	0.00	0.00	0.00	0.00
多发性骨髓瘤	C90	4	0.41	0.72	0.62	0.02	0.10	1	0.18	0.19	0.20	0.00	0.03
淋巴样白血病	C91	13	1.32	2.34	2.08	0.11	0.26	10	1.78	1.87	1.35	0.07	0.15
髓样白血病	C92-C94	8	0.81	1.44	1.25	0.08	0.20	1	0.18	0.19	0.12	0.02	0.02
白血病,未特指	C95	15	1.52	2.70	2.32	0.07	0.26	8	1.42	1.50	1.08	0.03	0.10
其他的或未指明部位的	O&U	47	4.76	8.45	7.34	0.28	0.78	14	2.49	2.62	2.10	0.06	0.20
合计	ALL	987	100.00	177.45	151.71	5.80	15.91	562	100.00	105.15	79.63	3.45	9.41
所有部位除外 C44	ALLbutC44	986	99.90	177.27	151.59	5.80	15.91	562	100.00	105.15	79.63	3.45	9.41

表 6-2-8b 2011 年河南省内乡县恶性肿瘤死亡主要指标

部位		男性						女性					
		病例数	构成（%）	粗率（1/10万）	世调率（1/10万）	累计率（%）0~64	0~74	病例数	构成（%）	粗率（1/10万）	世调率（1/10万）	累计率（%）0~64	0~74
唇	C00	0	0.00	0.00	0.00	0.00	0.00	0	0.00	0.00	0.00	0.00	0.00
舌	C01-C02	0	0.00	0.00	0.00	0.00	0.00	0	0.00	0.00	0.00	0.00	0.00
口	C03-C06	1	0.14	0.28	0.23	0.00	0.06	1	0.27	0.29	0.19	0.02	0.02
唾液腺	C07-C08	0	0.00	0.00	0.00	0.00	0.00	0	0.00	0.00	0.00	0.00	0.00
扁桃体	C09	0	0.00	0.00	0.00	0.00	0.00	0	0.00	0.00	0.00	0.00	0.00
其他的口咽	C10	0	0.00	0.00	0.00	0.00	0.00	0	0.00	0.00	0.00	0.00	0.00
鼻咽	C11	1	0.14	0.28	0.19	0.02	0.02	1	0.27	0.29	0.23	0.00	0.06
喉咽	C12-C13	0	0.00	0.00	0.00	0.00	0.00	0	0.00	0.00	0.00	0.00	0.00
咽,部位不明	C14	0	0.00	0.00	0.00	0.00	0.00	0	0.00	0.00	0.00	0.00	0.00
食管	C15	204	28.45	57.23	45.78	2.45	5.81	95	25.96	27.96	20.13	1.00	2.25
胃	C16	234	32.64	65.65	52.72	2.64	7.03	96	26.23	28.26	20.31	0.83	2.34
小肠	C17	0	0.00	0.00	0.00	0.00	0.00	2	0.55	0.59	0.51	0.00	0.10
结肠	C18	12	1.67	3.37	2.54	0.21	0.32	8	2.19	2.35	1.66	0.08	0.13
直肠	C19-C20	16	2.23	4.49	3.83	0.12	0.53	7	1.91	2.06	1.30	0.04	0.16
肛门	C21	0	0.00	0.00	0.00	0.00	0.00	0	0.00	0.00	0.00	0.00	0.00
肝脏	C22	61	8.51	17.11	13.78	0.83	1.89	32	8.74	9.42	6.89	0.35	0.82
胆囊及其他	C23-C24	2	0.28	0.56	0.49	0.03	0.09	2	0.55	0.59	0.34	0.02	0.02
胰腺	C25	8	1.12	2.24	1.73	0.09	0.25	3	0.82	0.88	0.69	0.06	0.11
鼻、鼻窦及其他	C30-C31	0	0.00	0.00	0.00	0.00	0.00	1	0.27	0.29	0.22	0.02	0.02
喉	C32	0	0.00	0.00	0.00	0.00	0.00	0	0.00	0.00	0.00	0.00	0.00
气管、支气管、肺	C33-C34	136	18.97	38.15	30.81	1.39	4.13	54	14.75	15.89	12.14	0.60	1.52
其他的胸腔器官	C37-C38	0	0.00	0.00	0.00	0.00	0.00	0	0.00	0.00	0.00	0.00	0.00
骨	C40-C41	5	0.70	1.40	1.16	0.06	0.17	2	0.55	0.59	0.47	0.04	0.04
皮肤的黑色素瘤	C43	1	0.14	0.28	0.21	0.02	0.02	0	0.00	0.00	0.00	0.00	0.00
其他的皮肤	C44	2	0.28	0.56	0.42	0.03	0.03	2	0.55	0.59	0.33	0.00	0.00
间皮瘤	C45	0	0.00	0.00	0.00	0.00	0.00	0	0.00	0.00	0.00	0.00	0.00
卡波西肉瘤	C46	0	0.00	0.00	0.00	0.00	0.00	0	0.00	0.00	0.00	0.00	0.00
周围神经、其他结缔组织、软组织	C47;C49	0	0.00	0.00	0.00	0.00	0.00	0	0.00	0.00	0.00	0.00	0.00
乳房	C50	–	–	–	–	–	–	22	6.01	6.48	4.72	0.36	0.52
外阴	C51	–	–	–	–	–	–	0	0.00	0.00	0.00	0.00	0.00
阴道	C52	–	–	–	–	–	–	0	0.00	0.00	0.00	0.00	0.00
子宫颈	C53	–	–	–	–	–	–	4	1.09	1.18	0.93	0.08	0.13
子宫体	C54	–	–	–	–	–	–	7	1.91	2.06	1.65	0.13	0.18
子宫,部位不明	C55	–	–	–	–	–	–	2	0.55	0.59	0.44	0.00	0.06
卵巢	C56	–	–	–	–	–	–	3	0.82	0.88	1.00	0.06	0.06
其他的女性生殖器	C57	–	–	–	–	–	–	0	0.00	0.00	0.00	0.00	0.00
胎盘	C58	–	–	–	–	–	–	0	0.00	0.00	0.00	0.00	0.00
阴茎	C60	0	0.00	0.00	0.00	0.00	0.00	–	–	–	–	–	–
前列腺	C61	2	0.28	0.56	0.40	0.00	0.06	–	–	–	–	–	–
睾丸	C62	0	0.00	0.00	0.00	0.00	0.00	–	–	–	–	–	–
其他的男性生殖器	C63	0	0.00	0.00	0.00	0.00	0.00	–	–	–	–	–	–
肾	C64	1	0.14	0.28	0.21	0.02	0.02	0	0.00	0.00	0.00	0.00	0.00
肾盂	C65	1	0.14	0.28	0.19	0.02	0.02	0	0.00	0.00	0.00	0.00	0.00
输尿管	C66	0	0.00	0.00	0.00	0.00	0.00	0	0.00	0.00	0.00	0.00	0.00
膀胱	C67	6	0.84	1.68	1.32	0.08	0.20	1	0.27	0.29	0.25	0.02	0.02
其他的泌尿器官	C68	0	0.00	0.00	0.00	0.00	0.00	0	0.00	0.00	0.00	0.00	0.00
眼	C69	0	0.00	0.00	0.00	0.00	0.00	0	0.00	0.00	0.00	0.00	0.00
脑、神经系统	C70-C72	5	0.70	1.40	1.11	0.09	0.14	4	1.09	1.18	0.83	0.10	0.10
甲状腺	C73	1	0.14	0.28	0.26	0.03	0.03	3	0.82	0.88	0.65	0.08	0.08
肾上腺	C74	0	0.00	0.00	0.00	0.00	0.00	0	0.00	0.00	0.00	0.00	0.00
其他的内分泌腺	C75	0	0.00	0.00	0.00	0.00	0.00	0	0.00	0.00	0.00	0.00	0.00
霍奇金病	C81	0	0.00	0.00	0.00	0.00	0.00	2	0.55	0.59	0.50	0.03	0.09
非霍奇金淋巴瘤	C82-C85;C96	6	0.84	1.68	1.49	0.08	0.13	5	1.37	1.47	1.06	0.07	0.12
免疫增生性疾病	C88	0	0.00	0.00	0.00	0.00	0.00	0	0.00	0.00	0.00	0.00	0.00
多发性骨髓瘤	C90	0	0.00	0.00	0.00	0.00	0.00	0	0.00	0.00	0.00	0.00	0.00
淋巴样白血病	C91	0	0.00	0.00	0.00	0.00	0.00	0	0.00	0.00	0.00	0.00	0.00
髓样白血病	C92-C94	3	0.42	0.84	0.86	0.05	0.05	2	0.55	0.59	0.54	0.02	0.08
白血病,未特指	C95	6	0.84	1.68	1.18	0.09	0.09	2	0.55	0.59	0.54	0.02	0.08
其他的或未指明部位的	O&U	3	0.42	0.84	0.68	0.05	0.11	3	0.82	0.88	0.52	0.02	0.02
合计	ALL	717	100.00	201.15	161.59	8.41	21.19	366	100.00	107.73	79.04	4.07	9.16
所有部位除外 C44	ALLbutC44	715	99.72	200.59	161.17	8.38	21.16	364	99.45	107.14	78.71	4.07	9.16

表6-2-9b 2011年河南省三门峡市恶性肿瘤死亡主要指标

部位		男性						女性					
		病例数	构成（%）	粗率（1/10万）	世调率（1/10万）	累计率（%）0~64	累计率（%）0~74	病例数	构成（%）	粗率（1/10万）	世调率（1/10万）	累计率（%）0~64	累计率（%）0~74
唇	C00	0	0.00	0.00	0.00	0.00	0.00	0	0.00	0.00	0.00	0.00	0.00
舌	C01-C02	1	0.36	0.63	0.48	0.06	0.06	2	1.09	1.31	0.98	0.12	0.12
口	C03-C06	2	0.72	1.27	0.87	0.06	0.06	0	0.00	0.00	0.00	0.00	0.00
唾液腺	C07-C08	1	0.36	0.63	0.39	0.00	0.00	0	0.00	0.00	0.00	0.00	0.00
扁桃体	C09	1	0.36	0.63	0.35	0.03	0.03	0	0.00	0.00	0.00	0.00	0.00
其他的口咽	C10	1	0.36	0.63	0.39	0.00	0.00	0	0.00	0.00	0.00	0.00	0.00
鼻咽	C11	0	0.00	0.00	0.00	0.00	0.00	0	0.00	0.00	0.00	0.00	0.00
喉咽	C12-C13	0	0.00	0.00	0.00	0.00	0.00	0	0.00	0.00	0.00	0.00	0.00
咽,部位不明	C14	2	0.72	1.27	1.17	0.00	0.23	0	0.00	0.00	0.00	0.00	0.00
食管	C15	20	7.17	12.70	10.75	0.18	1.34	18	9.84	11.76	8.91	0.34	1.00
胃	C16	30	10.75	19.04	14.26	0.18	1.24	11	6.01	7.19	4.42	0.18	0.18
小肠	C17	0	0.00	0.00	0.00	0.00	0.00	0	0.00	0.00	0.00	0.00	0.00
结肠	C18	4	1.43	2.54	1.85	0.00	0.12	6	3.28	3.92	2.48	0.05	0.28
直肠	C19-C20	12	4.30	7.62	5.62	0.21	0.68	5	2.73	3.27	2.32	0.10	0.33
肛门	C21	0	0.00	0.00	0.00	0.00	0.00	0	0.00	0.00	0.00	0.00	0.00
肝脏	C22	34	12.19	21.58	16.06	0.71	1.65	16	8.74	10.46	6.99	0.06	0.97
胆囊及其他	C23-C24	9	3.23	5.71	4.20	0.06	0.65	10	5.46	6.54	4.91	0.13	0.23
胰腺	C25	6	2.15	3.81	3.79	0.09	0.32	12	6.56	7.84	5.96	0.25	1.02
鼻、鼻窦及其他	C30-C31	1	0.36	0.63	0.47	0.00	0.12	0	0.00	0.00	0.00	0.00	0.00
喉	C32	3	1.08	1.90	1.46	0.00	0.12	1	0.55	0.65	0.42	0.00	0.00
气管、支气管、肺	C33-C34	103	36.92	65.39	52.97	2.28	7.11	61	33.33	39.86	28.15	1.23	3.00
其他的胸腔器官	C37-C38	0	0.00	0.00	0.00	0.00	0.00	0	0.00	0.00	0.00	0.00	0.00
骨	C40-C41	2	0.72	1.27	1.09	0.03	0.15	0	0.00	0.00	0.00	0.00	0.00
皮肤的黑色素瘤	C43	0	0.00	0.00	0.00	0.00	0.00	0	0.00	0.00	0.00	0.00	0.00
其他的皮肤	C44	6	2.15	3.81	2.31	0.00	0.00	0	0.00	0.00	0.00	0.00	0.00
间皮瘤	C45	0	0.00	0.00	0.00	0.00	0.00	1	0.55	0.65	0.50	0.05	0.05
卡波西肉瘤	C46	0	0.00	0.00	0.00	0.00	0.00	0	0.00	0.00	0.00	0.00	0.00
周围神经、其他结缔组织、软组织	C47;C49	2	0.72	1.27	0.74	0.00	0.00	0	0.00	0.00	0.00	0.00	0.00
乳房	C50	–	–	–	–	–	–	17	9.29	11.11	7.39	0.30	0.76
外阴	C51	–	–	–	–	–	–	0	0.00	0.00	0.00	0.00	0.00
阴道	C52	–	–	–	–	–	–	0	0.00	0.00	0.00	0.00	0.00
子宫颈	C53	–	–	–	–	–	–	3	1.64	1.96	1.14	0.10	0.10
子宫体	C54	–	–	–	–	–	–	0	0.00	0.00	0.00	0.00	0.00
子宫,部位不明	C55	–	–	–	–	–	–	1	0.55	0.65	0.45	0.00	0.11
卵巢	C56	–	–	–	–	–	–	5	2.73	3.27	2.60	0.12	0.34
其他的女性生殖器	C57	–	–	–	–	–	–	0	0.00	0.00	0.00	0.00	0.00
胎盘	C58	–	–	–	–	–	–	0	0.00	0.00	0.00	0.00	0.00
阴茎	C60	1	0.36	0.63	0.48	0.06	0.06	–	–	–	–	–	–
前列腺	C61	8	2.87	5.08	5.70	0.00	0.00	–	–	–	–	–	–
睾丸	C62	1	0.36	0.63	0.37	0.00	0.00	–	–	–	–	–	–
其他的男性生殖器	C63	0	0.00	0.00	0.00	0.00	0.00	–	–	–	–	–	–
肾	C64	3	1.08	1.90	1.65	0.14	0.25	1	0.55	0.65	0.36	0.00	0.00
肾盂	C65	0	0.00	0.00	0.00	0.00	0.00	0	0.00	0.00	0.00	0.00	0.00
输尿管	C66	1	0.36	0.63	0.37	0.00	0.00	0	0.00	0.00	0.00	0.00	0.00
膀胱	C67	5	1.79	3.17	2.76	0.00	0.12	1	0.55	0.65	0.42	0.00	0.00
其他的泌尿器官	C68	0	0.00	0.00	0.00	0.00	0.00	0	0.00	0.00	0.00	0.00	0.00
眼	C69	0	0.00	0.00	0.00	0.00	0.00	0	0.00	0.00	0.00	0.00	0.00
脑、神经系统	C70-C72	3	1.08	1.90	2.06	0.11	0.11	1	0.55	0.65	0.45	0.00	0.11
甲状腺	C73	0	0.00	0.00	0.00	0.00	0.00	0	0.00	0.00	0.00	0.00	0.00
肾上腺	C74	0	0.00	0.00	0.00	0.00	0.00	1	0.55	0.65	0.36	0.00	0.00
其他的内分泌腺	C75	0	0.00	0.00	0.00	0.00	0.00	0	0.00	0.00	0.00	0.00	0.00
霍奇金病	C81	0	0.00	0.00	0.00	0.00	0.00	0	0.00	0.00	0.00	0.00	0.00
非霍奇金淋巴瘤	C82-C85;C96	3	1.08	1.90	1.10	0.00	0.00	3	1.64	1.96	2.41	0.15	0.25
免疫增生性疾病	C88	0	0.00	0.00	0.00	0.00	0.00	0	0.00	0.00	0.00	0.00	0.00
多发性骨髓瘤	C90	1	0.36	0.63	0.39	0.00	0.00	2	1.09	1.31	0.81	0.00	0.11
淋巴样白血病	C91	0	0.00	0.00	0.00	0.00	0.00	0	0.00	0.00	0.00	0.00	0.00
髓样白血病	C92-C94	1	0.36	0.63	0.48	0.05	0.05	0	0.00	0.00	0.00	0.00	0.00
白血病,未特指	C95	3	1.08	1.90	1.87	0.09	0.32	2	1.09	1.31	0.83	0.07	0.07
其他的或未指明部位的	O&U	8	2.87	5.08	4.19	0.06	0.41	3	1.64	1.96	1.23	0.00	0.11
合计	ALL	279	100.00	177.11	141.33	4.38	15.31	183	100.00	119.59	84.49	3.24	9.14
所有部位除外 C44	ALLbutC44	273	97.85	173.31	139.02	4.38	15.31	183	100.00	119.59	84.49	3.24	9.14

表 6-2-10b 2011 年河南省沈丘县恶性肿瘤死亡主要指标

部位		男性						女性					
		病例数	构成(%)	粗率(1/10万)	世调率(1/10万)	累计率(%) 0~64	0~74	病例数	构成(%)	粗率(1/10万)	世调率(1/10万)	累计率(%) 0~64	0~74
唇	C00	0	0.00	0.00	0.00	0.00	0.00	0	0.00	0.00	0.00	0.00	0.00
舌	C01-C02	0	0.00	0.00	0.00	0.00	0.00	1	0.13	0.18	0.15	0.00	0.02
口	C03-C06	0	0.00	0.00	0.00	0.00	0.00	1	0.13	0.18	0.08	0.00	0.00
唾液腺	C07-C08	0	0.00	0.00	0.00	0.00	0.00	0	0.00	0.00	0.00	0.00	0.00
扁桃体	C09	0	0.00	0.00	0.00	0.00	0.00	0	0.00	0.00	0.00	0.00	0.00
其他的口咽	C10	0	0.00	0.00	0.00	0.00	0.00	0	0.00	0.00	0.00	0.00	0.00
鼻咽	C11	2	0.15	0.34	0.31	0.02	0.05	3	0.39	0.53	0.48	0.04	0.04
喉咽	C12-C13	0	0.00	0.00	0.00	0.00	0.00	0	0.00	0.00	0.00	0.00	0.00
咽,部位不明	C14	1	0.07	0.17	0.12	0.00	0.03	1	0.13	0.18	0.12	0.00	0.03
食管	C15	151	11.16	25.84	20.36	0.64	2.58	113	14.56	19.90	16.08	1.03	1.98
胃	C16	200	14.78	34.22	28.45	1.50	3.34	96	12.37	16.91	11.41	0.54	1.09
小肠	C17	7	0.52	1.20	0.94	0.04	0.12	5	0.64	0.88	0.72	0.05	0.08
结肠	C18	11	0.81	1.88	1.33	0.04	0.14	14	1.80	2.47	1.55	0.07	0.16
直肠	C19-C20	48	3.55	8.21	6.26	0.24	0.78	36	4.64	6.34	4.85	0.29	0.51
肛门	C21	0	0.00	0.00	0.00	0.00	0.00	0	0.00	0.00	0.00	0.00	0.00
肝脏	C22	345	25.50	59.03	50.89	3.58	6.03	101	13.02	17.79	13.40	0.74	1.61
胆囊及其他	C23-C24	18	1.33	3.08	2.64	0.19	0.27	14	1.80	2.47	1.57	0.04	0.18
胰腺	C25	14	1.03	2.40	1.95	0.13	0.25	10	1.29	1.76	1.35	0.06	0.21
鼻、鼻窦及其他	C30-C31	1	0.07	0.17	0.20	0.03	0.03	0	0.00	0.00	0.00	0.00	0.00
喉	C32	10	0.74	1.71	1.53	0.12	0.21	3	0.39	0.53	0.32	0.01	0.04
气管、支气管、肺	C33-C34	374	27.64	64.00	52.56	2.49	6.54	172	22.16	30.29	23.06	1.29	2.83
其他的胸腔器官	C37-C38	0	0.00	0.00	0.00	0.00	0.00	0	0.00	0.00	0.00	0.00	0.00
骨	C40-C41	25	1.85	4.28	3.67	0.20	0.51	13	1.68	2.29	1.70	0.07	0.17
皮肤的黑色素瘤	C43	0	0.00	0.00	0.00	0.00	0.00	0	0.00	0.00	0.00	0.00	0.00
其他的皮肤	C44	3	0.22	0.51	0.41	0.00	0.03	5	0.64	0.88	0.55	0.00	0.05
间皮瘤	C45	0	0.00	0.00	0.00	0.00	0.00	0	0.00	0.00	0.00	0.00	0.00
卡波西肉瘤	C46	0	0.00	0.00	0.00	0.00	0.00	0	0.00	0.00	0.00	0.00	0.00
周围神经、其他结缔组织、软组织	C47;C49	0	0.00	0.00	0.00	0.00	0.00	0	0.00	0.00	0.00	0.00	0.00
乳房	C50	–	–	–	–	–	–	52	6.70	9.16	7.67	0.63	0.88
外阴	C51	–	–	–	–	–	–	1	0.13	0.18	0.20	0.03	0.03
阴道	C52	–	–	–	–	–	–	0	0.00	0.00	0.00	0.00	0.00
子宫颈	C53	–	–	–	–	–	–	44	5.67	7.75	6.14	0.47	0.61
子宫体	C54	–	–	–	–	–	–	6	0.77	1.06	1.18	0.14	0.14
子宫,部位不明	C55	–	–	–	–	–	–	0	0.00	0.00	0.00	0.00	0.00
卵巢	C56	–	–	–	–	–	–	6	0.77	1.06	1.17	0.14	0.14
其他的女性生殖器	C57	–	–	–	–	–	–	0	0.00	0.00	0.00	0.00	0.00
胎盘	C58	–	–	–	–	–	–	0	0.00	0.00	0.00	0.00	0.00
阴茎	C60	0	0.00	0.00	0.00	0.00	0.00	–	–	–	–	–	–
前列腺	C61	7	0.52	1.20	0.88	0.00	0.03	–	–	–	–	–	–
睾丸	C62	0	0.00	0.00	0.00	0.00	0.00	–	–	–	–	–	–
其他的男性生殖器	C63	0	0.00	0.00	0.00	0.00	0.00	–	–	–	–	–	–
肾	C64	3	0.22	0.51	0.39	0.02	0.02	3	0.39	0.53	0.49	0.04	0.04
肾盂	C65	1	0.07	0.17	0.12	0.00	0.03	2	0.26	0.35	0.21	0.00	0.03
输尿管	C66	0	0.00	0.00	0.00	0.00	0.00	0	0.00	0.00	0.00	0.00	0.00
膀胱	C67	19	1.40	3.25	2.65	0.12	0.26	5	0.64	0.88	0.58	0.00	0.08
其他的泌尿器官	C68	0	0.00	0.00	0.00	0.00	0.00	0	0.00	0.00	0.00	0.00	0.00
眼	C69	0	0.00	0.00	0.00	0.00	0.00	2	0.26	0.35	0.33	0.01	0.01
脑、神经系统	C70-C72	46	3.40	7.87	6.80	0.43	0.71	24	3.09	4.23	3.11	0.17	0.31
甲状腺	C73	1	0.07	0.17	0.12	0.00	0.03	3	0.39	0.53	0.39	0.03	0.03
肾上腺	C74	0	0.00	0.00	0.00	0.00	0.00	0	0.00	0.00	0.00	0.00	0.00
其他的内分泌腺	C75	0	0.00	0.00	0.00	0.00	0.00	0	0.00	0.00	0.00	0.00	0.00
霍奇金病	C81	14	1.03	2.40	2.25	0.15	0.27	10	1.29	1.76	1.26	0.05	0.11
非霍奇金淋巴瘤	C82-C85;C96	18	1.33	3.08	2.55	0.16	0.30	7	0.90	1.23	1.05	0.07	0.15
免疫增生性疾病	C88	0	0.00	0.00	0.00	0.00	0.00	0	0.00	0.00	0.00	0.00	0.00
多发性骨髓瘤	C90	0	0.00	0.00	0.00	0.00	0.00	0	0.00	0.00	0.00	0.00	0.00
淋巴样白血病	C91	2	0.15	0.34	0.44	0.04	0.04	2	0.26	0.35	0.38	0.02	0.02
髓样白血病	C92-C94	1	0.07	0.17	0.11	0.01	0.01	2	0.26	0.35	0.30	0.03	0.03
白血病,未特指	C95	27	2.00	4.62	4.68	0.30	0.41	19	2.45	3.35	2.80	0.22	0.22
其他的或未指明部位的	O&U	0	0.00	0.00	0.00	0.00	0.00	0	0.00	0.00	0.00	0.00	0.00
合计	ALL	1353	100.00	231.52	193.20	10.42	23.11	776	100.00	136.68	104.67	6.27	11.83
所有部位除外 C44	ALLbutC44	1350	99.78	231.00	192.79	10.42	23.08	771	99.36	135.80	104.12	6.27	11.78

表 6-2-11b 2011 年河南省西平县恶性肿瘤死亡主要指标

部位		男性				累计率（%）		女性				累计率（%）	
		病例数	构成（%）	粗率（1/10万）	世调率（1/10万）	0~64	0~74	病例数	构成（%）	粗率（1/10万）	世调率（1/10万）	0~64	0~74
唇	C00	0	0.00	0.00	0.00	0.00	0.00	0	0.00	0.00	0.00	0.00	0.00
舌	C01-C02	0	0.00	0.00	0.00	0.00	0.00	1	0.22	0.24	0.20	0.02	0.02
口	C03-C06	1	0.13	0.22	0.13	0.00	0.00	0	0.00	0.00	0.00	0.00	0.00
唾液腺	C07-C08	1	0.13	0.22	0.13	0.00	0.00	0	0.00	0.00	0.00	0.00	0.00
扁桃体	C09	0	0.00	0.00	0.00	0.00	0.00	0	0.00	0.00	0.00	0.00	0.00
其他的口咽	C10	0	0.00	0.00	0.00	0.00	0.00	0	0.00	0.00	0.00	0.00	0.00
鼻咽	C11	0	0.00	0.00	0.00	0.00	0.00	2	0.43	0.48	0.41	0.02	0.07
喉咽	C12-C13	0	0.00	0.00	0.00	0.00	0.00	0	0.00	0.00	0.00	0.00	0.00
咽,部位不明	C14	0	0.00	0.00	0.00	0.00	0.00	0	0.00	0.00	0.00	0.00	0.00
食管	C15	113	14.91	25.12	21.79	0.77	2.01	65	14.07	15.75	8.96	0.17	0.67
胃	C16	118	15.57	26.23	22.68	1.09	2.24	46	9.96	11.15	8.52	0.58	1.05
小肠	C17	0	0.00	0.00	0.00	0.00	0.00	1	0.22	0.24	0.17	0.00	0.04
结肠	C18	9	1.19	2.00	2.07	0.10	0.14	14	3.03	3.39	2.37	0.13	0.29
直肠	C19-C20	27	3.56	6.00	4.89	0.11	0.30	24	5.19	5.82	4.23	0.26	0.49
肛门	C21	0	0.00	0.00	0.00	0.00	0.00	0	0.00	0.00	0.00	0.00	0.00
肝脏	C22	180	23.75	40.01	35.58	2.61	3.93	80	17.32	19.39	16.71	1.37	1.92
胆囊及其他	C23-C24	3	0.40	0.67	0.46	0.02	0.02	8	1.73	1.94	1.34	0.09	0.13
胰腺	C25	19	2.51	4.22	4.06	0.20	0.41	17	3.68	4.12	2.91	0.18	0.34
鼻、鼻窦及其他	C30-C31	0	0.00	0.00	0.00	0.00	0.00	0	0.00	0.00	0.00	0.00	0.00
喉	C32	4	0.53	0.89	0.73	0.00	0.16	1	0.22	0.24	0.10	0.00	0.00
气管、支气管、肺	C33-C34	212	27.97	47.12	41.31	1.43	4.13	80	17.32	19.39	14.35	0.96	1.49
其他的胸腔器官	C37-C38	1	0.13	0.22	0.26	0.03	0.03	1	0.22	0.24	0.32	0.04	0.04
骨	C40-C41	6	0.79	1.33	1.22	0.06	0.13	2	0.43	0.48	0.33	0.03	0.03
皮肤的黑色素瘤	C43	1	0.13	0.22	0.26	0.03	0.03	0	0.00	0.00	0.00	0.00	0.00
其他的皮肤	C44	3	0.40	0.67	0.58	0.06	0.06	1	0.22	0.24	0.15	0.00	0.00
间皮瘤	C45	1	0.13	0.22	0.26	0.02	0.02	0	0.00	0.00	0.00	0.00	0.00
卡波西肉瘤	C46	0	0.00	0.00	0.00	0.00	0.00	0	0.00	0.00	0.00	0.00	0.00
周围神经、其他结缔组织、软组织	C47;C49	2	0.26	0.44	0.59	0.01	0.01	0	0.00	0.00	0.00	0.00	0.00
乳房	C50	–	–	–	–	–	–	49	10.61	11.87	9.77	0.76	1.25
外阴	C51	–	–	–	–	–	–	0	0.00	0.00	0.00	0.00	0.00
阴道	C52	–	–	–	–	–	–	0	0.00	0.00	0.00	0.00	0.00
子宫颈	C53	–	–	–	–	–	–	24	5.19	5.82	4.79	0.43	0.51
子宫体	C54	–	–	–	–	–	–	7	1.52	1.70	1.67	0.14	0.21
子宫,部位不明	C55	–	–	–	–	–	–	8	1.73	1.94	1.24	0.06	0.13
卵巢	C56	–	–	–	–	–	–	5	1.08	1.21	1.33	0.13	0.17
其他的女性生殖器	C57	–	–	–	–	–	–	0	0.00	0.00	0.00	0.00	0.00
胎盘	C58	–	–	–	–	–	–	0	0.00	0.00	0.00	0.00	0.00
阴茎	C60	0	0.00	0.00	0.00	0.00	0.00	–	–	–	–	–	–
前列腺	C61	5	0.66	1.11	1.38	0.00	0.04	–	–	–	–	–	–
睾丸	C62	0	0.00	0.00	0.00	0.00	0.00	–	–	–	–	–	–
其他的男性生殖器	C63	0	0.00	0.00	0.00	0.00	0.00	–	–	–	–	–	–
肾	C64	2	0.26	0.44	0.36	0.02	0.07	1	0.22	0.24	0.21	0.00	0.03
肾盂	C65	0	0.00	0.00	0.00	0.00	0.00	0	0.00	0.00	0.00	0.00	0.00
输尿管	C66	0	0.00	0.00	0.00	0.00	0.00	0	0.00	0.00	0.00	0.00	0.00
膀胱	C67	8	1.06	1.78	1.39	0.05	0.20	1	0.22	0.24	0.21	0.00	0.03
其他的泌尿器官	C68	0	0.00	0.00	0.00	0.00	0.00	0	0.00	0.00	0.00	0.00	0.00
眼	C69	0	0.00	0.00	0.00	0.00	0.00	1	0.22	0.24	0.23	0.03	0.03
脑、神经系统	C70-C72	5	0.66	1.11	0.84	0.03	0.12	2	0.43	0.48	0.33	0.00	0.08
甲状腺	C73	1	0.13	0.22	0.13	0.00	0.04	0	0.00	0.00	0.00	0.00	0.00
肾上腺	C74	0	0.00	0.00	0.00	0.00	0.00	0	0.00	0.00	0.00	0.00	0.00
其他的内分泌腺	C75	0	0.00	0.00	0.00	0.00	0.00	0	0.00	0.00	0.00	0.00	0.00
霍奇金病	C81	1	0.13	0.22	0.17	0.00	0.04	0	0.00	0.00	0.00	0.00	0.00
非霍奇金淋巴瘤	C82-C85;C96	12	1.58	2.67	2.69	0.11	0.22	7	1.52	1.70	0.92	0.04	0.08
免疫增生性疾病	C88	0	0.00	0.00	0.00	0.00	0.00	0	0.00	0.00	0.00	0.00	0.00
多发性骨髓瘤	C90	1	0.13	0.22	0.17	0.00	0.04	0	0.00	0.00	0.00	0.00	0.00
淋巴样白血病	C91	4	0.53	0.89	0.69	0.04	0.07	2	0.43	0.48	0.34	0.03	0.03
髓样白血病	C92-C94	5	0.66	1.11	0.81	0.05	0.05	2	0.43	0.48	0.32	0.03	0.03
白血病,未特指	C95	5	0.66	1.11	0.86	0.02	0.06	4	0.87	0.97	0.72	0.02	0.05
其他的或未指明部位的	O&U	7	0.92	1.56	1.40	0.03	0.16	6	1.30	1.45	0.79	0.01	0.05
合计	ALL	758	100.00	168.49	148.09	6.92	14.74	462	100.00	111.96	83.92	5.53	9.27
所有部位除外 C44	ALLbutC44	755	99.60	167.82	147.51	6.86	14.68	461	99.78	111.72	83.78	5.53	9.27

表 6-2-12b　2011 年河南省虞城县恶性肿瘤死亡主要指标

部位		男性				累计率（%）		女性				累计率（%）	
		病例数	构成（%）	粗率（1/10万）	世调率（1/10万）	0~64	0~74	病例数	构成（%）	粗率（1/10万）	世调率（1/10万）	0~64	0~74
唇	C00	0	0.00	0.00	0.00	0.00	0.00	0	0.00	0.00	0.00	0.00	0.00
舌	C01-C02	3	0.30	0.54	0.56	0.00	0.09	0	0.00	0.00	0.00	0.00	0.00
口	C03-C06	0	0.00	0.00	0.00	0.00	0.00	1	0.15	0.19	0.21	0.00	0.05
唾液腺	C07-C08	1	0.10	0.18	0.12	0.00	0.00	1	0.15	0.19	0.22	0.00	0.04
扁桃体	C09	0	0.00	0.00	0.00	0.00	0.00	1	0.15	0.19	0.13	0.01	0.01
其他的口咽	C10	0	0.00	0.00	0.00	0.00	0.00	0	0.00	0.00	0.00	0.00	0.00
鼻咽	C11	0	0.00	0.00	0.00	0.00	0.00	17	2.53	3.29	2.93	0.23	0.36
喉咽	C12-C13	2	0.20	0.36	0.28	0.02	0.02	1	0.15	0.19	0.10	0.00	0.00
咽,部位不明	C14	16	1.60	2.88	3.08	0.24	0.39	4	0.60	0.77	0.77	0.09	0.09
食管	C15	152	15.15	27.33	28.71	0.97	3.66	120	17.86	23.23	20.31	1.00	2.64
胃	C16	161	16.05	28.95	30.79	0.91	3.66	78	11.61	15.10	10.19	0.32	0.79
小肠	C17	2	0.20	0.36	0.43	0.00	0.00	0	0.00	0.00	0.00	0.00	0.00
结肠	C18	27	2.69	4.85	4.93	0.22	0.72	16	2.38	3.10	2.88	0.13	0.39
直肠	C19-C20	47	4.69	8.45	8.98	0.43	1.16	27	4.02	5.23	3.79	0.09	0.41
肛门	C21	0	0.00	0.00	0.00	0.00	0.00	1	0.15	0.19	0.14	0.02	0.02
肝脏	C22	176	17.55	31.65	33.61	1.60	3.96	88	13.10	17.03	15.17	0.55	2.14
胆囊及其他	C23-C24	13	1.30	2.34	2.47	0.10	0.40	5	0.74	0.97	0.90	0.03	0.10
胰腺	C25	24	2.39	4.32	4.47	0.29	0.60	3	0.45	0.58	0.30	0.00	0.00
鼻、鼻窦及其他	C30-C31	4	0.40	0.72	0.68	0.04	0.10	2	0.30	0.39	0.31	0.03	0.03
喉	C32	21	2.09	3.78	4.01	0.17	0.62	14	2.08	2.71	2.12	0.12	0.21
气管、支气管、肺	C33-C34	206	20.54	37.04	38.42	1.45	4.52	102	15.18	19.74	16.78	0.87	1.97
其他的胸腔器官	C37-C38	0	0.00	0.00	0.00	0.00	0.00	1	0.15	0.19	0.21	0.00	0.05
骨	C40-C41	9	0.90	1.62	1.60	0.08	0.17	3	0.45	0.58	0.42	0.00	0.04
皮肤的黑色素瘤	C43	0	0.00	0.00	0.00	0.00	0.00	0	0.00	0.00	0.00	0.00	0.00
其他的皮肤	C44	1	0.10	0.18	0.13	0.02	0.02	0	0.00	0.00	0.00	0.00	0.00
间皮瘤	C45	0	0.00	0.00	0.00	0.00	0.00	0	0.00	0.00	0.00	0.00	0.00
卡波西肉瘤	C46	0	0.00	0.00	0.00	0.00	0.00	0	0.00	0.00	0.00	0.00	0.00
周围神经、其他结缔组织、软组织	C47;C49	2	0.20	0.36	0.35	0.02	0.05	1	0.15	0.19	0.22	0.00	0.04
乳房	C50	-	-	-	-	-	-	50	7.44	9.68	9.24	0.86	1.18
外阴	C51	-	-	-	-	-	-	0	0.00	0.00	0.00	0.00	0.00
阴道	C52	-	-	-	-	-	-	0	0.00	0.00	0.00	0.00	0.00
子宫颈	C53	-	-	-	-	-	-	41	6.10	7.94	7.15	0.59	0.86
子宫体	C54	-	-	-	-	-	-	7	1.04	1.35	1.20	0.14	0.14
子宫,部位不明	C55	-	-	-	-	-	-	2	0.30	0.39	0.45	0.03	0.07
卵巢	C56	-	-	-	-	-	-	36	5.36	6.97	6.73	0.50	0.87
其他的女性生殖器	C57	-	-	-	-	-	-	0	0.00	0.00	0.00	0.00	0.00
胎盘	C58	-	-	-	-	-	-	0	0.00	0.00	0.00	0.00	0.00
阴茎	C60	0	0.00	0.00	0.00	0.00	0.00	-	-	-	-	-	-
前列腺	C61	22	2.19	3.96	4.00	0.00	0.47	-	-	-	-	-	-
睾丸	C62	0	0.00	0.00	0.00	0.00	0.00	-	-	-	-	-	-
其他的男性生殖器	C63	0	0.00	0.00	0.00	0.00	0.00	-	-	-	-	-	-
肾	C64	3	0.30	0.54	0.56	0.02	0.11	1	0.15	0.19	0.08	0.00	0.00
肾盂	C65	0	0.00	0.00	0.00	0.00	0.00	0	0.00	0.00	0.00	0.00	0.00
输尿管	C66	0	0.00	0.00	0.00	0.00	0.00	0	0.00	0.00	0.00	0.00	0.00
膀胱	C67	35	3.49	6.29	6.45	0.30	0.63	7	1.04	1.35	1.33	0.14	0.18
其他的泌尿器官	C68	0	0.00	0.00	0.00	0.00	0.00	0	0.00	0.00	0.00	0.00	0.00
眼	C69	0	0.00	0.00	0.00	0.00	0.00	0	0.00	0.00	0.00	0.00	0.00
脑、神经系统	C70-C72	13	1.30	2.34	2.66	0.08	0.36	7	1.04	1.35	1.27	0.06	0.19
甲状腺	C73	2	0.20	0.36	0.30	0.00	0.00	2	0.30	0.39	0.31	0.00	0.05
肾上腺	C74	0	0.00	0.00	0.00	0.00	0.00	0	0.00	0.00	0.00	0.00	0.00
其他的内分泌腺	C75	0	0.00	0.00	0.00	0.00	0.00	0	0.00	0.00	0.00	0.00	0.00
霍奇金病	C81	0	0.00	0.00	0.00	0.00	0.00	0	0.00	0.00	0.00	0.00	0.00
非霍奇金淋巴瘤	C82-C85;C96	2	0.20	0.36	0.34	0.02	0.07	2	0.30	0.39	0.44	0.00	0.07
免疫增生性疾病	C88	0	0.00	0.00	0.00	0.00	0.00	0	0.00	0.00	0.00	0.00	0.00
多发性骨髓瘤	C90	0	0.00	0.00	0.00	0.00	0.00	0	0.00	0.00	0.00	0.00	0.00
淋巴样白血病	C91	4	0.40	0.72	0.62	0.05	0.05	6	0.89	1.16	1.04	0.09	0.09
髓样白血病	C92-C94	4	0.40	0.72	0.64	0.04	0.04	2	0.30	0.39	0.37	0.03	0.03
白血病,未特指	C95	22	2.19	3.96	3.75	0.29	0.34	13	1.93	2.52	2.51	0.16	0.20
其他的或未指明部位的	O&U	29	2.89	5.21	5.52	0.41	0.59	10	1.49	1.94	1.85	0.12	0.23
合计	ALL	1003	100.00	180.34	188.47	7.77	22.80	672	100.00	130.07	112.08	6.20	13.54
所有部位除外 C44	ALLbutC44	1002	99.90	180.16	188.34	7.75	22.78	672	100.00	130.07	112.08	6.20	13.54

表 6-2-13b 2011 年河南省禹州市恶性肿瘤死亡主要指标

部位		男性					女性					
		病例数	构成(%)	粗率(1/10万)	世调率(1/10万)	累计率(%) 0~64	累计率(%) 0~74	病例数	构成(%)	粗率(1/10万)	世调率(1/10万)	累计率(%) 0~64	累计率(%) 0~74
唇	C00	0	0.00	0.00	0.00	0.00	0.00	0	0.00	0.00	0.00	0.00	0.00
舌	C01-C02	3	0.20	0.45	0.38	0.00	0.05	0	0.00	0.00	0.00	0.00	0.00
口	C03-C06	0	0.00	0.00	0.00	0.00	0.00	0	0.00	0.00	0.00	0.00	0.00
唾液腺	C07-C08	5	0.34	0.76	0.69	0.04	0.06	2	0.25	0.33	0.31	0.02	0.05
扁桃体	C09	0	0.00	0.00	0.00	0.00	0.00	0	0.00	0.00	0.00	0.00	0.00
其他的口咽	C10	3	0.20	0.45	0.37	0.01	0.04	0	0.00	0.00	0.00	0.00	0.00
鼻咽	C11	15	1.01	2.27	2.32	0.15	0.21	1	0.12	0.17	0.08	0.00	0.00
喉咽	C12-C13	0	0.00	0.00	0.00	0.00	0.00	0	0.00	0.00	0.00	0.00	0.00
咽,部位不明	C14	0	0.00	0.00	0.00	0.00	0.00	0	0.00	0.00	0.00	0.00	0.00
食管	C15	170	11.40	25.78	24.31	1.22	2.68	67	8.31	11.12	7.98	0.43	0.93
胃	C16	179	12.01	27.14	24.74	1.14	2.78	63	7.82	10.45	7.57	0.40	0.89
小肠	C17	4	0.27	0.61	0.71	0.04	0.06	4	0.50	0.66	0.51	0.05	0.05
结肠	C18	21	1.41	3.18	2.97	0.23	0.30	16	1.99	2.65	1.73	0.08	0.17
直肠	C19-C20	45	3.02	6.82	6.37	0.25	0.65	29	3.60	4.81	3.59	0.20	0.42
肛门	C21	0	0.00	0.00	0.00	0.00	0.00	0	0.00	0.00	0.00	0.00	0.00
肝脏	C22	245	16.43	37.15	34.43	2.07	3.82	102	12.66	16.92	13.43	0.83	1.51
胆囊及其他	C23-C24	25	1.68	3.79	3.45	0.16	0.38	19	2.36	3.15	2.12	0.11	0.22
胰腺	C25	14	0.94	2.12	1.89	0.09	0.23	12	1.49	1.99	1.25	0.06	0.12
鼻、鼻窦及其他	C30-C31	0	0.00	0.00	0.00	0.00	0.00	0	0.00	0.00	0.00	0.00	0.00
喉	C32	9	0.60	1.36	1.33	0.11	0.20	1	0.12	0.17	0.12	0.00	0.03
气管、支气管、肺	C33-C34	629	42.19	95.38	87.59	3.77	9.78	213	26.43	35.34	26.06	1.39	2.79
其他的胸腔器官	C37-C38	4	0.27	0.61	0.46	0.00	0.02	4	0.50	0.66	0.56	0.02	0.08
骨	C40-C41	13	0.87	1.97	1.83	0.08	0.15	7	0.87	1.16	1.18	0.10	0.15
皮肤的黑色素瘤	C43	0	0.00	0.00	0.00	0.00	0.00	0	0.00	0.00	0.00	0.00	0.00
其他的皮肤	C44	5	0.34	0.76	0.61	0.00	0.09	4	0.50	0.66	0.40	0.00	0.05
间皮瘤	C45	0	0.00	0.00	0.00	0.00	0.00	0	0.00	0.00	0.00	0.00	0.00
卡波西肉瘤	C46	0	0.00	0.00	0.00	0.00	0.00	0	0.00	0.00	0.00	0.00	0.00
周围神经、其他结缔组织、软组织	C47;C49	0	0.00	0.00	0.00	0.00	0.00	0	0.00	0.00	0.00	0.00	0.00
乳房	C50	–	–	–	–	–	–	114	14.14	18.91	17.55	1.55	2.23
外阴	C51	–	–	–	–	–	–	0	0.00	0.00	0.00	0.00	0.00
阴道	C52	–	–	–	–	–	–	0	0.00	0.00	0.00	0.00	0.00
子宫颈	C53	–	–	–	–	–	–	36	4.47	5.97	5.82	0.52	0.77
子宫体	C54	–	–	–	–	–	–	24	2.98	3.98	3.66	0.27	0.43
子宫,部位不明	C55	–	–	–	–	–	–	1	0.12	0.17	0.12	0.00	0.03
卵巢	C56	–	–	–	–	–	–	14	1.74	2.32	2.06	0.20	0.20
其他的女性生殖器	C57	–	–	–	–	–	–	0	0.00	0.00	0.00	0.00	0.00
胎盘	C58	–	–	–	–	–	–	0	0.00	0.00	0.00	0.00	0.00
阴茎	C60	0	0.00	0.00	0.00	0.00	0.00	–	–	–	–	–	–
前列腺	C61	17	1.14	2.58	2.64	0.04	0.16	–	–	–	–	–	–
睾丸	C62	1	0.07	0.15	0.17	0.02	0.02	–	–	–	–	–	–
其他的男性生殖器	C63	0	0.00	0.00	0.00	0.00	0.00	–	–	–	–	–	–
肾	C64	3	0.20	0.45	0.43	0.03	0.07	7	0.87	1.16	0.70	0.04	0.04
肾盂	C65	0	0.00	0.00	0.00	0.00	0.00	0	0.00	0.00	0.00	0.00	0.00
输尿管	C66	1	0.07	0.15	0.11	0.00	0.00	0	0.00	0.00	0.00	0.00	0.00
膀胱	C67	13	0.87	1.97	1.88	0.08	0.25	4	0.50	0.66	0.50	0.04	0.04
其他的泌尿器官	C68	0	0.00	0.00	0.00	0.00	0.00	0	0.00	0.00	0.00	0.00	0.00
眼	C69	0	0.00	0.00	0.00	0.00	0.00	0	0.00	0.00	0.00	0.00	0.00
脑、神经系统	C70-C72	22	1.48	3.34	3.27	0.19	0.27	24	2.98	3.98	2.99	0.19	0.25
甲状腺	C73	3	0.20	0.45	0.41	0.04	0.04	6	0.74	1.00	0.95	0.08	0.14
肾上腺	C74	0	0.00	0.00	0.00	0.00	0.00	1	0.12	0.17	0.18	0.02	0.02
其他的内分泌腺	C75	1	0.07	0.15	0.13	0.00	0.03	0	0.00	0.00	0.00	0.00	0.00
霍奇金病	C81	1	0.07	0.15	0.13	0.01	0.01	0	0.00	0.00	0.00	0.00	0.00
非霍奇金淋巴瘤	C82-C85;C96	0	0.00	0.00	0.00	0.00	0.00	0	0.00	0.00	0.00	0.00	0.00
免疫增生性疾病	C88	0	0.00	0.00	0.00	0.00	0.00	0	0.00	0.00	0.00	0.00	0.00
多发性骨髓瘤	C90	0	0.00	0.00	0.00	0.00	0.00	0	0.00	0.00	0.00	0.00	0.00
淋巴样白血病	C91	7	0.47	1.06	1.41	0.10	0.14	6	0.74	1.00	0.79	0.06	0.09
髓样白血病	C92-C94	18	1.21	2.73	2.44	0.12	0.36	6	0.74	1.00	1.01	0.11	0.14
白血病,未特指	C95	2	0.13	0.30	0.35	0.03	0.03	12	1.49	1.99	1.83	0.13	0.23
其他的或未指明部位的	O&U	12	0.80	1.82	1.54	0.04	0.16	7	0.87	1.16	1.04	0.10	0.12
合计	ALL	1491	100.00	226.09	209.52	10.10	23.06	806	100.00	133.72	106.11	7.01	12.20
所有部位除外 C44	ALLbutC44	1486	99.66	225.33	208.90	10.10	22.98	802	99.50	133.05	105.72	7.01	12.15

表 6-2-14b 2011 年河南省偃师县恶性肿瘤死亡主要指标

部位		男性 病例数	构成(%)	粗率(1/10万)	世调率(1/10万)	累计率(%) 0~64	累计率(%) 0~74	女性 病例数	构成(%)	粗率(1/10万)	世调率(1/10万)	累计率(%) 0~64	累计率(%) 0~74
唇	C00	0	0.00	0.00	0.00	0.00	0.00	0	0.00	0.00	0.00	0.00	0.00
舌	C01-C02	0	0.00	0.00	0.00	0.00	0.00	1	0.25	0.33	0.26	0.00	0.07
口	C03-C06	2	0.42	0.65	0.38	0.00	0.00	2	0.50	0.66	0.23	0.00	0.00
唾液腺	C07-C08	0	0.00	0.00	0.00	0.00	0.00	1	0.25	0.33	0.24	0.02	0.02
扁桃体	C09	0	0.00	0.00	0.00	0.00	0.00	0	0.00	0.00	0.00	0.00	0.00
其他的口咽	C10	1	0.21	0.32	0.30	0.00	0.05	0	0.00	0.00	0.00	0.00	0.00
鼻咽	C11	1	0.21	0.32	0.21	0.00	0.00	0	0.00	0.00	0.00	0.00	0.00
喉咽	C12-C13	1	0.21	0.32	0.30	0.00	0.05	0	0.00	0.00	0.00	0.00	0.00
咽,部位不明	C14	0	0.00	0.00	0.00	0.00	0.00	0	0.00	0.00	0.00	0.00	0.00
食管	C15	110	23.21	35.57	27.75	1.18	2.97	93	23.25	30.69	18.40	0.37	1.91
胃	C16	96	20.25	31.04	25.05	0.95	3.36	51	12.75	16.83	11.71	0.35	1.70
小肠	C17	0	0.00	0.00	0.00	0.00	0.00	1	0.25	0.33	0.26	0.00	0.07
结肠	C18	7	1.48	2.26	1.49	0.16	0.16	10	2.50	3.30	2.11	0.12	0.24
直肠	C19-C20	20	4.22	6.47	5.32	0.19	0.38	10	2.50	3.30	1.86	0.09	0.09
肛门	C21	0	0.00	0.00	0.00	0.00	0.00	0	0.00	0.00	0.00	0.00	0.00
肝脏	C22	86	18.14	27.81	22.45	1.18	2.82	38	9.50	12.54	8.13	0.33	1.06
胆囊及其他	C23-C24	12	2.53	3.88	3.39	0.08	0.34	15	3.75	4.95	3.70	0.08	0.70
胰腺	C25	9	1.90	2.91	2.33	0.15	0.22	7	1.75	2.31	1.53	0.02	0.19
鼻、鼻窦及其他	C30-C31	0	0.00	0.00	0.00	0.00	0.00	0	0.00	0.00	0.00	0.00	0.00
喉	C32	3	0.63	0.97	0.84	0.06	0.11	0	0.00	0.00	0.00	0.00	0.00
气管、支气管、肺	C33-C34	93	19.62	30.07	24.66	1.06	2.70	59	14.75	19.47	13.43	0.63	1.49
其他的胸腔器官	C37-C38	0	0.00	0.00	0.00	0.00	0.00	3	0.75	0.99	0.62	0.08	0.08
骨	C40-C41	2	0.42	0.65	0.54	0.03	0.10	4	1.00	1.32	0.84	0.02	0.09
皮肤的黑色素瘤	C43	0	0.00	0.00	0.00	0.00	0.00	1	0.25	0.33	0.16	0.02	0.02
其他的皮肤	C44	0	0.00	0.00	0.00	0.00	0.00	3	0.75	0.99	0.50	0.02	0.02
间皮瘤	C45	0	0.00	0.00	0.00	0.00	0.00	1	0.25	0.33	0.18	0.02	0.02
卡波西肉瘤	C46	0	0.00	0.00	0.00	0.00	0.00	0	0.00	0.00	0.00	0.00	0.00
周围神经、其他结缔组织、软组织	C47;C49	1	0.21	0.32	0.19	0.00	0.00	2	0.50	0.66	0.50	0.02	0.09
乳房	C50	–	–	–	–	–	–	37	9.25	12.21	8.42	0.57	0.92
外阴	C51	–	–	–	–	–	–	0	0.00	0.00	0.00	0.00	0.00
阴道	C52	–	–	–	–	–	–	0	0.00	0.00	0.00	0.00	0.00
子宫颈	C53	–	–	–	–	–	–	3	0.75	0.99	0.74	0.07	0.07
子宫体	C54	–	–	–	–	–	–	7	1.75	2.31	1.83	0.04	0.28
子宫,部位不明	C55	–	–	–	–	–	–	5	1.25	1.65	1.22	0.08	0.15
卵巢	C56	–	–	–	–	–	–	5	1.25	1.65	1.30	0.08	0.21
其他的女性生殖器	C57	–	–	–	–	–	–	0	0.00	0.00	0.00	0.00	0.00
胎盘	C58	–	–	–	–	–	–	0	0.00	0.00	0.00	0.00	0.00
阴茎	C60	0	0.00	0.00	0.00	0.00	0.00	–	–	–	–	–	–
前列腺	C61	1	0.21	0.32	0.21	0.00	0.00	–	–	–	–	–	–
睾丸	C62	1	0.21	0.32	0.27	0.02	0.02	–	–	–	–	–	–
其他的男性生殖器	C63	0	0.00	0.00	0.00	0.00	0.00	–	–	–	–	–	–
肾	C64	2	0.42	0.65	0.52	0.06	0.06	2	0.50	0.66	0.49	0.06	0.06
肾盂	C65	0	0.00	0.00	0.00	0.00	0.00	0	0.00	0.00	0.00	0.00	0.00
输尿管	C66	0	0.00	0.00	0.00	0.00	0.00	0	0.00	0.00	0.00	0.00	0.00
膀胱	C67	6	1.27	1.94	1.74	0.05	0.26	6	1.50	1.98	1.30	0.07	0.13
其他的泌尿器官	C68	0	0.00	0.00	0.00	0.00	0.00	0	0.00	0.00	0.00	0.00	0.00
眼	C69	0	0.00	0.00	0.00	0.00	0.00	0	0.00	0.00	0.00	0.00	0.00
脑、神经系统	C70-C72	6	1.27	1.94	1.39	0.11	0.16	12	3.00	3.96	2.98	0.12	0.36
甲状腺	C73	0	0.00	0.00	0.00	0.00	0.00	4	1.00	1.32	0.78	0.05	0.05
肾上腺	C74	0	0.00	0.00	0.00	0.00	0.00	0	0.00	0.00	0.00	0.00	0.00
其他的内分泌腺	C75	1	0.21	0.32	0.25	0.03	0.03	4	1.00	1.32	0.90	0.06	0.06
霍奇金病	C81	0	0.00	0.00	0.00	0.00	0.00	0	0.00	0.00	0.00	0.00	0.00
非霍奇金淋巴瘤	C82-C85;C96	4	0.84	1.29	0.98	0.05	0.10	4	1.00	1.32	0.96	0.03	0.03
免疫增生性疾病	C88	0	0.00	0.00	0.00	0.00	0.00	0	0.00	0.00	0.00	0.00	0.00
多发性骨髓瘤	C90	1	0.21	0.32	0.19	0.02	0.02	0	0.00	0.00	0.00	0.00	0.00
淋巴样白血病	C91	4	0.84	1.29	1.15	0.07	0.11	1	0.25	0.33	0.34	0.02	0.02
髓样白血病	C92-C94	0	0.00	0.00	0.00	0.00	0.00	2	0.50	0.66	0.37	0.00	0.07
白血病,未特指	C95	2	0.42	0.65	0.40	0.00	0.00	5	1.25	1.65	1.34	0.10	0.16
其他的或未指明部位的	O&U	2	0.42	0.65	0.53	0.06	0.06	1	0.25	0.33	0.25	0.03	0.03
合计	ALL	474	100.00	153.28	122.85	5.48	14.11	400	100.00	131.99	87.88	3.57	10.48
所有部位除外 C44	ALLbutC44	474	100.00	153.28	122.85	5.48	14.11	397	99.25	131.00	87.38	3.55	10.46

表 6-2-15b 2011 年河南省郾城县恶性肿瘤死亡主要指标

部位		男性						女性					
		病例数	构成（%）	粗率（1/10万）	世调率（1/10万）	累计率（%）0~64	累计率（%）0~74	病例数	构成（%）	粗率（1/10万）	世调率（1/10万）	累计率（%）0~64	累计率（%）0~74
唇	C00	1	0.24	0.39	0.34	0.03	0.03	0	0.00	0.00	0.00	0.00	0.00
舌	C01-C02	0	0.00	0.00	0.00	0.00	0.00	0	0.00	0.00	0.00	0.00	0.00
口	C03-C06	0	0.00	0.00	0.00	0.00	0.00	0	0.00	0.00	0.00	0.00	0.00
唾液腺	C07-C08	0	0.00	0.00	0.00	0.00	0.00	0	0.00	0.00	0.00	0.00	0.00
扁桃体	C09	0	0.00	0.00	0.00	0.00	0.00	0	0.00	0.00	0.00	0.00	0.00
其他的口咽	C10	0	0.00	0.00	0.00	0.00	0.00	0	0.00	0.00	0.00	0.00	0.00
鼻咽	C11	0	0.00	0.00	0.00	0.00	0.00	0	0.00	0.00	0.00	0.00	0.00
喉咽	C12-C13	1	0.24	0.39	0.24	0.02	0.02	0	0.00	0.00	0.00	0.00	0.00
咽,部位不明	C14	0	0.00	0.00	0.00	0.00	0.00	0	0.00	0.00	0.00	0.00	0.00
食管	C15	45	10.95	17.50	14.71	0.60	1.14	24	8.28	11.14	7.30	0.44	0.66
胃	C16	58	14.11	22.56	19.45	0.73	1.67	18	6.21	8.35	5.17	0.18	0.59
小肠	C17	2	0.49	0.78	0.63	0.02	0.12	1	0.34	0.46	0.21	0.00	0.00
结肠	C18	11	2.68	4.28	4.05	0.17	0.57	6	2.07	2.78	1.33	0.00	0.00
直肠	C19-C20	14	3.41	5.45	5.00	0.19	0.72	7	2.41	3.25	2.00	0.08	0.17
肛门	C21	1	0.24	0.39	0.34	0.03	0.03	0	0.00	0.00	0.00	0.00	0.00
肝脏	C22	84	20.44	32.67	29.90	2.12	3.62	54	18.62	25.06	17.74	1.13	2.05
胆囊及其他	C23-C24	5	1.22	1.94	1.92	0.06	0.26	5	1.72	2.32	1.33	0.10	0.10
胰腺	C25	7	1.70	2.72	2.42	0.20	0.29	5	1.72	2.32	1.74	0.07	0.22
鼻、鼻窦及其他	C30-C31	0	0.00	0.00	0.00	0.00	0.00	0	0.00	0.00	0.00	0.00	0.00
喉	C32	0	0.00	0.00	0.00	0.00	0.00	0	0.00	0.00	0.00	0.00	0.00
气管、支气管、肺	C33-C34	158	38.44	61.45	54.82	2.09	5.69	82	28.28	38.06	26.61	1.64	2.97
其他的胸腔器官	C37-C38	0	0.00	0.00	0.00	0.00	0.00	0	0.00	0.00	0.00	0.00	0.00
骨	C40-C41	1	0.24	0.39	0.39	0.03	0.03	1	0.34	0.46	0.34	0.03	0.03
皮肤的黑色素瘤	C43	0	0.00	0.00	0.00	0.00	0.00	0	0.00	0.00	0.00	0.00	0.00
其他的皮肤	C44	2	0.49	0.78	0.63	0.02	0.02	1	0.34	0.46	0.17	0.00	0.00
间皮瘤	C45	0	0.00	0.00	0.00	0.00	0.00	0	0.00	0.00	0.00	0.00	0.00
卡波西肉瘤	C46	0	0.00	0.00	0.00	0.00	0.00	1	0.34	0.46	0.35	0.00	0.09
周围神经、其他结缔组织、软组织	C47;C49	0	0.00	0.00	0.00	0.00	0.00	0	0.00	0.00	0.00	0.00	0.00
乳房	C50	-	-	-	-	-	-	36	12.41	16.71	12.97	0.94	1.72
外阴	C51	-	-	-	-	-	-	0	0.00	0.00	0.00	0.00	0.00
阴道	C52	-	-	-	-	-	-	0	0.00	0.00	0.00	0.00	0.00
子宫颈	C53	-	-	-	-	-	-	18	6.21	8.35	6.07	0.42	0.74
子宫体	C54	-	-	-	-	-	-	3	1.03	1.39	1.10	0.03	0.18
子宫,部位不明	C55	-	-	-	-	-	-	3	1.03	1.39	1.15	0.00	0.19
卵巢	C56	-	-	-	-	-	-	7	2.41	3.25	2.57	0.23	0.29
其他的女性生殖器	C57	-	-	-	-	-	-	0	0.00	0.00	0.00	0.00	0.00
胎盘	C58	-	-	-	-	-	-	0	0.00	0.00	0.00	0.00	0.00
阴茎	C60	0	0.00	0.00	0.00	0.00	0.00	-	-	-	-	-	-
前列腺	C61	2	0.49	0.78	0.54	0.04	0.04	-	-	-	-	-	-
睾丸	C62	0	0.00	0.00	0.00	0.00	0.00	-	-	-	-	-	-
其他的男性生殖器	C63	0	0.00	0.00	0.00	0.00	0.00	-	-	-	-	-	-
肾	C64	0	0.00	0.00	0.00	0.00	0.00	0	0.00	0.00	0.00	0.00	0.00
肾盂	C65	0	0.00	0.00	0.00	0.00	0.00	0	0.00	0.00	0.00	0.00	0.00
输尿管	C66	0	0.00	0.00	0.00	0.00	0.00	0	0.00	0.00	0.00	0.00	0.00
膀胱	C67	2	0.49	0.78	0.70	0.06	0.06	0	0.00	0.00	0.00	0.00	0.00
其他的泌尿器官	C68	0	0.00	0.00	0.00	0.00	0.00	0	0.00	0.00	0.00	0.00	0.00
眼	C69	0	0.00	0.00	0.00	0.00	0.00	0	0.00	0.00	0.00	0.00	0.00
脑、神经系统	C70-C72	4	0.97	1.56	1.68	0.12	0.12	6	2.07	2.78	2.31	0.12	0.12
甲状腺	C73	0	0.00	0.00	0.00	0.00	0.00	2	0.69	0.93	0.58	0.00	0.09
肾上腺	C74	0	0.00	0.00	0.00	0.00	0.00	0	0.00	0.00	0.00	0.00	0.00
其他的内分泌腺	C75	0	0.00	0.00	0.00	0.00	0.00	0	0.00	0.00	0.00	0.00	0.00
霍奇金病	C81	0	0.00	0.00	0.00	0.00	0.00	0	0.00	0.00	0.00	0.00	0.00
非霍奇金淋巴瘤	C82-C85;C96	3	0.73	1.17	0.99	0.07	0.07	3	1.03	1.39	1.14	0.05	0.18
免疫增生性疾病	C88	0	0.00	0.00	0.00	0.00	0.00	0	0.00	0.00	0.00	0.00	0.00
多发性骨髓瘤	C90	0	0.00	0.00	0.00	0.00	0.00	0	0.00	0.00	0.00	0.00	0.00
淋巴样白血病	C91	2	0.49	0.78	0.61	0.02	0.02	1	0.34	0.46	0.17	0.00	0.00
髓样白血病	C92-C94	1	0.24	0.39	0.34	0.03	0.03	1	0.34	0.46	0.37	0.05	0.05
白血病,未特指	C95	3	0.73	1.17	1.00	0.03	0.10	3	1.03	1.39	1.08	0.11	0.11
其他的或未指明部位的	O&U	4	0.97	1.56	1.31	0.07	0.07	2	0.69	0.93	1.20	0.08	0.08
合计	ALL	411	100.00	159.86	142.02	6.69	14.67	290	100.00	134.59	95.00	5.68	10.60
所有部位除外 C44	ALLbutC44	409	99.51	159.08	141.39	6.67	14.65	289	99.66	134.13	94.83	5.68	10.60

表 6-2-16b 2011 年河南省漯河市恶性肿瘤死亡主要指标

部位		男性				累计率（%）		女性				累计率（%）	
		病例数	构成（%）	粗率（1/10万）	世调率（1/10万）	0~64	0~74	病例数	构成（%）	粗率（1/10万）	世调率（1/10万）	0~64	0~74
唇	C00	1	0.15	0.24	0.20	0.00	0.05	0	0.00	0.00	0.00	0.00	0.00
舌	C01~C02	0	0.00	0.00	0.00	0.00	0.00	1	0.20	0.26	0.26	0.03	0.03
口	C03~C06	7	1.07	1.69	1.73	0.15	0.15	4	0.82	1.04	0.71	0.03	0.07
唾液腺	C07~C08	1	0.15	0.24	0.20	0.00	0.05	0	0.00	0.00	0.00	0.00	0.00
扁桃体	C09	0	0.00	0.00	0.00	0.00	0.00	1	0.20	0.26	0.23	0.02	0.02
其他的口咽	C10	2	0.31	0.48	0.45	0.05	0.05	2	0.41	0.52	0.46	0.03	0.08
鼻咽	C11	10	1.53	2.42	1.98	0.11	0.29	2	0.41	0.52	0.44	0.00	0.09
喉咽	C12~C13	0	0.00	0.00	0.00	0.00	0.00	0	0.00	0.00	0.00	0.00	0.00
咽，部位不明	C14	0	0.00	0.00	0.00	0.00	0.00	0	0.00	0.00	0.00	0.00	0.00
食管	C15	72	11.03	17.41	14.83	0.48	1.67	47	9.63	12.24	8.22	0.36	0.77
胃	C16	75	11.49	18.14	15.37	0.64	1.41	33	6.76	8.59	6.43	0.31	0.67
小肠	C17	2	0.31	0.48	0.31	0.02	0.02	1	0.20	0.26	0.11	0.00	0.00
结肠	C18	21	3.22	5.08	4.28	0.24	0.42	11	2.25	2.86	1.81	0.08	0.12
直肠	C19~C20	23	3.52	5.56	4.42	0.21	0.44	17	3.48	4.43	3.41	0.23	0.32
肛门	C21	0	0.00	0.00	0.00	0.00	0.00	3	0.61	0.78	0.62	0.00	0.04
肝脏	C22	120	18.38	29.02	24.73	1.73	2.87	44	9.02	11.46	8.41	0.57	0.93
胆囊及其他	C23~C24	8	1.23	1.93	1.47	0.08	0.18	9	1.84	2.34	1.64	0.11	0.11
胰腺	C25	14	2.14	3.39	2.79	0.16	0.40	12	2.46	3.12	2.13	0.05	0.20
鼻、鼻窦及其他	C30~C31	2	0.31	0.48	0.48	0.00	0.08	0	0.00	0.00	0.00	0.00	0.00
喉	C32	1	0.15	0.24	0.18	0.02	0.02	0	0.00	0.00	0.00	0.00	0.00
气管、支气管、肺	C33~C34	233	35.68	56.34	45.97	2.29	5.09	100	20.49	26.04	19.06	1.16	2.23
其他的胸腔器官	C37~C38	2	0.31	0.48	0.38	0.03	0.03	1	0.20	0.26	0.20	0.00	0.05
骨	C40~C41	6	0.92	1.45	1.23	0.12	0.16	0	0.00	0.00	0.00	0.00	0.00
皮肤的黑色素瘤	C43	3	0.46	0.73	0.51	0.02	0.07	0	0.00	0.00	0.00	0.00	0.00
其他的皮肤	C44	0	0.00	0.00	0.00	0.00	0.00	0	0.00	0.00	0.00	0.00	0.00
间皮瘤	C45	0	0.00	0.00	0.00	0.00	0.00	0	0.00	0.00	0.00	0.00	0.00
卡波西肉瘤	C46	0	0.00	0.00	0.00	0.00	0.00	0	0.00	0.00	0.00	0.00	0.00
周围神经、其他结缔组织、软组织	C47;C49	0	0.00	0.00	0.00	0.00	0.00	0	0.00	0.00	0.00	0.00	0.00
乳房	C50	–	–	–	–	–	–	71	14.55	18.49	14.65	1.26	1.52
外阴	C51	–	–	–	–	–	–	0	0.00	0.00	0.00	0.00	0.00
阴道	C52	–	–	–	–	–	–	0	0.00	0.00	0.00	0.00	0.00
子宫颈	C53	–	–	–	–	–	–	44	9.02	11.46	9.23	0.85	1.03
子宫体	C54	–	–	–	–	–	–	40	8.20	10.41	9.02	0.88	0.93
子宫，部位不明	C55	–	–	–	–	–	–	0	0.00	0.00	0.00	0.00	0.00
卵巢	C56	–	–	–	–	–	–	10	2.05	2.60	2.20	0.16	0.24
其他的女性生殖器	C57	–	–	–	–	–	–	0	0.00	0.00	0.00	0.00	0.00
胎盘	C58	–	–	–	–	–	–	0	0.00	0.00	0.00	0.00	0.00
阴茎	C60	0	0.00	0.00	0.00	0.00	0.00	–	–	–	–	–	–
前列腺	C61	4	0.61	0.97	0.77	0.02	0.17	–	–	–	–	–	–
睾丸	C62	0	0.00	0.00	0.00	0.00	0.00	–	–	–	–	–	–
其他的男性生殖器	C63	0	0.00	0.00	0.00	0.00	0.00	–	–	–	–	–	–
肾	C64	5	0.77	1.21	0.94	0.05	0.12	0	0.00	0.00	0.00	0.00	0.00
肾盂	C65	2	0.31	0.48	0.26	0.01	0.01	0	0.00	0.00	0.00	0.00	0.00
输尿管	C66	0	0.00	0.00	0.00	0.00	0.00	0	0.00	0.00	0.00	0.00	0.00
膀胱	C67	14	2.14	3.39	2.80	0.10	0.34	1	0.20	0.26	0.19	0.00	0.00
其他的泌尿器官	C68	0	0.00	0.00	0.00	0.00	0.00	0	0.00	0.00	0.00	0.00	0.00
眼	C69	0	0.00	0.00	0.00	0.00	0.00	1	0.20	0.26	0.23	0.02	0.02
脑、神经系统	C70~C72	3	0.46	0.73	0.60	0.05	0.05	9	1.84	2.34	1.97	0.15	0.24
甲状腺	C73	1	0.15	0.24	0.22	0.02	0.02	6	1.23	1.56	1.34	0.08	0.23
肾上腺	C74	0	0.00	0.00	0.00	0.00	0.00	0	0.00	0.00	0.00	0.00	0.00
其他的内分泌腺	C75	0	0.00	0.00	0.00	0.00	0.00	0	0.00	0.00	0.00	0.00	0.00
霍奇金病	C81	0	0.00	0.00	0.00	0.00	0.00	0	0.00	0.00	0.00	0.00	0.00
非霍奇金淋巴瘤	C82~C85;C96	2	0.31	0.48	0.42	0.04	0.04	1	0.20	0.26	0.19	0.00	0.00
免疫增生性疾病	C88	0	0.00	0.00	0.00	0.00	0.00	0	0.00	0.00	0.00	0.00	0.00
多发性骨髓瘤	C90	0	0.00	0.00	0.00	0.00	0.00	0	0.00	0.00	0.00	0.00	0.00
淋巴样白血病	C91	3	0.46	0.73	0.55	0.05	0.05	2	0.41	0.52	0.35	0.03	0.03
髓样白血病	C92~C94	7	1.07	1.69	1.40	0.07	0.17	9	1.84	2.34	2.09	0.13	0.22
白血病，未特指	C95	2	0.31	0.48	0.46	0.04	0.04	4	0.82	1.04	0.84	0.03	0.08
其他的或未明部位的	O&U	7	1.07	1.69	1.28	0.07	0.11	2	0.41	0.52	0.45	0.03	0.03
合计	ALL	653	100.00	157.90	131.20	6.85	14.56	488	100.00	127.06	96.88	6.61	10.29
所有部位除外 C44	ALLbutC44	653	100.00	157.90	131.20	6.85	14.56	488	100.00	127.06	96.88	6.61	10.29